AF648498

TCM für Schwangerschaft, Geburt und Stillzeit

Prof. TCM Univ. Yunnan Li Wu und Dr. Natalie Lauer

TCM für Schwangerschaft, Geburt und Stillzeit

40 Wochen Babybauch:
Tipps für jede Schwangerschaftsphase

In Balance kommen: Heilkräuter,
Akupressur, Qi Gong und mehr

Ganzheitliche Selbsthilfe mit
Traditioneller Chinesischer Medizin

Haben Sie Fragen an die Autoren?
Anregungen zum Buch?
Erfahrungen, die Sie mit anderen teilen möchten?

Nutzen Sie unser Internetforum:
www.mankau-verlag.de/forum

Besuchen Sie auch unser Portal
für eine neue Geburtskultur:
www.flowbirthing.de

mankau

Impressum

Bibliografische Information der Deutschen Nationalbibliothek
Die Deutsche Nationalbibliothek verzeichnet diese Publikation in der Deutschen Nationalbibliografie; detaillierte bibliografische Daten sind im Internet über http://dnb.d-nb.de abrufbar.

Prof. TCM Univ. Yunnan Li Wu und Dr. Natalie Lauer
TCM für Schwangerschaft, Geburt und Stillzeit
40 Wochen Babybauch: Tipps für jede Schwangerschaftsphase
In Balance kommen: Heilkräuter, Akupressur, Qi Gong und mehr
Ganzheitliche Selbsthilfe mit Traditioneller Chinesischer Medizin
ISBN 978-3-86374-595-0
1. Auflage April 2021

Mankau Verlag GmbH
D-82418 Murnau a. Staffelsee
Im Netz: www.mankau-verlag.de
Internetforum: www.mankau-verlag.de/forum

Lektorat: Redaktionsbüro Julia Feldbaum, Augsburg
Endkorrektorat: Susanne Langer-Joffroy M. A., Germering
Cover/Umschlaggestaltung: Andrea Barth, Guter Punkt GmbH & Co. KG, München
Innenteil/Layout und Satz: Lydia Kühn, Aix-en-Provence, Frankreich
Illustrationen: Grafikstudio Heike Brückner, Lappersdorf/Regensburg
Energ. Beratung: Gerhard Albustin, Raum & Form, Winhöring
Druck: Druckerei C. H. Beck, Nördlingen

FSC www.fsc.org MIX Papier aus verantwortungsvollen Quellen FSC® C019821

Inhalt

Grundlagen der chinesischen Heilkunst

11

Ein Kind wird geboren
170

Wochenbett
181

Sanfte Wege zu mehr Balance
186

Prä- und postnatale Beschwerden behandeln 249

Vorwort

Liebe Leserin,
»der Juwel des Himmels ist die Sonne, der Juwel des Hauses ist das Kind«, so heißt es bei den Chinesen. Glückwunsch von Herzen, wenn Sie schwanger sind! Sie werden bald Ihr Juwel in den Armen halten! Bis dahin liegen zehn Monate Baby-Glück vor Ihnen. Es ist eine außerordentliche und einzigartige Erfahrung zu spüren, wie das eigene Kind im Bauch heranwächst. Und die Geburt Ihres Babys wird für immer ein unvergessliches Erlebnis bleiben. Wenn Sie Ihr erstes Kind erwarten, tauchen viele Fragen auf. Das vorliegende Buch wird nicht alle Ihre Fragen beantworten können. Aber es wird Sie in die Lehre der Traditionellen Chinesischen Medizin (TCM) einführen und Ihnen zeigen, wie Sie damit Ihre Gesundheit während der Schwangerschaft und der Stillzeit pflegen können, um fit und zufrieden zu bleiben. Die TCM verfügt über eine breite Palette an sanften Behandlungsmethoden wie eine passende Ernährung, Akupunktur, Heilbäder, Kräuterrezepturen oder Bewegung und Meditation, die Ihr Wohl und das Ihres Kindes fördern.

Erfahren Sie hier außerdem, wie sich die aktuelle Forschung das Leben des ungeborenen Kindes vorstellt, wie Ihr Kinderwunsch durch die Empfängnis in Erfüllung geht, wie sich Ihr Körper während der Schwangerschaft verändert und wie sich Ihr Baby entwickelt - Woche für Woche. Darüber hinaus behandelt das Buch weitere Themen wie Geburtsvorbereitung, den Ablauf der Geburt und das Wochenbett - inklusive medizinischer Tipps und Infos. Im Selbsthilfeteil werden Ihnen zahlreiche Anwendungen zur sanften Behandlung von gängigen Schwangerschafts- und Stillbeschwerden aus der TCM vorgestellt, sodass Sie diese besondere Zeit in vollen Zügen genießen können und sich nicht mit lästigen Beschwerden herumschlagen müssen.

Mit der Schwangerschaft sind Sie auf dem Weg in ein neues Leben. Sie werden Mutter, und Ihr Partner wird Vater sein. Liebe und Zuwendung von beiden Elternteilen, Ermutigung und Unterstützung sind das Beste, was Sie Ihrem Nachwuchs mitgeben können. Jedes Kind ist eine Quelle von Glück und Lebensfreude, ein himmlisches Geschenk mit der magischen Aura des Neubeginns.

Prof. TCM Univ. Yunnan Li Wu und Dr. Natalie Lauer

Tolle Rezeptideen

Eine gesunde und vielfältige Ernährung ist in der Schwangerschaft und Stillzeit besonders wichtig. Kreative Rezepte aus der chinesischen Ernährungslehre – vom Frühstück über Snacks fürs Büro bis hin zum Familien-Abendessen – finden Sie auf unserer Internetseite www.mankau-verlag.de und dort auf der Produktseite dieses Buches.

Grundlagen der chinesischen Heilkunst

Die Traditionelle Chinesische Medizin (TCM) blickt im fernen Osten auf eine jahrtausendealte Geschichte zurück und vertritt seit jeher einen ganzheitlichen Ansatz. Hier stehen die Einheit von Körper, Geist und Seele sowie der damit verbundene freie Fluss von Qi, der von Yin und Yang bestimmt wird, im Mittelpunkt. Bei einem gesunden Menschen besteht eine dynamische Balance zwischen Yin und Yang. Die beiden gegensätzlichen Pole gehen in einem fließenden Prozess ständig ineinander über. Die Lebensenergie Qi fließt in einem komplexen Netz aus Leitbahnen (Meridianen), das den gesamten Körper durchzieht. Das ausgeklügelte Energiesystem korrespondiert direkt mit den Organen. Jedem Organ sind bestimmte Körperabschnitte, Emotionen, sowie ein Element zugeordnet. Die Chinesen gehen von insgesamt fünf Elementen (auch Wandlungsphasen genannt) aus: Holz, Feuer, Erde, Metall und Wasser. Sie unterstützen, kontrollieren, ergänzen und gleichen einander aus.

Das Wechselspiel von Yin und Yang

Die in der ehrwürdigen chinesischen Philosophie eingebettete Lehre von Yin und Yang lässt sich bis ins 11. Jahrhundert vor Christus zurückverfolgen. Im I-Ging (Yì Jīng), das auch unter der Bezeichnung *Das Buch der Wandlungen* bekannt ist, wird anhand einer Sammlung von Strichzeichen das Konzept des sich immer wieder neu formenden Gleichgewichts des Gegensatzpaares beschrieben. Das Wirken der wechselseitigen Resonanz der beiden Kräfte ist allgegenwärtig und bestimmt unser Leben. Sowohl der Mikrokosmos eines jeden Lebewesens als auch der universell existierende Makrokosmos unterliegen dem Zusammenspiel und stetem Wandel von Yin und Yang.

Die dualen Gegensätze sind eng miteinander verwoben, bedingen sich gegenseitig und gehen auseinander hervor. Sie verkörpern zwei Phasen einer zyklischen Bewegung, bei der das eine dem anderen immer entgegenstrebt. Steigt Yin, sinkt Yang und andersherum. Ein absolutes Yin oder Yang existiert nicht. Wenn die Nacht endet, beginnt der Tag, und dieser mündet schließlich wieder in die Nacht, dabei sind die Übergänge fließend. Ursprünglich stellen die beiden Schriftzeichen für Yin und Yang die Schatten- bzw. die Sonnenseite des Hügels dar. Yin steht unter anderem für Mond, Nacht, Dunkelheit, Winter, Herbst, Ruhe, Kälte, Regen, Alter, Tod, Passivität - und für das Weibliche. Im Gegensatz dazu verkörpert Yang Sonne, Tag, Sommer, Frühling, Feuer, Wind, Jugend, Wachstum, Aktivität - und das Männliche.

Auch der menschliche Körper folgt dem Muster der beiden Pole. So werden alle Körperteile, Organe und deren Funktionen jeweils nach Yin oder Yang klassifiziert.

Die Vorderseite sowie die rechte Seite des Körpers, das Körperinnere, der Unterkörper und die Zang-Organe (Lunge, Niere, Milz, Leber, Herz) präsentieren Yin. Hingegen werden die Rückseite sowie die linke Seite des Körpers, das Körperäußere, der Oberkörper und die Fu-Organe (Harnblase, Magen, Gallenblase, Dickdarm und Dünndarm) Yang zugeordnet.

Befindet sich das System in einer dynamischen Balance und sind Yin und Yang ausgewogen, bedeutet das Gesundheit. Eine Disharmonie führt schließlich zu Krankheit. Um diesen Einklang zu bewahren oder wiederherzustellen, leitet der TCM-Arzt verschiedene Prozesse ein, die je nach Bedarf Yin oder Yang fördern. Chronische sowie degenerative Erkrankungen weisen auf ein

Übermaß von Yin hin. Typische Symptome sind eine blasse Zunge, klarer Urin, weicher Stuhlgang, ein blasses Gesicht, Schläfrigkeit, Antriebslosigkeit und ein schleichender Krankheitsbeginn. Patienten leiden in der Regel unter einem unangenehmen Kältegefühl und haben das Bedürfnis nach Wärme.

Hingegen sind akute Zustände ein Indiz für überschüssiges Yang. Die Krankheitsprozesse gehen meist mit Entzündungen einher. Die Zunge ist häufig rot oder gelb belegt, der Urin ist dunkel und stark konzentriert, Verstopfung, Schlaflosigkeit und Unruhe sind nicht selten, das Gesicht ist gerötet, Hitzesymptome treten auf, und die Krankheit äußert sich sehr plötzlich.

Die fünf Grundsubstanzen

Die Traditionelle Chinesische Medizin geht insgesamt von fünf Grundsubstanzen aus, die den Organismus durchdringen: die Lebensenergie Qi, die Vitalessenz Jing, die Säfte Jin-Ye, Blut-Xue sowie der Geist-Shen. Sie bestimmen die Lebensfunktionen und wirken auf Körper, Geist und Seele. Bei einem gesunden Menschen befinden sie sich im Sinne der Yin-Yang-Theorie im Einklang.

Die Lebensenergie Qi

Die Lebensenergie Qi ist eine unsichtbare Materie. Sie ist eine Urkraft, in der sämtliches materielles und spirituelles Leben wurzelt. Der Kosmos, die Natur und damit alle Tiere, Pflanzen und Menschen werden von der Grundsubstanz Qi umhüllt und erfüllt und sind so energetisch miteinander verbunden.

Im menschlichen Körper wird zwischen dem Ursprungs-Qi und dem Sammel-Zong-Qi unterschieden. Ersteres wird während der Zeugung von den Eltern an das Kind abgegeben, sammelt sich im Nierenmeridian an und wird im Laufe des Lebens verbraucht. Es ist für die Entwicklung und das Wachstum verantwortlich. Im Gegensatz zum Sammel-Zong-Qi kann es nicht wiederhergestellt werden. Aus diesem Grund sollte man es nicht unnötig verschwenden und stets pflegen. Sobald dieses Qi völlig versiegt ist, tritt der Tod ein.

Das Sammel-Zong-Qi setzt sich aus dem Atem- und dem Nahrungs-Qi zusammen. Letzteres wird in der Milz aus fester und flüssiger Nahrung extrahiert und steigt im Anschluss daran zur Lunge auf. Dort vereint es sich mit dem Atem-Qi, das aus dem Atem gewonnen wird. Mithilfe des Ursprungs-Qi wird das Sammel-Zong-Qi im späteren Verlauf zum Wahren-Zhen-Qi »veredelt«, das der ersten Stufe des körpereigenen Qi entspricht.

Im Organismus stellt Qi die grundlegende Substanz für alle Funktionsabläufe dar. Über die Meridiane gelangt es in jede Körperzelle und bildet so eine Verbindung zwischen den Körperstrukturen und ihren jeweiligen Funktionen. Qi spendet dem Körper Energie, schützt ihn und ist zuständig für die Abwehr. Es regelt das Wachstum und die Entwicklung, steuert die körperliche sowie geistige Aktivität. Die Lebensenergie wärmt den Körper und verantwortet sämtliche physiologische Aktivitäten, die Blutzirkulation sowie die morphologische Ordnung der Organe. Ein harmonisch fließendes Qi schenkt Vitalität, und sorgt für Wohlbefinden und Gesundheit. Qi-Störungen (Blockaden oder Mangel) verursachen hingegen gesundheitliche Probleme und sind häufig der Auslöser für physische oder psychische Erkrankungen. Bei Qi-Mangel wird der Körper nicht mehr ausreichend mit Energie versorgt. Außerdem kann das Qi seine Schutzfunktion nicht mehr erfüllen. In der Regel muss die Lebensenergie in einem solchen Fall tonisiert (gestärkt) werden. Die jeweilige Symptomatik gibt einen Hinweis darauf, in welchem Organ der Mangel präsent ist. Herzrhythmusstörung und Schlaflosigkeit sind ein Indiz für Qi-Mangel im Herzen, während Kurzatmigkeit und Husten auf einen Mangel in der Lunge hinweisen. Bei Mattigkeit und Appetitmangel wird von einem Milz-Qi-Mangel ausgegangen, während Schreckhaftigkeit und Ängstlichkeit mit einem Gallenblasen-Qi-Mangel und Morgenmüdigkeit mit Magen-Qi-Mangel in Verbindung gebracht werden. Vermehrtes nächtliches Wasserlassen und vorzeitiger Samenerguss deuten auf einen Nieren-Qi-Mangel hin.

Ein gestautes oder blockiertes Qi hat in der Regel Schmerzen zur Folge, da die Lebensenergie ihre Funktionen durch den gestörten Fluss nicht mehr erfüllen kann. Um dem entgegenzuwirken, muss das Qi harmonisiert werden. Typische Anzeichen für eine Qi-Blockade im Lebermeridian sind ausstrahlende Schmerzen in der rechten Oberbauchgegend, im oberen Rippenbogenbereich, und Stimmungsschwankungen. Hingegen weisen ziehende und starke Unterbauchschmerzen sowie Blähungen auf eine Qi-Stauung in der Leitbahn des Dünndarms hin.

Darüber hinaus existieren auch Sonderformen der Stagnation (rebellierendes Qi). Hier fließt das Qi entgegen seiner üblichen Flussrichtung. Schlafstörungen und mentale Störungen sind ein Indiz für ein rebellierendes Herz-Qi, während Übelkeit und Erbrechen auf ein rebellierendes Magen-Qi hinweisen. Asthma wird mit einem rebellierenden Nieren-Qi und Husten in Kombination mit Asthma mit einem rebellierenden Lungen-Qi assoziiert. Durchfall hingegen ist häufig ein Anzeichen für ein gegenläufiges Qi der Milz.

Das Blut-Xue

In der westlichen Medizin wird das Blut als »flüssiges« Gewebe betrachtet, das aus Blutplasma und Blutzellen besteht und dessen Funktionen Abwehr, Pufferung, Wärmeregulation, Sauerstofftransport und Signalübermittlung darstellen. Hier beherbergt es gleichzeitig einen materiellen sowie einen immateriellen Aspekt. Blut-Xue erfüllt energetische Funktionen und ist untrennbar mit dem Qi verbunden. Blut-Xue strömt ebenso in den Blutgefäßen wie in den Meridianen, die gleichzeitig Qi in sich führen. Da in der chinesischen Lehre die Funktion wichtiger als die anatomische Präzision ist, werden die Leitbahnen nicht streng differenziert. Blut-Xue wird mit Yin assoziiert, nährt und befeuchtet den gesamten Körper und beherbergt den Geist (Shen).

Die Grundsubstanz wird unter Beteiligung von Magen, Milz und Herz aus Nahrung extrahiert. Dabei bildet die Milz aus der im Magen verdauten Nahrung eine klare Essenz, die vom Milz-Qi aufwärts zur Lunge befördert wird. Diese Essenz wird während des Transports in die Lunge vom Nahrungs-Qi in Blut umgewandelt. Dieser Prozess kann allerdings nur optimal ablaufen, wenn ausreichend Jing vorhanden ist. Entsprechend ist auch die Niere am Aufbau von Blut beteiligt.

Herz, Milz und Leber stehen in einer besonderen Beziehung zu Blut-Xue. Das Herz gewährleistet eine gleichmäßige Zirkulation des Blut-Xue im Organismus, und die Milz leitet es. Überschüssiges Blut-Xue wird in der Leber gespeichert, die es kontrolliert, wenn sich der Körper im Ruhezustand befindet.

Eine Blut-Xue-Stauung kann im Körperinneren sowie an der Körperfläche und an den an der Oberfläche sitzenden Leitbahnverläufen auftreten. Blut-Xue-Stasen (auch Blut-Xue-Stauungen) äußern sich wie Qi-Stauungen durch Schmerz. Äußerliche Blutstasen werden durch disharmonierende Faktoren verursacht. Daneben können auch ein Qi- oder Blut-Xue-Mangel verantwortlich für Blutstauungen sein. Erbrechen von Blut und ein stechender Schmerz in der Bauchregion zwischen Rippenbogen und Bauchnabel weisen auf eine Magen-Blut-Stauung hin. Liegt eine Stauung in der Leber vor, äußerst sich dies durch dunkles und zähes Menstruationsblut und stechende Schmerzen in der Oberbauchgegend im Rippenbogenbereich. Hingegen sind Palpitationen (Herzklopfen), eine purpurfarbene Verfärbung der Zunge, Schmerzen in der Herzgegend und Schlafstörungen Anzeichen für eine Herz-Blut-Stauung.

Neben Blockaden kann auch ein Blut-Xue-Mangel die nährenden und befeuchtenden Funktionen des Blut-Xue ins Wanken bringen. In solchen Fällen kommt es zum Ausbleiben der Menstruation, übermäßig starker Menstruationsblutung, Blässe und einer blassen Zunge (Leber-Blut-Mangel). Indizien für einen Blut-Xue-Mangel im Herzen sind Vergesslichkeit, Apathie, Schlaflosigkeit sowie eine dünne Zunge.

Die Vitalessenz Jing

Der Begriff Jing umschreibt die angeborene konstitutionelle feinstoffliche Substanz des Menschen. Sie wird im Nieren-Shen gespeichert und stellt die Quelle von Yin und Yang dar. Aus diesem Grund beherbergt sie beide Gegenpole und wird nicht nur einem zugeordnet. Die Vitalessenz verkörpert die Wurzel des Lebens, und sie ist ausschlaggebend für Fortpflanzung, Entwicklung und Tod.

Wie Qi wird auch die Vitalessenz Jing aus zwei unterschiedlichen Quellen geschöpft. Entsprechend wird zwischen dem vorgeburtlichen Jing (auch Vorhimmel-Essenz oder Xian Tian) und dem nachgeburtlichen Jing (auch Nachhimmel-Essenz oder Hou Tian) differenziert. Ersteres wird während der Zeugung aus Eizelle und Spermium gebildet. Dieses individuelle Jing begründet die einzigartige Konstitution sowie das spezifische Entwicklungspotenzial des Individuums und kann nicht erneuert werden. Das nachgeburtliche Jing setzt sich aus Nahrung und Atmung zusammen. Gemeinsam ergeben beide Anteile die gesamte Vitalessenz Jing.

Die Funktionen von Jing variieren je nach Entwicklungsphase des Menschen. Bis zur Jugend wird die Vitalessenz für die Reifung der Organe benötigt, danach erhält es die Organfunktion und wird für die Fortpflanzung gebraucht. Im Laufe des Lebens baut sich die ursprüngliche Jing-Essenz nach und nach ab. In der Folge lassen Organfunktion und Fortpflanzungsfähigkeit mit zunehmendem Alter nach. Sobald Jing nicht mehr vorhanden ist, tritt der Tod ein.

Generell stellt die Jing-Essenz die Basis für mentale Funktionen dar und vereint gleichermaßen Yin- sowie Yang-Funktionen. Der Yin-Aspekt des Jing bildet die Grundlage für den Aufbau von Blut, Gehirn, Mark, Knochen und Sperma. Er steuert die Wachstums-, Entwicklungs- und Fortpflanzungsprozesse. Der Yang-Aspekt fungiert als stoffliche Voraussetzung für das Nieren-Yang. Er wärmt und nährt alle anderen Organe, die dadurch ihre spezifischen Aufgaben erfüllen können. Deshalb ist Jing von großer Bedeutung für die Bereitstellung, Verteilung und Umwandlung aller Arten von Qi.

Bei Jing-Mangel muss die Vitalessenz zusammengehalten (adstringiert) werden, da sie ihre Funktionen sonst nicht mehr erfüllen kann. In der Regel tritt ein solcher Mangel in Form von vorzeitigem Altern und einer schwachen Konstitution, Impotenz und Sterilität, Wachstumsstörungen, Knochenerkrankungen, Nieren-Schwäche und mentalen Störungen in Erscheinung.

Die Säfte Jin-Ye

Die Säfte Jin-Ye sind der Lebensenergie Qi, Blut-Xue und der Vitalessenz Jing untergeordnet. Sie besitzen Yin-Qualität und vereinen alle Körperflüssigkeiten mit Ausnahme von Blut-Xue. Zu den Säften zählen demnach lediglich Inkrete, Sekrete und Exkrete sowie interstitielle Flüssigkeiten (auch Interzellularflüssigkeiten sind Körperflüssigkeiten zwischen den Zellen in den Gewebsspalten). Sie werden in leichte, klare Flüssigkeiten und in schwere, trübe Säfte klassifiziert.

Die leichten, klaren Flüssigkeiten (Jin) repräsentieren den Yang-Aspekt. Sie wärmen, nähren und befeuchten Haut und Muskeln. Die schweren, dickflüssigen und trüben Säfte (Ye) besitzen Ying-Qualität und ernähren Organe, Gehirn, Mark, Gelenke sowie Körperöffnungen.

Je nach Organfunktionsstörung entstehen bei einem Fülle-Zustand der Jin-Ye Ödeme in unterschiedlichen Körperarealen.

Ödeme an den Beinen sind das Resultat eines Nieren-Yang-Mangels mit Beeinträchtigung der Nierenfunktion. Die Niere ist hier nicht mehr in der Lage, den Wasserhaushalt zu regulieren. Ödeme im Bereich des Oberkörpers sind hingegen Ausdruck einer Schleimnässe in der Lunge bzw. einer beeinträchtigten Lungenfunktion. Das bedeutet, die Lunge sendet die Körperflüssigkeiten nicht zur Niere und verteilt diese auch nicht. Auf einen Milz-Yang-Mangel und eine damit einhergehende Beeinträchtigung der Milzfunktion weisen Ödeme in der Bauchregion hin. In diesem Fall wandelt die Milz die Nahrungssäfte nicht mehr angemessen um.

Bei einer Degenerierung der Körpersäfte spricht man in der Traditionellen Chinesischen Medizin von Schleim. Mit Schleim assoziierte Krankheiten treten häufig auf. Beispiele hierfür sind Schleimauswurf z. B. in Verbindung mit Asthma oder Bronchitis. Hier hat sich der Schleim in der Lunge manifestiert. Epilepsie, Lähmung oder Schlaganfall sind häufig die Folge von Störungen in den Meridianen. Hingegen ist Adipositas ein Indiz für eine Degenerierung der Säfte im Fettgewebe. In der Haut schlägt sich das wiederum in Form von geschwollenen Lymphknoten, Kropf, Geschwülsten und Knoten im subkutanen Gewebe nieder. In Galle und Niere kommt es zu Steinbildung und verfestigtem Schleim. Geisteskrankheiten und mentale Störungen sind Manifestationen von Degenerationen der Körpersäfte im Geist.

Jin-Ye-Mangel wird durch übermäßiges Schwitzen, Durchfall, Erbrechen und die inadäquate Umwandlung von Säften aus der Nahrung herbeigeführt. Anzeichen hierfür sind verschiedenste Symptome der Austrocknung.

Der Geist-Shen

Der Geist-Shen residiert im Herzen und entspricht den westlichen Vorstellungen des Geistes. Shen regiert Bewusstsein, Unterbewusstsein, Gefühlswelt, Gedanken und Lebensfreude.

Es besteht eine untrennbare Verknüpfung zwischen Shen mit Qi und Jing. Befinden sich die anderen beiden Substanzen in Harmonie, ist auch Shen in Balance, und der Mensch ist beispielsweise psychisch belastbar, kann klar denken, hat eine starke Urteilskraft und Glanz in den Augen.

Ein gestörtes Gleichgewicht der Grundsubstanzen Qi und Jing schwächt den Geist-Shen. In der Folge treten psychotische oder neurotische Störungen auf. Daneben kann auch eine absolute Leere von Shen vorkommen, die sich in Apathie und Verlust der Lebensfreude äußert.

Die Traditionelle Chinesische Medizin ist ein ganzheitliches System, das Körper, Geist und Seele nicht getrennt voneinander betrachtet. Entsprechend können Störungen des Shen mithilfe der fünf Säulen der TCM behandelt werden.

Die fünf Elemente Wu Xing

Die fünf Elemente (auch fünf Wandlungsphasen) sind Teil der chinesischen Philosophie. Erstmalige Erwähnung findet die Naturmetapher bei Zou Yan im 4. Jahrhundert vor Christus. Sie sind eingebettet in der chinesischen Sicht des Kosmos und spiegeln die dort geltenden dynamischen Prozesse von Yin und Yang in der Natur und damit auch im Menschen wider.

Die unterschiedlichen Himmelsrichtungen, Tages- und Jahreszeiten, das Klima, das Pflanzenwachstum, Geschmäcker, Gerüche, Laute, Emotionen, Lebensphasen und Farben sind ebenso wie Yin- bzw. Yang-Organe, Gewebe oder Sinnesorgane Ausdruck des steten Wandels der fünf Elemente. Im Körper fließt die Lebensenergie von einer Wandlungsphase in die nächste.

Den fünf Elementen Holz, Feuer, Erde, Metall und Wasser werden alle genannten Phänomene zugeordnet, und sie beinhalten zudem zahlreiche Entsprechungen. Holz symbolisiert das

Kind, den Osten und den Frühling, bedeutet Wachstum und steht für das Yin-Organ Leber und das Yang-Organ Gallenblase. Das Feuer repräsentiert den Jugendlichen, den Süden und den Sommer, wird mit Lebensfreude assoziiert und steht auf organischer Ebene mit dem Yin-Organ Herz und dem Yang-Organ Dünndarm in Verbindung. Der Erde werden der Erwachsene, die Mitte und der Spätsommer zugeordnet. Sie symbolisiert Beständigkeit und repräsentiert den Magen. Metall steht für den gereiften Erwachsenen und den Westen ebenso wie für Herbst und Eitelkeit. Das ihm entsprechende Yang-Organ ist der Dickdarm, das Yin-Organ ist die Lunge. Das Wasser ist Sinnbild für Norden und Winter. Es verkörpert Konzentration, Wandlung und Flexibilität. Die Harnblase wird als Yin-Organ und die Nieren als Yang-Organ mit Metall in Verbindung gebracht.

EINTEILUNG NACH DEN FÜNF ELEMENTEN

Element	**Holz**	**Feuer**	**Erde**	**Metall**	**Wasser**
Geschmack	sauer	herb/bitter	süß	scharf	salzig
Geruch	beißend	verbrannt	wohlriechend	ranzig	faulig
Gofühl	Ärger	Freude	Schwermut	Kummer	Angst
Farbe	Blau/Grün	Rot	Gelb	Weiß	Schwarz
Laut	rufen	lachen	singen	weinen	seufzen
Himmelsrichtung	Osten	Süden	Mitte	Westen	Norden
Jahreszeit	Frühling	Sommer	Spätsommer	Herbst	Winter
Lebensphase	Kind	Jugendlicher	Erwachsener	Gereifter Erwachsener	Alter Mensch
Sinnesorgan	Augen	Zunge	Mund	Nase	Ohren
Gewebe	Sehnen	Blutbahnen	Muskeln	Haut	Knochen
Yin-Organ	Leber	Herz	Milz	Lunge	Nieren
Yang-Organ	Gallenblase	Dünndarm	Magen	Dickdarm	Harnblase

Die Zyklen der fünf Elemente

Das Elementesystem setzt sich aus Durchgangs- und Bewegungsphasen zusammen. Es befindet sich im stetigen Wandel innerhalb der phasisch ablaufenden Vorgänge. Jeder Turnus bildet die Grundlage für den daran anschließenden Prozessablauf. In ihrer

Summe ergeben sie ein ewiges Kontinuum. Das bedeutet, es findet keine monotone Wiederholung statt, sondern vielmehr eine Evolution.

Die Elemente bringen sich gegenseitig hervor, kontrollieren und überwältigen sich. Sie stehen deshalb in einer innigen Wechselbeziehung zueinander. Das Gleichgewicht der fünf Elemente wird dabei durch den Erschaffungszyklus, den Kontrollzyklus, den Erschöpfungszyklus und den Schädigungszyklus gewährleistet.

Der Erschaffungszyklus/Sheng-Zyklus

Im Erschaffungszyklus erzeugt, nährt und unterstützt ein Element das nächste:

- Holz ist notwendig, damit das Feuer brennen kann.
- Feuer lässt Asche entstehen, die liefert der Erde Nährstoffe.
- Die Erde bringt Metalle und Mineralien hervor.
- Metalle und Mineralien reichern das Wasser an.
- Wasser ist die Voraussetzung für das Wachstum der Pflanzenwelt (Holz).

Die Balance des Elementesystems kann ins Wanken geraten, sobald ein Element geschwächt ist und das darauffolgende nicht mehr ausreichend ernähren kann. Die Kontrollmechanismen verhindern eine Disharmonie der Elemente und sorgen dafür, dass die Energie im Gleichgewicht bleibt.

Der Kontrollzyklus/Ke-Zyklus

Die fünf Elemente kontrollieren sich gegenseitig und halten so die Balance der Energien aufrecht, da Mangel und Überfluss den Kreislauf negativ beeinträchtigen könnten.

- Holz entzieht der Erde Nährstoffe und wirkt beispielsweise Bodenerosionen entgegen.
- Die Erde nimmt Wasser auf.
- Wasser löscht Feuer.

- Feuer verformt Metall.
- Metall spaltet (Axt) oder zerkleinert (Säge) Holz.

Der Erschöpfungszyklus/Cheng-Zyklus

Im Erschöpfungszyklus vermehrt jedes Element seine Energie, indem es diese dem vorhergehenden wegnimmt.

- Holz nimmt Wasser auf.
- Feuer vernichtet Holz.
- Erde erstickt Feuer.
- Metall entzieht der Erde Mineralien.
- Wasser zerstört Metall.

Der Schädigungszyklus/Wu-Zyklus

Der Schädigungszyklus steht im Zeichen der Zerstörung. Hier dominiert der »Schützling« sein kontrollierendes Element.

- Holz macht Metall stumpf.
- Metall nimmt das Feuer auf.
- Feuer lässt Wasser verdampfen.
- Wasser überschwemmt die Erde.
- Die Erde zerstört das Holz.

Die Wirkung der fünf Elemente auf den Menschen

Jeder Mensch trägt alle Wandlungsphasen in sich. Dabei zeigt er je nach Lebensphase oder Konstitution eine besondere Affinität zu einem bestimmten Element, das seine Disposition zu bestimmten Beschwerden, Stärken oder aber auch Schwächen prägt.

Die Holzenergie symbolisiert starken Tatendrang

Das Holz wird mit dem Kind verbunden und steht für den Frühling. Das ist die Zeit, in der zarte Knospen aus den Ästen sprießen und erste Blüten ihre Pracht präsentieren. Das Wachstum ist in vollem Gange, und die Natur erwacht aus ihrem Winterschlaf.

Hier wird Platz für Neues geschaffen. Genau das macht auch den Holztypen aus. Er zeichnet sich nicht nur durch seine Kreativität und Begeisterung für neue Ideen und Neugierde aus, sondern verliert auch seine Ziele nicht aus dem Blick. Aus diesem Grund ist er auch häufig getrieben und ungeduldig. Holz spendet uns kraftvolle Energie. Entsprechend hoch sind die Energiereserven eines Holztypen. Meist ist er arbeitswütig, voller Tatendrang und offen für neue Abenteuer. Diese Menschen schätzen Unabhängigkeit, die ihnen ihre geliebte Freiheit ermöglicht. Diese reichlich vorhandene Energie kann aber auch ins Negative umschlagen und zu ausgeprägter Wut und Aggression führen. Sie können sich auf geistiger und körperlicher Ebene nur schwer entspannen.

Menschen mit einem dominierenden Holz-Element sind Führungspersönlichkeiten par excellence. Selbstsicherheit ist ihnen zu eigen. Manchmal kann das negativ in Form von Dominanzverhalten, Selbstgefälligkeit und Arroganz in Erscheinung treten.

Sie sind anfällig für das Burn-out-Syndrom, für Ischias-Beschwerden, Verspannungen und träge Augen.

»Holztypen«

Holztypen haben in der Regel ein markantes Kinn und einen kräftigen Nacken. Ihre Knochen und Muskeln sind stark, und der Körperbau ist athletisch. Sie sind groß gewachsen, ihre Hände und Füße sind schlank. Ihr Teint geht ins Grünliche.

Die Feuerenergie verkörpert Lachen und Freude

Der Dünndarm wird mit der Adoleszenz verbunden und entspricht dem Element Feuer. Die Energie des Feuers schenkt uns die Fähigkeit zur Begeisterung und Freude. Feuerbetonte Menschen stehen für ihre Ideen derart leidenschaftlich ein, dass sie ihr Umfeld spielend davon überzeugen können. Durch ihre

Offenheit und Toleranz sind sie in der Lage, andere Meinungen in Einklang zu bringen. Sie vermitteln Leichtigkeit und bestechen durch ihre warme und humorvolle Art. Sie strahlen Autorität aus und zeigen häufig starke Führungsqualitäten.

Sie sind fröhlich, fantasievoll, optimistisch, offen, temperamentvoll, empathisch, euphorisch, äußerst begeisterungsfähig und stehen gern im Mittelpunkt. Sie zeichnen sich durch ihre charismatische, sentimentale und humorvolle Art aus und sind für ihre Eloquenz bekannt.

Befindet sich das Feuer in Balance, ist die Gesichtsfarbe gesund und rötlich, die Augen leuchten, und der Mensch ist aktiv. Feuertypen bewegen sich von einem Extrem ins andere. Das zehrt oftmals an ihren Kräften. In der Folge können Kältegefühl und Blässe auftreten. Auf psychischer Ebene kann es zu Selbstzweifeln, Depressionen, Schreckhaftigkeit, Verletzlichkeit und Angstzuständen kommen. Bei einer Überbetonung überhitzt es Körper, Geist und Seele. Betroffene neigen dann zu Entzündungen und Austrocknung. Sie sind besonders erregbar und haben ihre Emotionen nicht mehr im Griff.

»Feuertypen«

Bei feuerbetonten Menschen ziehen die Augen die ganze Aufmerksamkeit auf sich. Ihre Gesichtszüge sind delikat, manchmal haben sie ein spitzes Gesicht. Sie zeichnen sich durch einen feingliedrigen Körperbau und filigrane, lange Finger aus. Ihr Teint ist rötlich.

Die Erdenergie steht für Harmonie

Der Magen wird mit dem mittleren Lebensalter und dem Element Erde assoziiert, die mit dem Spätsommer verbunden ist. In dieser Zeit strotzt die Natur vor Fruchtbarkeit, Reichtum und Wärme. Die Ernte wird eingefahren, und der Sommer hat bereits seinen Höhepunkt erreicht. Im Spätsommer geht die Natur von der Yang-Phase in die Yin-Phase über – vom Licht ins Dunkle. Die Natur zehrt noch von den Kräften der Sonne und beginnt langsam mit ihrem Rückzug.

Das Erdelement, das für das Mütterliche, das Nährende, Geben und Nehmen sowie für Harmonie steht, wird zudem mit Feuchtigkeit in Verbindung gebracht.

Ein analytischer Charakter, Ausgeglichenheit und die Vorliebe für gutes Essen und Tradition zeichnen die Erdmenschen neben ihrem Familiensinn aus. Man kann sich immer auf sie verlassen. Sie sind hervorragende Mediatoren und erfreuen sich aufgrund ihres freundlichen und vertrauensvollen Wesens an Beliebtheit bei ihren Mitmenschen. So sehr sie anderen in schwierigen Situationen eine Stütze bieten, halten sie ihre eigenen Probleme häufig zurück und suchen kaum Rat oder Unterstützung in ihrem Umfeld. Ständiger Wohnortwechsel und ein Übermaß oder Mangel an Nahrung können das Erdelement schwächen. Gleichermaßen schaden erdbetonten Menschen zu viele süße oder kalte Speisen sowie der übermäßige Verzehr von Rohkost.

Erdbetonte Menschen denken zu viel nach und machen sich oft unbegründet Sorgen. Auf körperlicher Ebene neigen sie häufig zu Prostatabeschwerden, Krampfadern, Stoffwechsel- und Verdauungsstörungen, Blähungen sowie Blutergüssen. Sie reagieren bei Belastungen häufig mit Beschwerden im Magenmeridian sowie in anderen Leitbahnen, die diesem Element zugeordnet sind.

»Erdtypen«

Ein markanter Mund mit vollen Lippen ist typisch für einen Erdtyp. Seine Körperformen sind insgesamt rund – so auch die Form seines Kopfes. Der Teint ist gelblich. Erdbetonte Menschen neigen zu Übergewicht.

Die Metallenergie ist Synonym für Unnahbarkeit

Das Metall symbolisiert den gereiften Erwachsenen und den Herbst, in dem sich die Natur auf ihren Schlaf vorbereitet und zurückzieht. Ähnlich verhält es sich mit Menschen dieses Elements. Sie sind häufig in sich gekehrt, sensibel und verletzlich.

Es sind aber sehr tiefgründige Individuen, die aufgrund ihrer Scheu ihr Umfeld genau analysieren und über eine auffallende Lebensweisheit verfügen. Wie eine Beute, die im Herbst keinen Schutz mehr in der Pflanzenwelt vor Räubern findet, sondieren sie die Lage, bevor sie sich aus ihrem Bau bewegen. Darüber hinaus üben sie sich auch viel in Selbstreflexion und sind sich über ihre Defizite und Stärken vollkommen bewusst. Metalltypen schätzen Klarheit und demnach auch Ehrlichkeit. Ebenso wichtig sind ihnen feste Strukturen, die ihnen Sicherheit geben. Aus diesem Grund fällt es ihnen häufig schwer, loszulassen und sich Neuem zuzuwenden.

Diese Muster spiegeln sich auch in ihrer Gefühlswelt wider. Sie sind skeptisch, neigen zu Traurigkeit und lassen ihren Gefühlen keinen freien Lauf. Sie sind häufig einsam, da sie Angst vor Enttäuschungen haben, obwohl sie im Grunde sehr warmherzige Menschen sind. Metalltypen besitzen einen ausgeprägten Sinn für Gerechtigkeit.

Auf körperlicher Ebene sind sie anfällig für Atemwegserkrankungen wie Asthma oder Bronchitis. Sie leiden häufig unter Infektionen der Nase und an Allergien sowie Verdauungsstörungen. Darüber hinaus frösteln sie leicht.

»Metalltypen«

Metallbetonte Menschen haben ein graziles Gesicht, aus dem eine auffällige Nase ragt. Sie besitzen meistens einen zierlichen Körperbau und sind mittelgroß bis klein. Ihre Gliedmaßen sind lang und schlank.

Die Wasserenergie ist Sinnbild für Ausdauer und Kraft

Dem Wasser werden der alte Mensch und der Winter zugeordnet. Zu dieser Jahreszeit sind die Tage kürzer und die Nächte länger. Es herrscht Kälte. Die Bäume haben ihre Blätter verloren, Gewässer sind teilweise zugefroren, und alles befindet sich im Winterschlaf. Die Natur ruht und lebt von ihren Energiereserven.

Ohne Wasser wäre kein Leben möglich. Der Mensch besteht zu 80 Prozent aus Wasser, und mehr als drei Fünftel der Fläche unseres Erdballs bestehen aus diesem Element.

Wenn kein Wind herrscht, sind Seen ruhige Gewässer. So verhält es sich auch beim Wassermenschen, der stets einen Stimulus benötigt, um aktiv zu werden. Wenn die Gelegenheit günstig ist, beginnt er zu handeln. Es sei denn, das nötige Urvertrauen fehlt. Dann sind wasserbetonte Menschen wie gelähmt und handlungsunfähig.

In Aufruhr versetzt, kann Wasser Dämme brechen, ganze Landstriche überfluten und Naturkatastrophen verursachen. Die Kraft des Wassers schlägt dann ungebändigt um sich. Wasserbetonte Menschen sind unerschütterlich, bis sie ihr Ziel erreicht haben. Dies passiert, wenn der Urinstinkt des Wassertyps zu ausgeprägt ist. Dabei braucht es nicht immer Verwüstungen, um am Ziel anzukommen. Auch steter Tropfen höhlt bekanntlich den Stein. Diese Beharrlichkeit und ein tiefes Urvertrauen schlummern in Wassertypen.

Wassertypen sind sehr korrekt und pflichtbewusst. Sie haben eine Schwäche für das Finden von Problemlösungen und gelten als belesen und introvertiert.

Sie leiden überwiegend an Nieren- und Blasenbeschwerden, Rückenproblemen der Lendenwirbelsäule (meistens chronisch), Schwäche der Beine sowie Beschwerden der Geschlechtsorgane. Darüber hinaus haben sie häufig Probleme mit Knochen und Zähnen. Auch kalte Füße werden in Bezug auf wasserbetonte Menschen in der TCM erwähnt.

»Wassertypen«

Typisch für wasserbetonte Menschen sind auffällige Ohren und tief liegende Augen, die häufig von dunklen Augenringen umgeben sind. Ihre Muskulatur ist ebenso massiv wie ihr Knochenbau.

Die Organuhr

Zwölf Hauptmeridiane (→ Seite 31 ff.) durchdringen den Organismus. Ein Tag setzt sich aus zweimal zwölf Stunden zusammen. Jede Doppelstunde wird mit einem bestimmten Organ identifiziert. Diese Aufteilung wurzelt in einem alten chinesischen Nummerierungssystem, den zwölf Erdenzweigen. Jede Nummer verkörpert dabei ein Tierkreiszeichen und wird entweder Yin oder Yang zugeordnet. Darüber hinaus stehen die Erdenzweige für die Bezeichnung der Jahre in einem Zwölfer-Zyklus sowie eine bestimmte Himmelsrichtung (bei einer 30-Grad-Einteilung). So haben das Wetter und die klimatischen Prozesse generell eine Auswirkung auf alles Leben auf der Erde. Unterschiedlichen Zeitabschnitten werden spezifische Eigenschaften und Zyklen zugeschrieben, die je nach Geburtszeit die Psyche des Individuums prägen. Demnach basieren die Aufteilung der Organe in einen 24-Stunden-Rhythmus sowie die paarweise Anordnung der Organe und Meridiane auf altchinesischen astrologischen und astronomischen Beobachtungen.

Die Lebensenergie zirkuliert stetig in unserem Körper. Dabei fließt das Qi im 24-Stunden-Rhythmus für eine Dauer von jeweils zwei Stunden besonders intensiv durch einen bestimmten Meridian und durch das ihm zugeordnete Organ. Die sogenannte Organuhr bildet diese Phänomene ab und besteht entsprechend aus zwölf Doppelstundeneinheiten, die jeweils die Hochphase eines bestimmten Organs sowie die Ruhephase eines anderen spezifischen Organs angeben.

Sofern Organe eine Störung aufweisen, verstärken sich die Beschwerden während der Maximalzeiten (→ Symptome für Disharmonien der verschiedenen Meridiane bzw. Organe, Seite 32 ff.). Deshalb empfiehlt es sich, therapeutische Maßnahmen während der Hochphase eines Organs durchzuführen. So ist beispielsweise der günstigste Zeitpunkt für eine Akupressur zur Stärkung der Nieren zwischen 15.00 und 17.00 Uhr.

Während der Ruhephasen fließt das Qi nur schwach durch die jeweilige Leitbahn und das ihr entsprechende Organ. Therapeutische Maßnahmen entfalten deshalb während der Ruhephase eine geringere Heilwirkung.

Tageszeit	Erdenzweig	Tierkreiszeichen	Meridian Hochphase	Meridian Ruhephase	Yin/Yang
23–01 Uhr	Zi	Ratte	Gallenblase	Herz	Yang
01–03 Uhr	Chou	Büffel	Leber	Dünndarm	Yin
03–05 Uhr	Yin	Tiger	Lunge	Harnblase	Yin
05–07 Uhr	Mao	Hase	Dickdarm	Niere	Yang
07–09 Uhr	Chen	Drache	Magen	Perikard	Yang
09–11 Uhr	Si	Schlange	Milz	Dreifacher Erwärmer	Yin
11–13 Uhr	Wu	Pferd	Herz	Gallenblase	Yin
13–15 Uhr	Wie	Schaf	Dünndarm	Leber	Yang
15–17 Uhr	Shen	Affe	Harnblase	Lunge	Yang
17–19 Uhr	You	Hahn	Nieren	Dickdarm	Yin
19–21 Uhr	Xu	Hund	Perikard	Magen	Yin
21–23 Uhr	Hai	Schwein	Dreifacher Erwärmer	Milz	Yang

*Im Sommer müssen die genannten Zeiten um jeweils eine Stunde angepasst werden.

Die Meridiane und die außerordentlichen Gefäße

Die beiden chinesischen Schriftzeichen Jing Luo, die für die Meridiane stehen, haben im Einzelnen zahlreiche Bedeutungen. Generell lassen sich chinesische Schriftzeichen aufgrund ihrer Komplexität nicht eins zu eins in andere Sprachen übersetzen, weshalb man sich im Westen bereits im 15. Jahrhundert auf die Bezeichnung Meridiane geeinigt hat. Der Begriff wurde scheinbar in Anlehnung an die Geografie gewählt, da es sich bei dem Jing Luo um Energie-Leitbahnen des Körpers handelt, die diesen netzartig durchziehen.

Durch die unsichtbaren Meridiane (→ abgebildet in den Buchklappen) zirkuliert die Lebensenergie Qi im Idealfall ungehindert. Sofern das nicht der Fall ist, liegt eine Störung vor, die das Qi staut oder blockiert. In der Folge treten Beschwerden auf, und es können Erkrankungen entstehen.

Die Leitbahnen verlaufen flach unter der Haut im Unterhautzellgewebe. Hier bilden sie eine Einheit mit den inneren Organen und der Körperoberfläche. Auf jedem Meridian sitzen spezifische Akupunkturpunkte, die sogenannten Zugangspunkte (auch Reizpunkte). Mithilfe dieser Punkte kann das gesamte energetische System des Körpers günstig beeinflusst und korrigiert werden.

Neben den zwölf Hauptmeridianen gibt es weitere Leitbahnsysteme, darunter acht außerordentliche Gefäße (Qi Jing Mai). Auch sie werden zu therapeutischen Zwecken häufig stimuliert.

Die zwölf Hauptleitbahnen (Jing Mai) sind über ihre jeweiligen Anfangs- (in den Händen) und Endpunkte (in den Füßen) miteinander verbunden. Sie verlaufen in Längslinien am Körper entlang und sind an die fünf Yin-Organe und den Herzbeutel (Perikard) sowie die sechs Yang-Organe gekoppelt. Dabei setzt sich jeder Funktionskreis aus einem Yin- und Yang-Organpaar zusammen.

MERIDIANPAARE	
Yin-Meridian	**Yang-Meridian**
Lungenmeridian	Dickdarmmeridian
Milz-Pankreas-Meridian	Magenmeridian
Herzmeridian	Dünndarmmeridian
Nierenmeridian	Blasenmeridian
Perikardmeridian	Dreifacher-Erwärmer-Meridian
Lebermeridian	Gallenblasenmeridian

Der Lungenmeridian

Der Lungenmeridian nimmt das Qi aus der Luft auf, wandelt es um und verteilt es. Darüber hinaus reguliert dieser Meridian die Abwehr. Durch Stimulation dieses Meridians können Atemwegsbeschwerden sowie Kopf- und Rückenschmerzen behandelt werden. Der Lungenmeridian hat seinen Anfang im mittleren Teil der Bauchhöhle, wandert abwärts und trifft im Inneren auf den Dickdarm. Dort schwenkt der Meridian um und verläuft aufwärts, dringt in das Zwerchfell ein und durchdringt schließlich die Lungenflügel. Von hier erstreckt sich die Leitbahn bis zur Kehle und stößt unterhalb des Schlüsselbeins an der seitlichen Brustwand an die Körperoberfläche. Dann wandert er an der Innenseite des Oberarmes bis zum Handgelenk, um dort außen an der Wurzel des Daumennagels zu enden. Ein zweiter Zweig des Meridians zweigt sich über dem Handgelenk ab und erstreckt sich an der Handaußenseite bis zur äußeren Seite des Zeigefingers. Dort trifft der Zweig auf die Dickdarmleitbahn.

Typische Symptome einer Störung

Atemnot
Depressionen
Heiserkeit
Husten

Nackenverspannungen
Niesanfälle
Schmerzzustand im Brustkorb
Stimmungsschwankungen
Temperaturempfindlichkeit

Wichtige Reizpunkte

LU 1 – Zhongfu: Einen Daumenbreit unterhalb des Schlüsselbeins, am äußeren Rand, sechs Daumenbreit seitlich der Körpermitte; reguliert das Lungen-Qi.
LU 5 – Chize: Ellenbogenbeugefalte am radialen Punkt der Bizepssehne; stimuliert die Wasserzirkulation und löst Schleim aus der Lunge. Der Harnfluss wird optimiert. Wirkt sich günstig auf die Sehnen aus.
LU 6 – Kongzui: An der radialen Seite des Unterarmes sieben Daumenbreit vom Handgelenk entfernt; wichtiger Punkt bei Bronchitis und Asthma, reguliert das Schwitzen.
LU 7 – Lieque: Am Ende der Handgelenksquerfalten auf der Daumenseite; wirkt auf die Atmungsorgane und empfiehlt sich auch bei Problemen in der Nacken- und Halsregion.

Der Dickdarmmeridian

Die Behandlung dieses Meridians bietet sich bei Blockierungen oder Schmerzen in den Sinnesorganen, Zahnschmerzen, Schulterschmerzen und Tennisellenbogen an.

Der Dickdarmmeridian beginnt an der Zeigefingerspitze und führt über die äußere Seite des Zeigefingers durch die Vertiefung zwischen den Daumensehnen. Von dort wandert er außen am Unterarm entlang bis zur seitlichen Ellenbogenfalte. An der Oberarmaußenseite zieht sich die Leitbahn bis zum höchsten Punkt der Schulter und verzweigt sich. Ein Ast verläuft im Körperinneren, streift die Lunge und durchquert das Zwerchfell. Dann zieht er sich weiter bis zum Dickdarm. Der zweite Zweig bahnt sich seinen Weg auf der Körperoberfläche bis zum Hals.

Von dort erreicht er die Wange, um dann im Körperinneren weiter zu den unteren Zähnen und dem Zahnfleisch zu gelangen. Anschließend stößt dieser Zweig wieder an die Oberfläche und schwenkt um die Oberlippe herum zu seinem Endpunkt, der auf der gegenüberliegenden Seite neben der Nase liegt.

Typische Symptome einer Störung

Augenschmerzen
Bauchschmerzen
Kopfschmerzen
Kraftlosigkeit der Arme und Hände
Gedächtnisstörungen
Verstopfung

Wichtige Reizpunkte

DI 4 – Hegu: Am Ende der Daumenfalte zwischen Zeigefinger und Daumen; lindert Erkrankungen im Kopfbereich (vor allem im Gesicht, in der Nackengegend und in den Zähnen) und Schmerzen im gesamten Körper (wichtigster analgetischer Punkt), wirkt Verstopfungen entgegen.
DI 11 – Quchi: Bei rechtwinkliger Beugung des Gelenks am Ende der äußeren Beugefalte des Ellenbogens; Tonisierungspunkt, eliminiert Hitze und Wind der Extremitäten.
DI 20 – Yingxian: In der Nasolabialfalte, auf der Höhe der Mitte des seitlichen Nasenflügelrandes; öffnet die Nase und vertreibt Wind aus dem Gesicht.

Der Magenmeridian

Der Magenmeridian regelt den Menstruationszyklus sowie die Eierstockfunktionen. Darüber hinaus beeinflusst er das Wechselspiel zwischen den Verdauungsorganen, Magen, Zwölffingerdarm und Bauchspeicheldrüse.

Dieser Meridian entspringt neben der Nase und wandert weiter bis zur Nasenwurzel. Danach trifft die Leitbahn im inneren

Augenwinkel auf den Blasenmeridian. Unterhalb des Auges gelangt sie an die Oberfläche und verläuft seitlich abwärts die Nase entlang. Anschließend erstreckt sich der Meridian in das obere Zahnfleisch, kurvt dort um die Lippen herum und umläuft den unteren Kieferknochen. Dort ändert er seine Richtung und führt vor dem Ohr direkt bis zur Schläfe hinauf, um sich am Unterkiefer zu gabeln. Ein Zweig durchquert von dort aus im Körperinneren das Zwerchfell und passiert danach erst den Magen und danach die Milz. Ein zweiter Ast verweilt weiterhin auf der Körperoberfläche und durchzieht hier die Kehle, verläuft dann über den Hals zur Brust bis hin zum Bauch und hat seinen Endpunkt in der Leiste.

Der innere Zweig bildet sich am Magenende neu und führt an der Bauchhöhle nach unten. Dort vereint er sich wieder mit dem äußeren Zweig. Der wieder vereinte Magenmeridian wandert dann über den Oberschenkel zur äußeren Seite des Knies und bis zur Fußspitze. Er endet an der zweiten Zehe. Unterhalb des Knies spaltet sich ein anderer Ast ab, der an der äußeren Seite der mittleren Zehe sein Ende hat. Ein weiterer Zweig führt vom Rist aus zur Innenseite der großen Zehe. An dieser Stelle verschmilzt er mit dem Milz-Pankreas-Meridian.

Typische Symptome einer Störung

Appetitlosigkeit
Blähungen
Blutarmut
Darmkrämpfe
Erschöpfung
Halsschmerzen
Magengeschwüre
Migräne/Kopfschmerzen
Müdigkeit
Nackenverspannungen, Nackenschmerzen
Nebenhöhlenleiden
Oberbauchschmerzen
Pilzbefall
Sodbrennen
Trockene Lippen
Übersäuerung
Verdauungsbeschwerden
(Nächtliches) Zähneknirschen

Wenn in diesem Meridian ein Übermaß an Qi fließt, stört dies die Blutzirkulation. Ein Hinweis hierauf sind eine trockene und raue Haut sowie Zyklusstörungen. Ein Qi-Mangel führt zu Erschöpfung sowie einem Sich-ausgelaugt-Fühlen. Betroffene weisen häufig ein geringes Selbstvertrauen auf und nehmen sich vieles zu sehr zu Herzen.

Wichtige Reizpunkte

MA 6 – Jiache: Bei geschlossenem Kiefer am höchsten Punkt des Masseter (Kaumuskel); beseitigt Blockaden aus dem Meridian, lindert Schwellungen im Wangenbereich, Zahnschmerzen, Anspannung und Schmerzen im Kiefer.
MA 25 – Tianshu: Zwei Daumenbreit seitlich vom Nabel; bei Bauchschmerzen, Übelkeit, Durchfall und Erbrechen. Reguliert Magen, Milz und Darm.
MA 36 – Zusanli: Einen Daumenbreit seitlich knapp vom Vorsprung knapp unterhalb des Kniegelenkes; krampflösende und schmerzlindernde Wirkung im Magen-Darm-Trakt, allgemeiner Tonisierungspunkt.

Der Milz-Pankreas-Meridian

Im Milz-Pankreas-Meridian wird Qi gespeichert und gehütet. Darüber hinaus steigt hier das aus der Nahrung aufgenommene Nahrungs-Qi zur Lunge auf, wo es sich mit dem Atem-Qi vereint.

Der Meridian hat seinen Anfang an der Innenseite der großen Zehe und wandert entlang der Fußinnenseite bis vor den Fußknöchel. Dort zieht er sich über die hintere Seite des Unterschenkels zur Innenseite des Unterschenkels bis zur Knieinnenseite und führt bis zum Oberschenkel. Am Oberschenkelende erstreckt sich die Leitbahn in Richtung Intimbereich und gelangt bis zur Bauchhöhle. Dann spaltet sie sich. Dabei läuft ein Nebenzweig vom Magen aus durch das Zwerchfell und zieht sich von dort aus zum Herzen. An dieser Stelle vereint er sich mit dem

Herzmeridian. Der Hauptzweig zieht sich an der Bauchoberfläche hinauf zur Brust und gelangt dort in das Körperinnere. An der Kehle entlang führt er dann zur Zungenwurzel.

Typische Symptome einer Störung

Abgeschlagenheit
Appetitlosigkeit mit Völlegefühl
Bindegewebsschwäche
Depression
Durchblutungsstörungen
Gemütsschwankungen
Infektionen
Konzentrationsschwäche
Schlafstörungen
Schwere und Kraftlosigkeit in den Gliedern
Speichelmangel
Übelkeit

Wichtige Reizpunkte

MP 6 – Sanyinjiao: An der Unterschenkel-Innenseite, drei Daumenbreit oberhalb des höchsten Punktes des Innenknöchels an der Hinterkante des Schienbeins; wirkungsvoll bei Erkrankungen von Nieren und Leber, tonisierende (kräftigende) Wirkung bei chronischer Müdigkeit, wichtiger Punkt bei urogenitalen Störungen.
MP 9 – Yinlingquan: Zur Mitte des Beines auf der Vertiefung am Unterrand des Gelenkfortsatzes auf Höhe des Schienbeinhöckers; lindert Schwellungen der unteren Extremitäten, vertreibt unter anderem Nässe (Feuchtigkeit und Wasseransammlungen) im Unterleib. Hilfreicher Punkt bei Ödemen, Vaginalpilz, Entzündungen im Unterleib und bei Vaginalausfluss.
MP 18 – Tianxi: Seitlich der Körpermittellinie im Bereich zwischen der vierten und fünften Rippe auf Brustwarzenhöhe; hilfreich bei Thoraxschmerz, Husten und Atemnot.

Der Herzmeridian

Der Herzmeridian ist für das Kreislaufsystem und dessen Regulation zuständig.

Dieser Meridian setzt sich aus drei Zweigen zusammen, die jeweils im Herzen entspringen. Ein Zweig durchquert das Zwerchfell und wandert von dort aus zum Dünndarm. Der zweite Ast führt seitlich an der Kehle entlang, bahnt sich seinen Weg zum Mundwinkel und zieht sich von dort aus zum Auge. Der dritte Ast verläuft vom Herzen zur Lunge und gelangt an der Achselhöhle an die Körperoberfläche. Von dort aus wandert er am inneren Oberarm entlang, passiert den Ellenbogen, führt dann am inneren Unterarm weiter und durchzieht Handgelenk und Handinnenfläche. Das Ende der Leitbahn befindet sich an der inneren Spitze des kleinen Fingers. Hier verschmilzt der Zweig mit dem Dünndarmmeridian.

Typische Symptome einer Störung

Ängstlichkeit
Blässe
(Niedriger) Blutdruck
Brustschmerzen
Herzrhythmusstörungen
(Allgemeines) Kältegefühl
Kurzatmigkeit
Migräne/Kopfschmerzen
Nachtschweiß
Nervosität
Schlaflosigkeit
Schwindel
Sprachprobleme
Stimmungsschwankungen
Unruhe
Zahnfleischbluten

Vorsicht! Herzbeschwerden können lebensbedrohlich sein. Sehen Sie deshalb von einer Selbstbehandlung ab und wenden Sie sich unmittelbar an Ihren Hausarzt oder Kardiologen!

Wichtige Reizpunkte

HE 1 – Jiquan: Im Mittelpunkt der Achselhöhlen; ordnet Qi und nährt das Herz-Yin, ist hilfreich bei Durchblutungsstörungen der Vorderbeine, Schulterlahmheit, Appetitlosigkeit und Müdigkeit.

HE 3 – Shaohai: Zwischen dem inneren Ende der Ellenbogenfalte und der Knochenvorwölbung auf dem Körper zugewendeten Seite des Oberarmknochens; beruhigt Herz und Geist, wirkt gegen Ellenbogenschmerzen.

HE 7 – Shenmen: Auf der Beugefalte des Handgelenks, seitlich der Beugesehne; beruhigt die Psyche und wirkt gegen Nervosität, Schlaflosigkeit, psychische Erregungszustände, Angstzustände und Herzrhythmusstörungen.

Der Dünndarmmeridian

Der Dünndarmmeridian regelt die Verdauung und Verteilung der Nährstoffe aus der Nahrung. Diese Leitbahn hat ihren Anfang an der äußeren Spitze des kleinen Fingers. Von dort aus wandert sie zur Handfläche und weiter entlang der Hinterseite des Unterarms und erstreckt sich über die äußere Seite des Oberarms bis zur Schulter. Hier verläuft der Meridian bis zum höchsten Punkt des Rückens und begegnet dem Lenkergefäß. An dieser Stelle spaltet sich die Leitbahn: Ein Ast verläuft zum Hals, führt seitlich bis zur Wange und zieht sich weiter über den äußeren Augenwinkel bis zum Ohr. Im Wangenbereich gabelt sich der Zweig. Dabei läuft ein kleiner Ast zum inneren Augenwinkel und vereint sich dort mit dem Blasenmeridian. Der zweite Ast durchläuft Herz, Zwerchfell sowie Magen und trifft danach auf den Dünndarm.

Typische Symptome einer Störung

Angstzustände
Bauchschmerzen
Darmkrämpfe
(Übermäßiger) Harndrang
Menstruationsbeschwerden
Nackensteifigkeit
Ohrenprobleme
Rückenschmerzen
Schlaflosigkeit
Schmerzen im Verlauf des Meridians (Handgelenke, Ellenbogen, Schultern, Schweißfüße, Unruhe, Hals- und Nackenschmerzen)
Sehstörungen
Stimmungsschwankungen
Verdauungsbeschwerden

Wichtige Reizpunkte

DÜ 6 – Yanglao: An der Rückseite des Unterarms in einer Vertiefung über und seitlich des Außenknöchels; wirkt günstig auf Sehkraft und Hören, bei Verdauungsbeschwerden, Kreuzschmerzen und rheumatoiden Schmerzen.

DÜ 10 – Naoshu: In der Vertiefung unterhalb der Schultergräte (quer über die Rückenfläche des Schulterblatts laufende Knochenleiste); wirkt bei Funktionsstörungen und Schmerzen der Schulter- und Oberarmregion.

DÜ 19 – Tinggong: Bei leicht geöffnetem Mund in der Mulde zwischen der kleinen Knorpelmasse an der Ohrmuschel am Eingang des Gehörkanals (Tragus) und dem Gelenkfortsatz am aufsteigenden Ast des Unterkiefers; wirkt günstig bei Kieferfunktionsstörungen und bei allen Ohrenproblemen.

Der Blasenmeridian

Der Blasenmeridian ist für die Ausscheidung von Toxinen über den Urin zuständig und harmonisiert alle Körperfunktionen.

Der Blasenmeridian beginnt am inneren Augenwinkel und wandert von der Stirn bis zum Scheitelpunkt des Kopfes. Dort zweigt sich ein Nebenast ab, der ins Gehirn mündet. Der Hauptzweig zieht sich über den Hinterkopf und gabelt sich im Nacken. Ein Zweig führt dabei zur Basis des Nackens und von dort aus weiter parallel zur Wirbelsäule das Rückgrat entlang. Im Bereich des Nabels spaltet er sich erneut. Ein Zweig durchquert Nieren und Harnblase, während der andere über das Schulterblatt verläuft und parallel zum zuvor beschriebenen Zweig am Rückgrat entlangführt. Am Gesäß kurvt der Meridian gemeinsam mit dem anderen Zweig zur hinteren Oberschenkelseite, und sie verschmelzen auf Höhe der Kniekehle. Die vereinten Leitbahnen schwenken dann über die hintere Seite des Unterschenkels zum Fußaußenknöchel und vereinen sich schließlich an der äußeren Seite der kleinen Zehenspitze mit dem Nierenmeridian.

Typische Symptome einer Störung

Arthritis
Bindehautentzündung (Konjunktivitis)
Blasenschwäche
Hormonelle Störungen
Kieferhöhlenentzündungen
Kopfschmerz
Rheuma
Rückenverspannungen
Unterleibsprobleme
(Krümmung der) Wirbelsäule

Wichtige Reizpunkte

BL 2 – Zanzhu: Am inneren Ende der Augenbraue; wirkungsvoll bei Augenproblemen (z. B. Fehlsichtigkeit, getrübte Sicht, Tränenfluss, Augenrötung, Augenschmerzen und Augenjucken), Kopfschmerz, Nasen- und Rachenbeschwerden.
BL 10 – Tianzhu: Ein Fingerbreit unterhalb der Schädelbasis auf den Muskelsträngen, ein Fingerbreit seitlich der Wirbelsäule; hilfreich bei Schlafstörungen, starkem Kopfschmerz und Schmerzen sowie Beschwerden in Nacken, Schulter und Rücken.
BL 28 – Pangguangshu: 1,5 Daumenbreit seitlich der Mittellinie auf Höhe der zweiten Sakralöffnung; reguliert die Blase, hilft bei Urogenitalerkrankungen und Menstruationsstörungen.

Der Nierenmeridian

In den Nieren wird die Vitalessenz Jing gespeichert. Sie sind demnach ein Leben lang von großer Bedeutung für die Vitalität, Kraft und Gesundheit.

Der Nierenmeridian entspringt an der unteren Seite der kleinen Zehe und wandert entlang der Fußsohle bis zum Rist. Anschließend kurvt er um den inneren Fußgelenkknöchel und zieht sich über die innere Unterschenkelseite bis zur Kniekehle. Von dort aus verläuft der Meridian hinauf zum Oberschenkel und bahnt sich im Intimbereich seinen Weg in das Körperinnere. Von den Nieren aus führt er zur Harnblase und tritt oberhalb des Schambeins wieder an die Körperoberfläche. Dann passiert er

Bauch und Brust und erstreckt sich weiter nach oben. Oberhalb des Schambeins beginnt ein zweiter Ast aus den Nieren. Dieser geht zur Leber, stößt auf Zwerchfell, Lungenflügel sowie Kehle und verläuft bis zur Zungenwurzel. In der Lunge befindet sich ein kleiner Ast. Er wandert zum Herzen und vereint sich in der Brust mit dem Perikardmeridian.

Typische Symptome einer Störung

Akne
Ängstlichkeit
Atembeschwerden
Depressionen
Dunkle Augenringe
(Sexuelle) Dysfunktionen
Ekzeme
Erschöpfung
(Bleiche) Gesichtsfarbe
Gynäkologische Erkrankungen
Haarausfall
(Häufiger nächtlicher) Harndrang
Herzprobleme
Kälteempfindlichkeit
Ödeme
Ohrinfektion
Pessimismus
Schlafstörungen
Schreckhaftigkeit
Schwellungen
Verstopfung

Wichtige Reizpunkte

NI 1 – Yongquan: Auf der Fußsohle in der Vertiefung in der Mitte der Fußballen; tonisiert und harmonisiert das Nieren-Qi, bewährt zur Behandlung von Ängstlichkeit, Vergesslichkeit, Reizbarkeit, Schlafstörungen, Fieber, Ohnmacht, Müdigkeit und Abgeschlagenheit, Krämpfen und Impotenz.

NI 3 – Taixi: Auf der Mitte der Verbindungslinie zwischen Innenknöchel und der Achilles-Sehne; bei Asthma, Husten, Libidoverlust, Unfruchtbarkeit, Zahnschmerzen, Schlafsucht und Schlaflosigkeit.

NI 27 – Shufu: Zwischen 1. Rippe und Schlüsselbein, zwei Daumenbreit seitlich der Mittellinie; wirkungsvoll bei Husten, Asthma, Übelkeit und Brechreiz sowie Brustschmerz.

Der Perikardmeridian

Der Perikardmeridian (auch Herzbeutelmeridian bzw. Kreislauf-Sexualität-Meridian) ist der Beschützer des Herzmeridians. Darüber hinaus versorgt er die Geschlechtsorgane mit Energie.

Dieser Meridian beginnt im Perikard (Herzbeutel). Von dort aus bahnt er sich zum Zwerchfell und verbindet die drei Teile des Dreifachen Erwärmers (oberer, mittlerer und unterer Teil). Ein zweiter Ast wandert bis zur Brust und dringt hier an die Körperoberfläche. Dann umkreist er die Achselhöhle und führt an der Innenseite des Oberarms entlang. Im Bereich der Armbeuge zieht er sich über den Unterarm bis zur Handinnenfläche und wandert weiter bis zur Mittelfingerspitze, wo sein Endpunkt ist. In der Handfläche separiert sich ein kleiner Ast, der auf der Ringfingerspitze mit dem Dreifache-Erwärmer-Meridian verschmilzt.

Typische Symptome einer Störung

Atemnot
Brust- oder Brustkorbschmerzen
Herzrasen, Herzschmerzen
Hohlkreuz
Depressionen
Gleichgewichtsstörungen
Ischiasschmerzen
Kreislaufstörungen
Nervosität
Neurosen
Probleme mit den Geschlechtsorganen (z. B. Menstruationskrämpfe)
Schlafstörungen
Schulterverspannungen

Wichtige Reizpunkte

PE 1 – Tianchi: Am Brustkorb im vierten Rippenzwischenraum, zwei Daumenbreit seitlich der Brustwarze nach außen; bei physischen und psychischen Erschöpfungszuständen.

PE 6 – Neiguan: Seitlich der Handfalte, vier Querfinger oberhalb in der Mitte der Sehnen; wirkungsvoll bei Magenproblemen, Übelkeit und Erbrechen.

PE 8 – Laogong: Bei geschlossener Faust zwischen Mittelfinger und Ringfinger; behebt Magen-Darm-Störungen.

Der Dreifache-Erwärmer-Meridian

Dem Meridian sind keine Organe im klassischen Sinne zugeordnet. Er steuert vielmehr die Funktionen der drei Erwärmer (oberer, unterer und mittlerer Erwärmer). Darüber hinaus beeinflusst er sämtliche Organe.

Dieser Meridian beginnt an der Außenseite des Ringfingers und zieht sich von dort aus zum Handrücken und weiter über das Handgelenk zum Unterarm. Am Ellenbogen erstreckt er sich zur Hinterseite des Oberarms und wandert hinauf bis zur Schulter. Unterhalb des Schlüsselbeins verzweigt sich der Meridian. Ein Ast bahnt sich seinen Weg in das Körperinnere, durchdringt die Brust, kreuzt Herzbeutel und Zwerchfell. Danach vereint er die drei Erwärmer. Der zweite Zweig führt am Hals entlang und zieht sich bis zum oberen Rand des Ohrs. Im Körperinneren kurvt er um die Gesichtshälfte. Ein kurzer Ast befindet sich hinter dem Ohr, durchdringt das Hörorgan und trifft vor dem Ohr angekommen wieder auf die Körperoberfläche. Dann verläuft er zum äußeren Augenbrauenende und vereint sich mit dem Gallenblasenmeridian.

Typische Symptome einer Störung

Allergien
Asthma
Bauch- und Unterleibsschmerzen
(Niedriger) Blutdruck
Infektionsanfälligkeit
Nebennierenstörungen
Nesselausschläge
Ödeme
Schilddrüsenprobleme
Tinnitus
Verdauungsstörungen
Wetterfühligkeit
Zahnfleischprobleme

Wichtige Reizpunkte

3E 5 – Waiguan: Oberhalb des Handrückens, zwei Daumenbreit von der Handgelenksfalte in Richtung Ellenbogen; stärkt Schultern und Ellenbogen, wirkt bei Kopf-, Ohren- und Nackenschmerzen.

3E 17 – Yifeng: Hinter den Ohrläppchen; wirkt bei Ohrenschmerzen.
3E 21 – Ermen: In der Vertiefung am Ohransatz; hilfreich auch bei Zahn-, Ohren- und Gesichtsbeschwerden. Auch bei Beschwerden am Kniegelenk empfiehlt sich eine Behandlung dieses Punktes.

Der Gallenblasenmeridian

Diese Leitbahn wird mit Durchsetzungsfähigkeit assoziiert. Der Gallenblasenmeridian hat seinen Anfang am äußeren Augenwinkel und setzt sich aus zwei Ästen zusammen. Ein Ast erstreckt sich in Zick-Zack-Linien an der Körperoberfläche am Kopf, wandert dann hinter das Ohr und verläuft bis zum Scheitelpunkt der Schulter. Im Bereich der Achselhöhle führt er über die Rippen bis zum Hüftbereich. Der zweite Ast zieht sich im Körperinneren über die Wange zu Hals, Brust, Leber und Gallenblase. An der Bauchunterseite gelangt dieser Zweig an die Körperoberfläche und verschmilzt im Bereich der Hüfte mit dem ersten Zweig. Von dort aus verläuft der nun vereinte Meridian über die Oberschenkelaußenseite über das Knie zum vorderen Bereich des Unterschenkels und schließlich zum äußeren Fußknöchel. Hier wandert er bis zum Rist und endet auf der Spitze der zweiten Zehe. Auf dem Rist separiert sich ein kleiner Ast. Er erstreckt sich über den Fuß bis zur großen Zehe, wo er mit dem Lebermeridian verschmilzt.

Typische Symptome einer Störung

- Appetitmangel
- (Inneres) Frösteln
- Hautausschläge
- Knieschmerzen
- Koliken, Blähungen
- Müdigkeit
- Reizbarkeit, Überempfindlichkeit
- Sehstörungen
- Sodbrennen
- Übelkeit
- Verstopfung

Wichtige Reizpunkte

G 2 – Tinghui: Bei leicht geöffnetem Mund in einer Vertiefung vor dem Ohr; Bei Ohrenbeschwerden wie beispielsweise Tinnitus, Schwerhörigkeit, Ohrenschmerz mit Eiterfluss, Ohrenentzündungen. Dieser Punkt hat sich auch für die Behandlung von Krämpfen der Kaumuskulatur und Zahnschmerz bewährt.

G 20 – Fengchi: Vertreibt Hitze und wirkt deshalb fiebersenkend. Bei infektiösen Erkrankungen, Sehstörungen und Gehörstörungen (z.B. Gehörverlust oder Schwerhörigkeit), Nasenbluten, Schlafstörungen und verstopfter Nase.

G 34 – Yanglingquan: In der Mulde vor dem Kopf des Wadenbeins; wirkungsvoll bei Ischialgie, Gallensteinen, Bluthochdruck, Übelkeit und Brechreiz, Migräne, Brustdruck und Schulterschmerz.

Der Lebermeridian

Mithilfe des Lebermeridians können vor allem Frauenleiden im Unterbauch behandelt werden. Daneben schafft eine Harmonisierung dieser Leitbahn Abhilfe bei Migräne und leistet einen bedeutenden Beitrag bei der Gewinnung von Energie.

Der Lebermeridian beginnt auf der Spitze der großen Zehe und führt über den Rist bis zum Fußgelenkinnenknöchel. Dann wandert er an der inneren Unterschenkelseite entlang über das Knie zum inneren Oberschenkel und schließlich in den Schoß. Hier kurvt die Leitbahn um die äußeren Genitalien und dringt im Bereich des Unterbauchs in das Körperinnere ein, um dort zur Leber zu steigen und danach die Gallenblase zu kreuzen. An den unteren Rippen angelangt, spaltet sich die Leitbahn mehrfach und passiert den Lungenmeridian. Ein Zweig verläuft entlang der Luftröhre zur Kehle und schließlich zum Auge. Danach bahnt er sich seinen Weg über die Stirn bis zum Scheitelpunkt des Kopfes. Im Bereich der Wange zweigt sich ein Ast ab und umläuft die Innenseite der Lippen.

Typische Symptome einer Störung

Antriebslosigkeit
(Vermehrter) Ausfluss
Brechreiz
Durchfall
Hautprobleme
Nervosität
Schluckbeschwerden
Schmerzhafte Menstruation
Schulterprobleme
Stoffwechselstörungen
Zwischenblutungen

Wichtige Reizpunkte

LE 3 – Taichong: Zwischen den Enden der Mittelfußknochen der großen und der zweiten Zehe. Reguliert die Menstruation, dämpft Wutanfälle und reduziert angestauten Groll. Bei Unterleibsschmerzen, Schlaflosigkeit, Verstopfung, Übelkeit und Erbrechen.
LE 5 – Ligou: An der Innenseite des Unterschenkels, fünf Daumenbreit oberhalb der größten Vorwölbung des Innenknöchels, zwischen der Hinterkante des Schienbeins und dem langen Zehenbeuger; wirkt stimmungsaufhellend. Bei urogenitalen Erkrankungen und Beschwerden (z.B. Frigidität, Impotenz, Menstruationsstörungen, Schmerzen beim Harnlassen), Erkrankungen von Leber und Gallenblase, Angstgefühlen und nervösem Herzklopfen.
LE 13 – Zhangmen: Vor dem freien Ende der elften Rippe; bei Leber- und Gallenblasenerkrankungen, Appetitlosigkeit, Durchfall, Verstopfung, Blähungen, Erbrechen, Husten und Asthma.

Das Lenkergefäß Du Mai

Die Aufgabe der außerordentlichen Gefäße besteht darin, Qi-Mangel oder -Überschuss in den Hauptleitbahnen auszugleichen. Sie stehen nicht direkt mit den Organen in Verbindung und müssen über spezifische Schlüsselpunkte auf den Hauptmeridianen aktiviert werden, da sie keine eigenen Reizpunkte besitzen - das Lenkergefäß/Ren Mai und das Dienergefäß/Du Mai bilden hier eine Ausnahme.

Das Lenkergefäß schafft eine Verbindung zwischen allen Yang-Meridianen und harmonisiert deren Energien. Darüber hinaus beeinflusst es die Nerven-, Muskel- und Wirbelsäulenfunktionen. Es korrespondiert mit den Genitalien, beeinflusst das Immunsystem und wird mit fiebrigen Erkrankungen in Verbindung gebracht.

Du Mai entspringt in der Beckenhöhle. Ein Ast wandert durch das Körperinnere hinauf zu den Nieren. Ein zweiter führt im Körperinneren nach unten und dringt zwischen den äußeren Genitalien und dem Anus an die Körperoberfläche. Von dort aus erstreckt sich der Ast über die Spitze des Steißbeins zur Wirbelsäule und zieht sich bis zum Kopf, wo er das Gehirn durchquert. Der Hauptzweig zieht sich über den Scheitel am Schädeldach entlang und läuft über die Stirn hinunter zur Nase. Sein Endpunkt befindet sich im oberen Zahnfleisch.

Typische Symptome einer Störung

Blasenschwäche
Hämorrhoiden
(Schwacher) Kreislauf
Nackenverspannungen
(Unregelmäßge) Menstruation
Rückenschmerzen

Wichtige Reizpunkte

LG 4 – Mingmen: Unterhalb des Dornfortsatzes des zweiten Lendenwirbelkörpers; bei verspannter Rückenmuskulatur, Hämorrhoiden, Unterleibsschmerzen, Impotenz, schwacher Libido und grippalen Infekten.

LG 14 – Dazhui: Unterhalb des Dornfortsatzes des siebten Halswirbelkörpers; stärkt den Nierenfunktionskreis. Wirkungsvoll bei Kraftlosigkeit, Übelkeit und Erbrechen, Rückenverspannung, Fieber, Husten und Bronchitis.

LG 20 – Baihui: Auf der Fontanelle; fördert klares Denken und beruhigt den Geist. Bei Schlaflosigkeit, Kopfschmerz und Schwindel.

Das Konzeptionsgefäß Ren Mai

Das Konzeptionsgefäß (auch Dienergefäß) ist mit den sechs Yin-Meridianen verbunden und wacht über deren Energien (Qi), weshalb es auch »Meer der Yin-Meridiane« genannt wird. Es verkörpert alle Yin-Eigenschaften und steht für das Weiche, Passive sowie Empfangende. Wie das Lenkergefäß (Du Mai) gleicht es Qi-Mangel oder -Überschuss in den Hauptleitbahnen aus. Darüber hinaus hat es eine unmittelbare Wirkung auf den Magen-Darm-Trakt.

Ren Mai beginnt in der Beckenhöhle und stößt am Damm zur Körperoberfläche vor. Anschließend wandert das Gefäß zum Schoß und schließlich zur Bauchmitte. Dann kreuzt es Brust, Kehle und Unterkiefer, umläuft im Körperinneren den Mund herum und verzweigt sich. Beide Zweige laufen zu den Augen.

Typische Symptome einer Störung

(Vermehrter) Ausfluss
Blasenschwäche
Blähungen
(Ausbleibende) Menstruation
Schmerzen im Becken- und Brustkorbbereich
Urogenitale Erkrankungen
Verstopfung

Wichtige Reizpunkte

KG 4 – Guanyuan: Drei Daumenbreit unterhalb des Nabels; bei Plazentaretention (Nichtausstoßung des Mutterkuchens), Menstruationsstörungen und Harninkontinenz.
KG 12 – Zhongwan: Einen Daumenbreit oberhalb des Nabels; bewährter Punkt zur Behandlung von Appetitlosigkeit, Angstzuständen, blutigem Durchfall, Verdauungsproblemen, Magenbeschwerden, Erbrechen und saurem Aufstoßen.
KG 24 – Chengjiang: In der Mitte der Mentolabialfalte (Falte zwischen Mundwinkel und Kinn); wirksam bei Augenerkrankungen.

Das Durchdringungsgefäß Chong Mai

Die alternative Bezeichnung »See des Blutes« bietet bereits einen ersten Eindruck über die Aufgabe und Funktion dieses Penetrationsgefäßes, das zwischen Du Mai und Ren Mai vermittelt und als Speicher für die Lebenskraft dient. Es bewegt das Abwehr-Qi über den Brustkorb und den Bauch, versorgt Haut und Körperhaare, verteilt Jing von innen nach außen und reguliert das erste Auftreten der Regelblutung, die Menstruation sowie die Menopause.

Das Durchdringungsgefäß (auch Penetrationsgefäß) hat seinen Anfang im Inneren zwischen den Nieren, zieht sich abwärts durch die Gebärmutter und dringt dann am Damm an die Oberfläche, um mit der Nierenleitbahn weiter über den Brustkorb zu wandern. Hier verzweigt sich der Meridian mehrfach. Einige kleine Äste wandern in die Zwischenrippenräume (Interkostalräume). Ein größerer Zweig erstreckt sich bis zur Kehle, kurvt um den Mund und wandert zur Stirn. Ein weiterer Zweig bahnt sich seinen Weg vom Damm zur Wirbelsäule, und ein dritter bildet weitere Abzweigung, geht vom Lendenbereich an der Innenseite des Beines bis hinunter zum medialen Rand des Fußes. Dort teilt sich die Leitbahn und mündet in die Nieren und Milzleitbahn.

Typische Symptome einer Störung

Blähungen
Gastroenteritis
Herzrasen
(Gegenläufiges) Magen-Qi
Menstruationsstörungen (unregelmäßige Menstruation, ausbleibende Menstruation, verlängerte Menstruation, schmerzhafte Menstruation und azyklische Blutungen)
Sodbrennen
Übelkeit
Venenschwäche

Wichtige Reizpunkte

MP 4 – Gongsun: In der Mitte der Fußinnenseite. Beruhigt Shen, schützt Herz und Brust, reguliert und stärkt das Milz-Qi.

NI 14 – Siman: Unterhalb des Dornfortsatzes des 7. Halswirbels. Löst Qi- und Blutstasen, reguliert die Wasserwege, indiziert bei pathogenen Füllezuständen.
NI 16 – Huangshu: Auf Nabelhöhe, eine halbe Daumenbreite seitlich der Mittellinie. Wärmt Magen und Darm, revitalisiert Körper und Psyche, reguliert Qi.

Das Gürtelgefäß Dai Mai

Das Gürtelgefäß schafft eine harmonische Verbindung der oberen und unteren Körperhälfte, verknüpft die Körpervorder- und -rückseite und damit Yin und Yang. Es stärkt das Milz- und das Magen-Qi, reguliert den Qi-Fluss des Du Mai und des Ren Mai, stärkt die Knochen (vor allem in der Hüfte), und durch seine enge Verbindung zur Gallenblase hält es die Sehnen geschmeidig und flexibel. Dai Mai entfernt Feuchte-Hitze aus den Genitalien und kontrolliert den Energiefluss der Bein-Meridiane. Dai Mai (auch Gürtelgefäß) beginnt in der Oberbauchgegend im Rippenbogenbereich (Hypochondrium) und verläuft wie ein Gürtel um die Körpermitte herum. Dabei verbindet es die vertikalen Verläufe der zwölf Hauptleitbahnen, Ren Mai, Du Mai und Chong Mai.

Typische Symptome einer Störung

Bauchschmerzen (Völlegefühl)
Blähbauch
Brustbeinschmerzen
Depressionen
Erbrechen
(Körperliche) Erschöpfung und Schwäche
Nackenschmerzen
Regelschmerzen
Rheumatisch-neuralgische Beschwerden

Im unteren Dreifachen Erwärmer können infolge einer Stagnation von Hitze *Candida albicans,* Zystitis, Menstruationsstörungen und Hautausschläge auftreten. Besteht eine Fülle im Dai Mai, kommt es zu Kopfschmerzen im Bereich der rechten Schläfe.

Wichtige Reizpunkte

GB 26 – Dau: Im Schnittpunkt der senkrechten Linie vom höchsten Punkt des Darmbeinkammes mit einer horizontalen Linie durch den Nabel. Schnittpunkt. Leitet feuchte Hitze aus, reguliert Menstruation, Uterus und Dai Mai.
GB 28 – Weidao: Einen halben Daumenbreit vor und unterhalb des Knochenvorsprungs am vorderen Rand der Darmbeinschaufel. Bewegt stagniertes Qi, wirkt Bauchkrämpfen, Ödemen und Menstruationsstörungen entgegen, reguliert Dünn- und Dickdarm.
GB 41 – Zulinqui: Unter dem Sprunggelenk am flachen Knochen. Wirkt Kopfschmerzen, Gelenkleiden, Depression und einseitiger Migräne entgegen, verteilt das Leber-Qi, wandelt Schleim um, klärt den Kopf, unterstützt Brustkorb (Thorax) und laterale Rippenregion, stärkt die Psyche.

Das Yin-Fersengefäß Yin Quiao Mai

Das Yin-Fersengefäß (auch Gefäß des aufsteigenden Yin) versorgt die Organe mit Yin-Energie. Liegt ein Yin-Mangel vor, fördert eine Aktivierung dieses Meridians Lebensfreude, Ausgeglichenheit und Erholung. Ein Übermaß an Yin-Energie kann die Lebensprozesse allerdings verlangsamen, was ebenfalls durch dieses Gefäß ausgeglichen werden kann. Das Gefäß entspringt im Nierenmeridian und zieht sich vom Sprungbein aus an den Beininnenseiten aufwärts zum Intimbereich. Von dort aus wandert es über den Bauch in den Brustraum zum Auge und ins Gehirn.

Typische Symptome einer Störung

- Atemwegsprobleme
- Augenprobleme
- Beschwerden im Abdomen
- Hitzewallungen
- Kreislaufbeschwerden
- Probleme beim Laufen oder Stehen
- Sehstörungen
- Schlafstörungen
- Verdauungsbeschwerden

Wichtige Reizpunkte

NI 6 – Zhaohai: Direkt unter dem Innenknöchel des Fußes. Dieser Punkt hilft bei einer Vielzahl von Beschwerden, darunter Bewegungsstörungen, Gehstörungen, Impotenz, Müdigkeit, Trägheit, Schlafstörungen, kalte Füße oder Hände, Augenschmerzen, Schmerzen, epileptische Anfälle, Gereiztheit und Unterbauchschmerzen.
NI 8 – Jaoxin: Am Hinterrand des Schienbeins, zwei Daumenbreit oberhalb des Sprungbeins. Wirkt gegen Bauchschmerzen, stärkt die Nieren, löst Blut- oder Qi-Stase, leitet feuchte Hitze ab, kühlt unteren Erwärmer ab.
LU 7 – Lieque: Am Ende der Handgelenksquerfalten auf der Daumenseite; wirkt auf die Atmungsorgane und empfiehlt sich auch bei Problemen in der Nacken- und Halsregion. Stärkt die Lunge, wirkt Husten entgegen.

Das Yang-Fersengefäß Yang Quiao Mai

Das Yang-Fersengefäß wird auch Gefäß des aufsteigenden Yang genannt. Es entspringt aus dem Blasenmeridian und beginnt am Sprungbein. Von dort aus erstreckt es sich an der Außenseite des Beines und wandert an der Körperseite entlang hinauf zum Hals. Hier verläuft der Meridian weiter zum Auge, wo er sich mit Yin Qiao Mai verbindet. Danach ziehen sich die miteinander verbundenen Meridiane ins Gehirn.

Yang Quiao Mai versorgt die Organe mit Yang-Energie, weshalb man durch dessen Aktivierung eine Yang-Wirkung erzielt, die den Körper wärmt, ihn fit und leistungsfähig macht. Dieser Effekt wird durch die gleichzeitige Anregung von Yang Wei Mai sowie Du Mai erhöht.

Der Sondermeridian wirkt auf den Spannungszustand der Beinmuskulatur und die Aktivität, transportiert Nieren-Jing-Qi und Yang-Qi zu den Augen, entfernt Wind vom Kopf und befreit die Wirbelsäule.

Typische Symptome einer Störung

Augenprobleme
Kopfschmerzen
Kraftlosigkeit
Schlafstörungen
Spasmen in den Extremitäten
Taubheitsgefühl in den unteren Extremitäten

Wichtige Reizpunkte

GB 20 – Fengchi: Eine Handbreit hinter dem Ohrläppchen in einer Mulde zwischen den Ansätzen der Nackenmuskulatur. Vertreibt Hitze und wirkt deshalb fiebersenkend. Bei infektiösen Erkrankungen, Sehstörungen und Gehörstörungen (z. B. Gehörverlust oder Schwerhörigkeit), Kopfschmerzen, Migräne, Nasenbluten, Schlafstörungen und verstopfter Nase.

DÜ 10 – Naoshu: Auf dem unteren Rand der Wirbelsäule des Schulterblattes, oberhalb der Falte der Achselhöhle. Hilft bei Beschwerden im Nacken- und Schulterbereich, Verspannungen, Schmerzen in Arm oder Schulter.

MA 1 – Chengqi: Senkrecht unterhalb der Pupille, direkt unterhalb des Augapfels. Hilft bei Sehstörungen (wie Kurzsichtigkeit, Weitsichtigkeit, Nachtblindheit), Bindehautentzündung (Konjunktivitis), Katarakt, Entzündung des Augennerves, exzessivem Tränenfluss, Augenschmerzen, geröteten Augen. Darüber hinaus eliminiert dieser Reizpunkt Hitze und Wind aus der Augenregion.

Yin Quiao Mai und Yang Quiao Mai sind für die Regulierung des Schlaf-Wach-Rhythmus zuständig, befeuchten und nähren die Augen, nähren Muskeln und Gelenke der unteren Extremitäten und sorgen damit auch für Beweglichkeit.

Durch die Anregung von Yin Quiao Mai und Yang Quiao Mai können die beiden Pole Yin und Yang in Balance gebracht werden. Wenn das Qi die beiden Leitbahnen ungehindert und frei durchströmen kann, ist der Mensch fähig, problemlos vom Arbeitsmodus in den Erholungsmodus zu schalten. Gerade bei

Erschöpfung, großer Anstrengung und Schlafstörungen, Stress und Burn-out kann die Aktivierung dieser beiden Meridiane Abhilfe schaffen.

Das Yin-Bindegefäß Yin Wei Mai

Das Yin-Bindegefäß wandert von der Innenseite des Beins über die Hüften seitlich am Rumpf hinauf. Dann zieht es sich zur Mitte und verbindet sich dort mit dem Konzeptionsgefäß.

In diesem außerordentlichen Gefäß sammelt sich das Qi aller Yin-Leitbahnen an und wird dort ausgeglichen. Besonders bei Beschwerden und Erkrankungen, die auf einer Yin-Schwäche beruhen, spielt Yin Wei Mai deshalb eine wichtige Rolle.

Typische Symptome einer Störung

Abmagerung
Depressionen
Durchblutungsstörungen
Herzblutmangel
(Trockener) Husten
Lymphödeme
Rastlosigkeit
Schmerzen im Bereich der Lendenwirbelsäule
Schwäche
Sodbrennen
Verdauungsstörungen

Wichtige Reizpunkte

PE 6 – Neiguan: Am Ende der Handfalte, vier Querfinger oberhalb; in der Mitte der Sehnen. Hilft unter anderem gegen Übelkeit, Erbrechen, Schlaflosigkeit, Ängstlichkeit, Traurigkeit, Depression, Menstruationsstörungen.
KG 23 – Lianquan: Wo der Hals auf den Kopf trifft, in der mittleren Vorderlinie. Indikationen sind trockene Kehle, plötzlicher Stimmverlust, Knötchen der Stimmbänder, Sprechschwierigkeiten, Schwellungen, Zungengeschwüre.
MI 15 – Daheng: Vier Daumenbreit seitlich vom Nabel; lindert chronischen Durchfall, Verstopfung, Müdigkeit, Appetitlosigkeit und Niedergeschlagenheit.

Das Yang-Bindegefäß Yang Wei Mai

Dieses außerordentliche Gefäß verbindet das Qi aller Yang-Meridiane, reguliert sie und bewahrt den Körper vor krank machenden Faktoren aus der Umwelt. Es beeinflusst die gesamte laterale Körperseite und das Ohr. Über Yang Wei Mai kann auf alle mit Yang-Mangel assoziierten Beschwerden und Erkrankungen eingewirkt werden.

Das Yang-Bindegefäß verläuft von der Fußseite zur Außenseite der Beine und wandert dann von dort aus zur Außenseite des Rumpfes.

Typische Symptome einer Störung

Durchfall
(Rasche) Erschöpfung
Kreislaufschwäche
Libidomangel
Ödeme (Wasseransammlungen)
Rückenschmerzen
Schwerhörigkeit
Sprachstörungen
(Starke) Temperaturempfindlichkeit
(Übermäßiger klarer) Urin

Wichtige Reizpunkte

3E 5 – Waiguan: Oberhalb des Handrückens, zwei Daumenbreit von der Handgelenksfalte in Richtung Ellenbogen; stärkt Schultern und Ellenbogen, wirkt bei Kopf-, Ohren- und Nackenschmerzen.

GB 20 – Fengchi: Eine Handbreit hinter dem Ohrläppchen in einer Mulde zwischen den Ansätzen der Nackenmuskulatur. Vertreibt Hitze und wirkt deshalb fiebersenkend. Bei infektiösen Erkrankungen, Schmerzen, Sehstörungen und Gehörstörungen, Nasenbluten, Schlafstörungen und verstopfter Nase.

GB 41 – Zulinqui: Zwischen den oberen Enden der beiden Mittelfußknochen der kleinen und vierten Zehen. Hilft gegen Spannungsgefühl in den Brüsten, kontrolliert das Qi der Leber, lindert Blasenentzündung, Augenschmerzen und Trockenheit sowie Schwellung der Augen, Schwindel und Kopfschmerz.

Entstehung von Krankheiten

Nach Ansicht der Traditionellen Chinesischen Medizin sind Erkrankungen die Folge eines gestörten Flusses der Lebensenergie Qi sowie einer Yin-Yang-Disharmonie. Diese Störungen sind in den Organen oder Meridianen lokalisiert. Vor allem mit Schwäche/Leere assoziierte Störungen treten in Teilen der inneren Organe auf. Insgesamt wird zwischen einer Schwäche oder Fülle des Qi, Yang (Funktion) oder Yin (Struktur bzw. Substanz) der Organe differenziert.

Als Ursachen für Krankheiten betrachtet die Traditionelle Chinesische Medizin innere und äußere Faktoren. Die inneren Faktoren beinhalten sämtliche Facetten der Gefühlswelt, und unter den äußeren Faktoren werden alle klimatischen Aspekte vereint. Jedem Klimafaktor wird dabei ein spezieller Konstitutionstyp zugeordnet, der anhand bestimmter Eigenschaften bzw. Krankheitsbilder identifizierbar ist. Darüber hinaus ist auch die Lebensweise entscheidend für die Gesundheit.

Qi-Störungen

Für die Störung des Qi kann entweder eine Fülle, Schwäche/Leere, Stagnation oder Blockade des Qi verantwortlich sein.

Fülle wird als Yang-Zustand beschrieben, der eine Überfunktion der Organe hervorruft. Hitze stellt das Hauptsymptom der Fülle dar. Sie kann sich in Form von Fieber oder Entzündungen äußern. Darüber hinaus treten Füllezustände häufig infolge eines stagnierenden oder blockierten Qi auf. Anzeichen hierfür sind Muskelverspannungen oder auch Kopfschmerzen.

Typische Qi-Fülle-Symptome

Fülle- und Spannungsgefühl
Nervosität
Rötung
(Akute, krampfartige oder stechende) Schmerzen

Eine Schwäche/Leere des Qi wird als Yin-Zustand betrachtet, bei dem die Funktion der Organe beeinträchtigt ist.

Typische Qi-Schwäche- oder Qi-Leere-Symptome

Blässe	(Kalte) Hände und Füße
(Niedriger) Blutdruck	Müdigkeit
Depressive Verstimmungen	Verminderte Aktivität und Antriebslosigkeit
Frösteln	

Yin- und Yang-Störungen

Sobald einer der dualen Aspekte im Übermaß ist, liegt eine Störung des Gleichgewichts vor. Bei einer Yang-Fülle kommt es zu übermäßiger Hitze. Der Yin-Aspekt zeigt dabei keine Extremformen an, und die Hitze ist lediglich auf das überschüssige Yang zurückzuführen. Anzeichen für ein Yang-Fülle sind unter anderem Durst, Spannungsgefühl im Bereich des Rumpfes zwischen Brustkorb und Becken (Abdomen), hohes und unklares Fieber, dunkler Urin, gespanntes Abdomen und Schmerzverstärkung auf Druck. Eine Yang-Schwäche wird mit scheinbarer Kälte in Verbindung gebracht, weil die Kälte nicht auf einer Yin-Fülle, sondern auf einer Yang-Schwäche beruht. Auf einen Mangel an Yang weisen Bauchschmerzen hin, die bei Druckausübung nachlassen, wässriger Stuhl, klarer Urin, energieloses und schwaches Erscheinungsbild, kalte Gliedmaßen, Aversion gegen Kälte.

Yin-Fülle wiederum wird mit übermäßiger Kälte assoziiert. Anzeichen hierfür sind zum Beispiel eine ausgeprägte Aversion gegen Kälte, Bauchschmerzen, die durch Druck zunehmen, kalte Gliedmaßen oder Verstopfung.

Bei einer Yin-Schwäche besteht eine scheinbare Hitze, weil diese nicht durch ein Übermaß an Yang hervorgerufen wird. Typische Symptome sind Unwohlsein, mageres Erscheinungsbild, Mundtrockenheit, Hitze in den Fußsohlen und den Handinnenflächen, nächtliches Schwitzen oder leicht erhöhte Temperatur.

Innere Faktoren

Verdrängte, fehlende oder langfristig überbetonte Emotionen können das energetische Gleichgewicht schwer ins Wanken bringen und damit einen negativen Einfluss auf das Befinden haben. Häufig wurzeln solche Krankheiten in emotionalen Störungen, deren Ursache schwer zu dechiffrieren ist.

Die chinesische Lehre geht von fünf elementaren Gefühlen aus: Wut/Zorn (Nu), Kummer/Traurigkeit (Bei), Freude (Xi), Schwermut/Sorge (Si) sowie Angst/Furcht (Kong).

Erfahrene TCM-Ärzte sowie gute Beobachter ihres Gegenübers können ein emotionales Ungleichgewicht an Körperhaltung, Gestik und Mimik ablesen.

Sind beispielsweise die Augenbrauen heruntergezogen, die Augen zusammengekniffen und werden die Lippen mit Druck geschlossen, ist dies ein Ausdruck von Zorn und Wut. Ebenso zeugen ausladende und heftige Gesten von diesem Gemütszustand. Bei Furcht hingegen gehen die Augenbrauen nach oben, die Augen sind weit aufgerissen, die Nase ist leicht hochgezogen, und die Mundwinkel werden auseinandergezogen. Die Haltung ist meist gebeugt, und die Gestik ist verhalten. Doch welche Auswirkungen haben Gestik, Körperhaltung und Mimik auf unsere Gesundheit?

Ein fröhlicher Mensch lächelt viel, wodurch die Nasenflügel geweitet werden und mehr Sauerstoff in die Lunge transportiert werden kann. Auch hat er üblicherweise eine aufrechte Körperhaltung, wodurch der Brustkorb geweitet wird. In der Folge werden dort sitzende Organe in ihrem Raum nicht komprimiert und können ihre Funktionen ungehindert erfüllen. Trauer drückt sich hingegen häufig in einer gekrümmten Körperhaltung aus, das engt die Organe ein, und sie werden bei der Erfüllung ihrer Aufgaben gestört. Man schluchzt und weint, was die Atemtätigkeit zusätzlich verschlechtert und sich direkt auf das der Trauer zugeordnete Organ, die Lunge, auswirkt. Da das Herz allen inneren Organen übergeordnet ist, sind sämtliche Empfindungen

Ausdruck des Herzens. Insofern wirkt sich Trauer auch direkt auf das Herz aus. Diese Ansicht wird auch von westlichen Schulmedizinern vertreten. Laut klinischen Studien beeinträchtigt Trauer das Herz negativ und kann die Blutgerinnung, den Blutdruck, die Menge an Stresshormonen und die Herzfrequenz beeinflussen.

Überbetonte Gefühle können auch durch andere physische Faktoren wie etwa vegetative Funktionsstörungen, Muskelverspannungen und Schmerzen in Körperregionen, die mit dem Bezugsorgan in Verbindung stehen, wahrgenommen werden. Der Grund dafür ist, dass jedem elementaren Gefühl ein organischer Funktionskreis entspricht: Wut und Zorn manifestieren sich im Funktionskreis Leber. Kummer und Traurigkeit sind mit dem Funktionskreis Lunge assoziiert. Freude wird mit dem Herzen in Verbindung gebracht. Schwermut und Sorge beeinflussen den Funktionskreis Milz. Angst und Furcht wirken auf die Nieren.

Äußere Faktoren

Wind, Feuchtigkeit/Nässe, Trockenheit, Wärme/Hitze und Kälte können von außen in den Menschen eindringen und dessen Organismus beeinträchtigen. Qi fungiert wie eine Art Schutzschild und wirkt schädlichen klimatischen Einflüssen entgegen. Sofern das Qi jedoch schwach ist, kann es keinen Schutz mehr gewährleisten. In der Folge gewinnt das Klima die Oberhand, und es entstehen Beschwerden und Erkrankungen. In der Regel treten durch klimatische Faktoren hervorgerufene Erkrankungen plötzlich auf und manifestieren sich an der Körperoberfläche. Sie betreffen dann Haut, Muskeln, Sehnen oder Knochen.

Feuchtigkeit – Shi

Feuchtigkeit zeichnet sich durch Langsamkeit sowie Schwere aus und wird mit Ying und dem Spätsommer assoziiert. Auf der seelisch-geistigen Ebene wird sie den Emotionen Sorge und Kummer zugeordnet. Sie beeinträchtigt vor allem untere Körperregionen und wird mit dem Magen-Milz-Funktionskreis (→ Seite 34 ff.)

verbunden. Entsprechend verursacht übermäßige Feuchtigkeit Beschwerden und Erkrankungen, die mit diesen Meridianen in Verbindung gebracht werden. Beispiele sind Verdauungsstörungen, Magenprobleme, dickflüssiger Vaginalausfluss, übermäßige Ausflüsse aus Nase, Ohren und Augen, Harnwegsinfektionen, chronisches Ermüdungssyndrom, rheumatische Erkrankungen, Ödeme oder nässende Ekzeme. Auch dumpfe, fest lokalisierte Schmerzen und ein Schweregefühl im Körper weisen auf pathogene Feuchtigkeit hin.

Der Feuchtigkeitstyp nimmt Nahrung gern im Übermaß zu sich, hat meistens schlechte Laune, spricht nur das Nötigste, und sein Teint ist fahl und bleich. Er reagiert sehr empfindlich auf Feuchtigkeit und leidet häufig unter depressiven Verstimmungen, Konzentrationsschwäche, Hypochondrie, Ödemen, Rheuma, niedrigem Blutdruck, Herzinsuffizienz, Verdauungsstörungen oder Magenbeschwerden.

Trockenheit – Zao

Der Gegenspieler der Feuchtigkeit ist die Trockenheit. Sie besitzt Yang-Qualität, und ihr entsprechen der Herbst, Trauer sowie die Meridiane der Lunge und des Dickdarms (→ Seite 32 ff.).

Zu den typischen Trockenheitserkrankungen und -beschwerden zählen trockener Husten, trockener Hals, übermäßige Faltenbildung, trockenes Haar, trockene Lippen, trockene und rissige Haut sowie Nasenbluten. Aber auch Dehydration, trockene Schleimhäute, Halsschmerzen, unzureichendes Schwitzen und harter Stuhl weisen auf den Einfluss von schädlicher Trockenheit hin.

Der Trockenheitstyp ist ein eher unsympathischer Zeitgenosse und fällt durch seine übermäßige Sparsamkeit und Verschlossenheit auf. Zudem ist er humorlos und egozentrisch. Dieser Konstitutionstyp ist meist von großer und schlanker Statur und tendiert zur Austrocknung, was sich äußerlich an seinem Hautbild ablesen lässt. Er sieht oft müde und welk aus. Auch neigt er zu Hauterkrankungen wie Neurodermitis oder Schuppenflechte. Darüber hinaus treten bei ihm nicht selten Kreislaufstörungen, Verdauungsbeschwerden, Magenprobleme oder Asthma auf.

Wind – Feng

Der Wind zählt zu den Yang-Phänomenen, wird mit dem Frühling, den Emotionen Zorn und Wut sowie dem Funktionskreis Leber-Galle in Verbindung gebracht. Die Leitbahnen ziehen sich entlang der Seitenpartien des Körpers. Mit Wind assoziierte Beschwerden und Erkrankungen treten plötzlich und völlig unvermittelt auf. Die Symptomatik setzt rasch ein und wandert. Ein Beispiel hierfür sind Schübe von rheumatischen Gelenkschmerzen. Darüber hinaus sind Benommenheit, Schwindel, Zittern, Ohrensausen, Husten, Fieber, Niesen, laufende Nase, Nackenschmerzen, Kopfschmerz und Krämpfe typische Wind-Symptome. Der Wind kann auch in Kombination mit Kälte oder Hitze auftreten. Besonders ist die Tatsache, dass es neben dem äußeren klimatischen Faktor Wind wie zum Beispiel Zugluft, Luftdruckschwankungen oder allgemeinen mit ihm verbundenen Wetterphänomenen auch einen sogenannten inneren Wind gibt. Dieser wird in Nieren und Leber gebildet. Charakteristisch für ihn sind Sehstörungen, steife Muskeln oder Gelenke, Bewusstlosigkeit und Schwäche.

Der Windtyp ist meist athletisch gebaut, selbstbewusst, jähzornig und leicht reizbar. Er ist besonders zug- und wetterempfindlich und hat häufig mit Beschwerden bzw. Erkrankungen wie Koliken, Halsschmerzen, Kopfschmerzen bei Erkältung, Migräne, Gelenkbeschwerden, Arthrose, Bluthochdruck, Trigeminus- und anderen ausstrahlenden Neuralgien zu kämpfen.

Wärme – Re/Hitze – Huo

Die beiden Yan-Phänomene Wärme und Hitze zeichnen sich durch ihre warmen, heißen und aktiven Eigenschaften aus. Im chinesischen Entsprechungssystem gehören der Sommer sowie der Funktionskreis des Herzens und des Dünndarms (→ Seite 37 ff.) zu ihnen. Wie die Sonne den Erdboden und die Pflanzenwelt bei übermäßiger Präsenz austrocknet oder verbrennt, können die beiden Wärme- und Hitze-Faktoren im Körper Ähnliches anrichten. Sie bewirken unter anderem Überhitzung des Körpers (z.B. Hitzschlag), Fieber, raschen oberflächlichen Puls, Palpitationen, starkes Schwitzen sowie Austrocknung, die sich z.B. in Durstgefühl, Mundtrockenheit, Verstopfung, dunklem Urin oder Kopfschmerz bemerkbar macht.

Vermengen sich Wärme/Hitze mit Feuchtigkeit, verursacht dies Erbrechen, Darmkrämpfe und Schmerzen im Abdomen.

Der Wärme-/Hitzetyp ist ein optimistischer und geistig sowie körperlich flexibler Mensch, der zudem kontaktfreudig, fantasiebegabt und leistungsfähig ist. Im Gegensatz zum Kältetyp ist ihm immer warm. Typische Beschwerden und Krankheitsbilder sind entzündliche Erkrankungen, Herz-Kreislauf-Erkrankungen, Schlafstörungen, Sonnenbrand, Fieber und Hautausschläge – sowie hoher Blutdruck und Übergewicht.

Kälte – Han

Die Kälte besitzt Yin-Qualität, wird mit dem Winter verknüpft, und ihr entspricht auf emotionaler Ebene die Angst. Darüber hinaus steht sie mit dem Nieren- und Blasenmeridian (→ Seite 40 ff.) in Verbindung, die beide in der Innenseite der Füße und Beine sowie in der Nackenregion und im Rückenbereich verlaufen. Entsprechend liegt in diesen Körperarealen das pathogene Einflussgebiet der Kälte. Kälte wirkt zusammenziehend, und behindert so den Qi- und Blut-Xue-Fluss. In der Folge kann es zu Krämpfen oder Gliedersteife kommen. Typische Symptome von schädlicher Kälte sind Impotenz, Frigidität, Durchfall (wässrig) sowie konstante und in die Tiefe ziehende Schmerzen.

Der Kältetyp hat eine hagere Physiognomie, bewegt sich langsam, hat mangelndes Selbstvertrauen und scheut die Übernahme von Verantwortung. Er ist besonders kälteempfindlich und hat häufig kalte Füße und Hände. Niedriger Blutdruck, starke sowie schmerzhafte Menstruation, Frigidität, Blasenentzündung, Nieren- und Nierenbeckenentzündung, Lungenkrankheiten und Magenkrämpfe machen diesem Konstitutionstypen oft zu schaffen.

Wichtig: Ihre Lebensweise

Spätestens bei Kinderwunsch oder während einer Schwangerschaft ist ein gesunder Lebensstil unbedingt erforderlich, da er nicht nur das seelische sowie körperliche Wohlbefinden steigert, sondern auch einen erheblichen Beitrag für eine beschwerdefreie Schwangerschaft leistet. Vermeiden Sie deshalb Stress, setzen Sie auf gesunde Ernährung und ausreichend Bewegung. Sofern keine Komplikationen vorliegen, können Sie bis kurz vor der Geburt täglich moderat sportlich aktiv sein. Das bedeutet, dass Sie nur leicht schwitzen, eine verstärkte Atmung auftritt und Sie sich noch problemlos unterhalten können. Es spricht auch nichts dagegen, dass Sie weiterhin Sex haben.

Wunder des Lebens

Auf Java, einer vulkanreichen Insel zwischen Sumatra und Bali, auf der viele Chinesen leben, betrachtet man das ungeborene Kind als Mystiker, der in seiner Höhle meditiert und dessen Seele sich auf das Leben in der äußeren Welt vorbereitet. Vor allem in den ersten Wochen der Schwangerschaft ist das keimende Leben sehr verletzlich und bedarf ganz besonderen Schutzes. Auf dieser Entwicklungsstufe liegen Leben und Tod nahe beieinander. Dies entspricht dem biologischen Alles-oder-nichts-Prinzip der frühen Schwangerschaft: Entweder sind Störungen und Schäden reparabel - dann wird sich der Embryo zum Fötus entwickeln und als Kind geboren, oder der Embryo stirbt - dann kommt es zur Tot-/Fehlgeburt.

Werdende Mütter - vor allem beim ersten Mal - haben ein intuitives Wissen darüber, welche Veränderungen in der Schwangerschaft auf sie zukommen. Dieser archaische »Mutterinstinkt« ist die Lebensversicherung für das ungeborene Kind. Er kollidiert allerdings in der Regel mit den Anforderungen der modernen Welt: Beruf, Wohnsituation, Leistungsfähigkeit, Partnerschaft, Mobilität - das Chaos der Schwangerschaft widersetzt sich dem modernen Mythos der Mach- und Kontrollierbarkeit. Beides wird nicht ohne Kollateralschäden unter einen Hut zu bringen sein.

Geborgenheit und Sicherheit in der Bauchhöhle haben oberste Priorität für die Erhaltung des werdenden Lebens, denn die vorgeburtliche Entwicklung vollzieht sich in unzertrennlicher Verbundenheit von Körper und Seele. Deshalb sind positive Gefühle »in guter Hoffnung« so wichtig. Schon der Embryo bekommt Angst, Stress, Depression, Wut und Ohnmacht mit: Wenn Sie leiden, leidet er mit, wenn Sie voller Freude sind, ist er es auch. Tun Sie sich und Ihrem Kind etwas Gutes, indem Sie regelmäßig meditieren. So finden Sie zu Ihrer Mitte zurück und spenden

Ihrer Seele und der des jungen Lebens in Ihrem Bauch wohltuende Ruhe.

Immunologisch ist das kleine Wesen, das sich in ihrer Gebärmutter eingenistet hat, ein fremder Gast, dem von der Mutter gern Unterschlupf gewährt wird. Als Kommunikations- und Servicemedium des »Gästezimmers« mit der »Herbergsmutter« dient die Plazenta (Mutterkuchen). Für die Frühphase der vorgeburtlichen Entwicklung gilt: Nichts entwickelt sich nach »Schema F« – strukturelle und funktionelle Reifeprozesse sind untrennbar miteinander verbunden. Von Anfang an entsteht ein lebender Organismus durch biologische Interaktion unter gegebenen Umständen. Alles ist auf optimale Anpassung ausgerichtet.

Erinnerungen an die frühe Kindheit erscheinen uns oftmals seltsam bruchstückhaft. Sie schimmern wie schemenhafte Formen in einem geheimnisvollen Nebel. Doch manchmal tauchen Episoden oder Ereignisse dieser Zeit schlagartig und klar umrissen vor dem inneren Auge auf – durch einen Geruch, einen Ort oder eine Begegnung aus der Tiefe geholt. Das trifft uns dann mitten ins Herz. Ein zugleich schmerzvolles und freudiges Gefühl. Wer die Geburt eines Kindes miterleben darf, wird urplötzlich vom unerklärlichen und magischen Zauber dieses Wunders der Schöpfung ergriffen. Es ist die unmittelbare Erfahrung des immerwährenden Zyklus von Entstehen und Vergehen, Veränderung und Erneuerung, Leben und Tod, Sein und Nichtsein.

Der Kinderwunsch

Aller Anfang ist die Liebe. Und die Frucht der Liebe ist im besten Fall Ihr Wunschkind. Es wächst 40 Wochen im Bauch der Mutter heran und verändert alles, wenn es zur Welt kommt: Die Frau wird zur Mutter, das Liebespaar zur Familie und der Nachwuchs zur Quelle des Glücks. Biologisch ist die Fortpflanzung bei Säugetieren, zu denen auch der Mensch gehört, eine hochkomplexe Angelegenheit. Hier muss vieles zusammenpassen und stimmen, damit aus der befruchteten Eizelle neues Leben entsteht.

Schon die Empfängnis ist fast ein Glücksspiel und nur an wenigen Tagen im Monat möglich. Zudem ist die Gebärfähigkeit der Frau zeitlich begrenzt. Sie endet spätestens mit den Wechseljahren. Damit Ihr Kinderwunsch in Erfüllung geht, sorgen Sie für beste Bedingungen, um schwanger zu werden. Manchmal geht es indes schneller, als man denkt!

Nach Ansicht der TCM beginnt die Gesundheitspflege des ungeborenen Kindes nicht erst nach der Befruchtung der Eizelle. Vielmehr sollen die werdenden Eltern bereits zwei Jahre vor der Zeugung durch einen gesunden Lebensstil für optimale Voraussetzungen sorgen und sicherstellen, dass Eizelle und Sperma von höchster energetischer Qualität sind. Das soll heißen: Bewegung, ausgewogene Ernährung, möglichst wenig Alkohol, kein Nikotin oder Rauschmittel und vor allem wenig Stress. Auf diese Weise optimieren Sie die Energie der vorgeburtlichen Essenz (auch Ursprungs-Qi), von der das Kind sein Leben lang zehrt (→ Seite 13). Da das Kind ein Maximum dieser Essenz in seinen Nieren speichern soll, ist es der Sache dienlich, wenn die Mutter während der Schwangerschaft weiterhin einen gesunden Lebensstil pflegt. Er fördert außerdem die energetische Balance der Mutter, die während dieser Zeit erheblichen Energieschwankungen ausgesetzt ist (→ Seite 84 ff.). Darüber war man sich bereits im alten China einig, und der »Pflege des Embryos« oder »Erziehung des Embryos« wurde deshalb eine große Bedeutung zuteil.

Wunschkind in Planung

Wenn Sie sich ein Baby wünschen, sind folgende Empfehlungen hilfreich:

- Ausgewogene und bewusst gesunde Ernährung (für Sie und Ihr Baby).

- Regelmäßige Bewegung an der frischen Luft stärkt das Immunsystem, trägt zur Gewichtskontrolle und Geburtserleichterung bei.
- Folsäure, ein B-Vitamin, sollten Sie bei einer geplanten Schwangerschaft schon vor der Empfängnis zusätzlich einnehmen (400 Mikrogramm täglich empfohlen). Das schützt vor Frühgeburten, Missbildungen (Spina bifida) und Wachstumsverzögerungen.
- Lassen Sie vor der Empfängnis Ihre Röteln-Immunität überprüfen. Die meist ungefährliche Kinderkrankheit Röteln (Rubella) kann in der Frühschwangerschaft schwere Entwicklungsstörungen verursachen. Die ausreichende Immunität gegen Röteln sollte gesichert sein. Falls nicht, können Sie sich einige Monate vor der Schwangerschaft oder im Wochenbett impfen lassen.
- Klären Sie mit Ihrem Arzt, welche Medikamente während der Schwangerschaft ungefährlich sind (je weniger, desto besser), wenn Sie Vorerkrankungen haben (Diabetes, Allergien, psychische oder Schilddrüsenerkrankungen).
- Klären Sie Fragen, die die Zukunft Ihrer Familie betreffen: Arbeitsplatz, Karriere, Beziehung, Finanzierung, Betreuung, Elternzeit, Unterstützung u. a.
- Absolute Kontraindikationen sind: Rauchen, Alkoholika, Drogen, potenziell schädliche Chemiestoffe sowie Strahlung.
- Freuen Sie sich auf Ihr Kind! Machen Sie sich nicht das Leben durch unnötige Sorgen schwer. Vertrauen Sie Ihren Instinkten, Ihrem Bauchgefühl. Die Natur macht das schon. Sie werden sehen, Sie schaffen das!

Gezielte Zeugung: Mädchen oder Junge?

Die Chance für jedes Geschlecht beträgt von Natur aus 50 Prozent. Allerdings können im sauren Scheidenmilieu XX-Spermien (Mädchen) länger überleben als XY-Spermien (Junge). Je näher der Eisprung heranrückt, desto alkalischer wird das Scheidenmilieu, desto größer ist demnach die Chance für einen männlichen Sprössling. Hat ein Paar bereits drei Söhne/Töchter, wird das vierte Kind mit 80-prozentiger Wahrscheinlichkeit gleichfalls dieses Geschlecht haben.

Die Chinesen sehen das ähnlich. So soll laut TCM Geschlechtsverkehr vor dem Eisprung die Geburt eines Mädchens begünstigen. Grund hierfür ist, dass weibliches Sperma Yin-Charakter hat. Zwar ist es deshalb etwas langsamer als männliches Sperma, ist aber bis zum Eisprung überlebensfähig. Darüber hinaus soll die Beschäftigung mit Schmuck bis zum 4. Monat die Geburt eines Mädchens fördern.

Hingegen wird männliches Sperma mit Yang assoziiert, zeichnet sich deshalb durch Schnelligkeit aus und gelangt so schneller zur Eizelle als weibliches Sperma. Aus diesem Grund empfiehlt es sich laut chinesischer Auffassung bei Jungenwunsch, Geschlechtsverkehr nach dem Eisprung zu haben. Ebenfalls soll das Ausüben von Bogenschießen bis zum 4. Schwangerschaftsmonat förderlich für die Geburt eines männlichen Kindes sein.

Außerdem soll das Betrachten von Jade zu einem attraktiven Nachwuchs verhelfen. Hingegen sorgt Stillsitzen für einen gutherzigen Sprössling.

Die Empfängnis

Wie sich das Wunder des Lebens durch die Empfängnis, die Verschmelzung von Ei- und Samenzelle, genau abspielt, ist bis heute ein noch nicht gänzlich gelöstes Rätsel. Schon während der Entwicklung von Mädchen im Mutterleib wird ein »Vorrat« von Eizellen angelegt. Ab der Pubertät stehen etwa 500 000 Eizellen zur Verfügung. Davon reifen bis zum Ende der Gebärfähigkeit (Wechseljahre) 400 bis 500 heran.

Die Eizelle

Die Eizelle ist die größte Zelle des Körpers und mit bloßem Auge sichtbar. Sie hat eine äußere Hülle (Zona pellucida), darunter die eigentliche Zellmembran (innere Eihülle). Die Eizelle kann sich nicht selbst bewegen, sondern wird durch Bewegung der Flimmerhärchen im Eileiter (ca. 15 Zentimeter lang) in Richtung Gebärmutter transportiert. Die trichterförmige Aufweitung des Eileiters fängt »springende Eizellen« auf. Bevor dies geschieht, muss die »verbrauchte« Gebärmutterschleimhaut mit der Periodenblutung entsorgt werden. Anschließend ist die Schleimhaut wieder gut durchblutet und regeneriert.

Unter dem Einfluss von Sexualhormonen (LH, FSH, Östradiol, Progesteron) reifen mehrere Eifollikel (Eibläschen) im Eierstock. Etwa am 14. Zyklustag platzt der Follikel, und das reife Ei landet im Eileitertrichter. Das verbliebene Eibläschen wird zum Gelbkörper und produziert Progesteron. Jetzt fehlt nur noch die Samenzelle.

Die Samenzelle

Spermien sind selbst beweglich. Sie sind geradezu winzig im Vergleich zu Eizellen und bestehen aus Kopf, Körper und Schwanz. Samenzellen reifen im Hoden heran. Die väterliche Erbinformation befindet sich in Form von Chromosomen im Kopfteil.

Die Befruchtung

Die gesprungene Eizelle liegt bis zu 24 Stunden befruchtungsbereit auf den Eileiterhärchen. 40 bis 300 Millionen Spermien tummeln sich im männlichen Samenerguss. An fruchtbaren Tagen ist der Gebärmutterhals kurze Zeit nicht durch den Schleimpfropf geschützt, sondern für Spermien durchlässig. Hat es nur eine einzige Samenzelle geschafft, bis zum Ei vor- und in es einzudringen, wird die äußere Eihülle für weitere Spermien dicht gemacht.

Anschließend verschmelzen die Chromosomensätze beider Zellen (jeweils 23 Chromosomen). Eine Zygote mit 46 Chromosomen entsteht, und die Zellteilung beginnt. Es hat geklappt!

Die Schwangerschaft

Von der Befruchtung bis zur Geburt braucht ein Baby durchschnittlich 267 Tage Entwicklungszeit (38 Wochen). Da der Tag der Zeugung aber nur selten bekannt ist, berechnet man den Geburtstermin, indem man den ersten Tag der letzten Periodenblutung als Startpunkt festsetzt. So hat sich allgemein durchgesetzt, von einer Entwicklungszeit von 280 Tagen und einer Schwangerschaftsdauer von 40 Wochen auszugehen. Unterm Strich ergeben sich somit 9 Monate und 1 Woche.

Geht man von der normalen Dauer des weiblichen Menstruationszyklus aus (28 Tage), ergeben sich 10 Mondmonate. Ärzte und Hebammen benutzen diese Zeiteinteilung. Darüber hinaus wird die Schwangerschaft in Drittel unterteilt, die jeweils etwa 13 Wochen dauern.

Schwangerschaftszeichen

Es gibt zahlreiche Hinweise darauf, wann eine Frau schwanger ist. Größere Klarheit bringen Schwangerschaftstests. Bereits kurz nach Einnistung des Embryos in der Gebärmutter stellt sich der Körper auf die veränderte Situation ein. Folgende Anzeichen sprechen für eine Schwangerschaft: Die Regelblutung bleibt aus, die Frau hat eine erhöhte Körpertemperatur und leidet an Übelkeit/Erbrechen am Morgen und ungewöhnlicher Müdigkeit/Erschöpfung. Die Brüste spannen, die Frau hat starke Geruchsempfindung und eine Abneigung gegen bestimmte Speisen sowie häufigen Harndrang.

Schwangerschaftstests

Der Urintest reagiert positiv auf das speziell in der Schwangerschaft vermehrt produzierte Hormon Humanes Choriongonadotropin (HCG). Es gibt darüber hinaus noch Blut- und Ultraschall-Untersuchungen zum Schwangerschaftsnachweis.

- Teststäbchen für den Urin bekommt man in der Apotheke/Drogerie. Am Tag der ausbleibenden Regel (besser ist es, man wartet noch 2 oder 3 Tage) hält man das Stäbchen in den Urinstrahl, bevorzugt morgens. Das Ergebnis wird dann einige Minuten später abgelesen. Die Zuverlässigkeit des Tests beträgt 95 Prozent.
- Ärzte und Hebammen können bereits 2 Tage vor der erwarteten Regelblutung, das heißt 7 bis 9 Tage nach der Einnistung der befruchteten Eizelle in der Gebärmutter, mit einem Bluttest feststellen, ob Sie schwanger sind. Das Ergebnis bekommen Sie 24 Stunden später.
- Schon ein bis zwei Wochen nach Ausbleiben der Regelblutung ist eine winzige Fruchthöhle in der Gebärmutter im Ultraschallbild erkennbar.

Das erste Schwangerschaftsdrittel – Woche 1 bis 12

Die Frühschwangerschaft ist die wichtigste und zugleich störungsanfälligste Zeit. Alle Organe des Babys entwickeln sich, und in der 5. Woche beginnt das Herz zu schlagen. In der 12. Woche ist das Kind sechs Zentimeter lang und 15 Gramm schwer. Schwangere leiden in dieser Phase häufig unter der berüchtigten Übelkeit, Geruchsüberempfindlichkeit und Spannen der Brüste. Bis zum Ende des 3. Monats ist das Risiko für eine Früh- oder Fehlgeburt hoch. Danach sinkt es auf unter 1 Prozent.

Das zweite Schwangerschaftsdrittel – Woche 13 bis 27

Fast alle Organe des Babys sind ausgebildet, nehmen an Größe zu und »trainieren« bereits ihre Funktionen. Erstmals schwangere Frauen spüren ihr Baby ab der 20. Woche, Mütter mit Kindern bereits vier Wochen früher. Definitiv ein Höhepunkt der Schwangerschaft! Schwangere haben meist weniger Beschwerden in dieser Zeit. Übelkeit/Erbrechen lassen nach, und sie fühlen sich durch den massiven Hormonschub äußerst vital und unternehmungslustig.

Das dritte Schwangerschaftsdrittel – Woche 28 bis 40

Das Baby wird größer und schwerer, der Bauch rundet sich gewaltig, und das Kleine bewegt sich viel. Diese Phase der Schwangerschaft erleben manche Frauen als beschwerlich: begrenzte Beweglichkeit, Rückenprobleme, Schlafstörungen u. a. Mit der Geburt des Kindes ist die Schwangerschaft beendet.

Der Geburtstermin

Der exakte Tag, an dem das Kind zur Welt kommt, lässt sich in der Regel nicht voraussagen. Man kann aber den sogenannten »errechneten Geburtstermin« bestimmen. Dazu eignet sich die »Naegele-Regel« (benannt nach dem Heidelberger Gynäkologen Franz Naegele):

- Frauen mit einem Zyklus von 28 Tagen: Man nehme das Datum des ersten Tages der letzten Periode minus 3 Monate plus 7 Tage plus 1 Jahr = Geburtstermin.
- Frauen mit kürzerem/längerem Zyklus als 28 Tage: Man nehme das Datum des ersten Tages der letzten Periode minus

3 Monate plus 7 Tage plus 1 Jahr plus/minus x Tage = Geburtstermin.

- Frauen, die den Tag der Befruchtung kennen: Man nehme das Datum Befruchtung minus 3 Monate plus 7 Tage plus 1 Jahr = Geburtstermin.

Die Berechnung des Geburtstermins dient zur Orientierung und Einschätzung des Zeitfensters für die Geburt. Babys bestimmen selbst, wann sie auf die Welt kommen möchten! Das sollten Sie mit Gelassenheit zur Kenntnis nehmen. Statistiken belegen, dass nur 4 Prozent der Babys zum errechneten Zeitpunkt geboren werden. Zwei Drittel kommen innerhalb von 10 Tagen vor oder nach dem Termin zur Welt.

**ERRECHNETER GEBURTSTERMIN:
BESTIMMEN SIE DEN VORAUSSICHTLICHEN TAG DER GEBURT IHRES KINDES.**

Monat letzte Blutung	Monat der Geburt	Tag der letzten Regelblutung Wenn Sie z. B. am 14. Juni Ihre letzte Regel hatten, können Sie mit der Geburt Ihres Babys um den 21. März herum rechnen.													
		1	**2**	**3**	**4**	**5**	**6**	**7**	**8**	**9**	**10**	**11**	**12**	**13**	**14**
Jan ▶	Okt/Nov	8	9	10	11	12	13	14	15	16	17	18	19	20	21
Feb ▶	Nov/Dez	8	9	10	11	12	13	14	15	16	17	18	19	20	21
Mär ▶	Dez/Jan	6	7	8	9	10	11	12	13	14	15	16	17	18	19
Apr ▶	Jan/Feb	6	7	8	9	10	11	12	13	14	15	16	17	18	19
Mai ▶	Feb/Mär	5	6	7	8	9	10	11	12	13	14	15	16	17	18
Jun ▶	Mär/Apr	8	9	10	11	12	13	14	15	16	17	18	19	20	21
Jul ▶	Apr/Mai	7	8	9	10	11	12	13	14	15	16	17	18	19	20
Aug ▶	Mai/Jun	8	9	10	11	12	13	14	15	16	17	18	19	20	21
Sep ▶	Jun/Jul	8	9	10	11	12	13	14	15	16	17	18	19	20	21
Okt ▶	Jul/Aug	8	9	10	11	12	13	14	15	16	17	18	19	20	21
Nov ▶	Aug/Sep	8	9	10	11	12	13	14	15	16	17	18	19	20	21
Dez ▶	Sep/Okt	7	8	9	10	11	12	13	14	15	16	17	18	19	20

Übertragung

Eine Verspätung um bis zu zwei Wochen nach dem errechneten Termin gilt noch als termingerecht, drei Wochen noch als normal. Die Medizin nennt das »verlängerte Tragzeit«. Sicherheitshalber kontrolliert man (Arzt/Hebamme) in kurzem Zeitabstand ab dem 280. Schwangerschaftstag, ob es dem Kind gut geht (Herztätigkeit/CTG, Ultraschall). Ab dem 294. Schwangerschaftstag geht man davon aus, dass die Leistungsfähigkeit der Plazenta erschöpft ist. Es könnte dann an lebenswichtigem Sauerstoff und Nährstoffen fehlen. In solchen Fällen wird die Geburt mit Medikamenten absichtlich eingeleitet.

Wenn Sie z. B. am 30. Oktober Ihre letzte Regel hatten, können Sie mit der Geburt Ihres Babys um den 6. August herum rechnen.

15	16	17	18	19	20	21	22	23	24	25	26	27	28	29	30	31
22	23	24	25	26	27	28	29	30	31	1	2	3	4	5	6	7
22	23	24	25	26	27	28	29	30	1	2	3	4	5	–	–	–
20	21	22	23	24	25	26	27	28	29	30	31	1	2	3	4	5
20	21	22	23	24	25	26	27	28	29	30	31	1	2	3	4	–
19	20	21	22	23	24	25	26	27	28	1	2	3	4	5	6	7
22	23	24	25	26	27	28	29	30	31	1	2	3	4	5	6	–
21	22	23	24	25	26	27	28	29	30	1	2	3	4	5	6	7
22	23	24	25	26	27	28	29	30	31	1	2	3	4	5	6	7
22	23	24	25	26	27	28	29	30	1	2	3	4	5	6	7	–
22	23	24	25	26	27	28	29	30	31	1	2	3	4	5	6	7
22	23	24	25	26	27	28	29	30	31	1	2	3	4	5	6	–
21	22	23	24	25	26	27	28	29	30	1	2	3	4	5	6	7

Frühgeburt

Kommt das Kind in Bezug auf den errechneten Termin zwei oder drei Wochen früher auf die Welt, ist dies kein Grund zur Besorgnis und unproblematisch. In diesem Entwicklungsstadium kann sich das Baby auch außerhalb des Bauches der Mutter gesund und munter entwickeln. Nach der 37. Schwangerschaftswoche ist die Lunge meist funktionsfähig ausgereift. Eine Frühgeburt bezeichnet man als vorzeitig, wenn das Kind vor der 36. Schwangerschaftswoche geboren wird. Mitunter wiegen die Frühchen weniger als 2500 Gramm und müssen medizinisch versorgt werden.

Risikoschwangerschaft

Im Mutterpass, den Sie beim ersten Vorsorgetermin (Arzt/Hebamme) bekommen, wird ein Fragenkatalog (Seite 5/6) zu Ihrer medizinischen Vorgeschichte abgearbeitet (Anamnese). Je nachdem, wie die Antworten ausfallen, ergibt sich, dass möglicherweise eine Risikoschwangerschaft vorliegt. Das ist zunächst kein Grund zur Beunruhigung. Es bedeutet auch nicht, dass zwangsläufig Komplikationen auftreten. Da man auf Nummer sicher gehen möchte, wird eine solche Schwangerschaft besonders sorgfältig begleitet (häufigere Vorsorgetermine, Kontrollen, Zusatzuntersuchungen u.a.). Im internationalen Vergleich ist man in Deutschland besonders risikobewusst!

Man kann auch zwischen eher theoretischen (z.B. Alter der Mutter) und aktuell relevanten Risiken unterscheiden (z.B. vorliegende Erkrankung). Lassen Sie sich in jedem Fall ausführlich erklären, wie Ihre möglichen Risiken bewertet werden und welche Konsequenzen sich daraus ergeben könnten.

Die nachfolgenden Faktoren führen zur Einstufung als Risikoschwangerschaft:

- Alter der Mutter über 35 Jahre.

- Bestimmte Erkrankungen, erkennbar bei der Vorsorgeuntersuchung.
- Chronische Vorerkrankung der Mutter (z. B. Diabetes mellitus).
- Komplikationen in der aktuellen Schwangerschaft.
- Komplikationen in einer früheren Schwangerschaft.
- Familiäre Veranlagung für bestimmte Erkrankungen (z.B. Diabetes mellitus).
- Einnahme von Medikamenten.
- Konsum von Nikotin, Alkohol, Drogen.

Das Risiko wird neu bewertet, wenn es im Verlauf der Schwangerschaft zu problematischen Situationen/Ereignissen kommt:

- Gestosen (»Schwangerschaftsvergiftung«)
- Schwerer Eisenmangel (Eisenmangelanämie)
- Schwangerschaftsdiabetes
- Blutungen
- Rhesusunverträglichkeit
- Auffällig zu großes oder zu kleines Baby
- Vorzeitige Wehen (drohende Frühgeburt)
- Muttermundschwäche/Zervixinsuffizienz (drohende Frühgeburt)
- Zwillings-/Mehrlingsschwangerschaft

Die Geburtsvorbereitung

Der angekündigte Nachwuchs wirft Fragen über Fragen auf: Wo soll das Kind zur Welt kommen? In der Klinik, im Geburtshaus oder zu Hause? Wer ist bei der Geburt dabei? Welche Namen soll das Kind bekommen? Wie geht es im Wochenbett weiter? Stillen? Wickeln? Wer kümmert sich um den Haushalt? Kinderbetreuung? Wo bekommt man Unterstützung? Und dazu noch jede Menge Papierkram und Informationsmaterial: Anmeldungsformulare, Mutterpass, Partogramm (→ Seite 160), Krankenkassen- und Klinikinfos und, und, und …

In bestimmten Regionen kann es durchaus sinnvoll sein, dass Sie so früh wie möglich dran sind. Manche Geburtshäuser und Kinderbetreuungsplätze sind schnell ausgebucht. Auch Anträge bei Krankenkassen oder staatlichen Stellen brauchen eine gewisse Bearbeitungszeit. Am besten, Sie befassen sich in der Schwangerschaft bei Gelegenheit mit dem ein oder anderen Vorgang in Ruhe.

Doula

Eine Doula (altgriechisch doulê: »Dienerin«, »Sklavin«, »Magd«) ist eine Frau, die der werdenden Mutter vor, während und nach der Geburt als erfahrene Begleiterin zur Seite steht. Voraussetzung für die Tätigkeit der Doula ist, dass sie selbst zumindest ein Kind geboren hat. Die Doula kümmert sich ausschließlich um das Wohl und die Unterstützung der werdenden Mutter. Sie kennt die Bedürfnisse der Frauen, die ein Kind erwarten, stellt sich auf die psychischen und emotionalen Befindlichkeiten ein und bietet Zuwendung und Hilfestellung. Die Doula kann man lange vor der Geburt im persönlichen Gespräch kennenlernen und über die anfallenden Kosten sprechen, die privat bezahlt werden. In Deutschland und Österreich ist dieses Angebot für Schwangere noch nicht sehr bekannt. Kontakt zu Doulas gibt es hier: www.doulas-in-deutschland und www.gfg-bv.de.

Hebamme

Die Hebamme ist die qualifizierte und erfahrene Helferin für alles, was mit Schwangerschaft und Geburt zu tun hat. Sie kann Vorsorgeuntersuchungen durchführen, die Geburt begleiten sowie Mutter und Kind im Wochenbett und während der Stillzeit mit Rat und Tat unterstützen. Hebammen rechnen direkt mit

Ihrer Krankenkasse ab und sind in Kliniken, gynäkologischen Praxen oder freiberuflich tätig. Sie können damit rechnen, dass Hebammen auch über alternative Behandlungsmethoden (Akupunktur, Homöopathie u.a.) Bescheid wissen. Am besten, Sie finden eine Hebamme, die während der gesamten Zeit (Schwangerschaft, Geburt, Wochenbett) zur Verfügung steht. Machen Sie falls nötig einen Hebammen-Check: Lesen Sie auf Internetforen Bewertungen, lernen Sie vorgeschlagene Hebammen und Ihr Serviceangebot kennen. Entscheiden Sie sich erst, wenn Sie sicher sind, dass Sie die Hebamme gefunden haben, der Sie sich anvertrauen möchten.

Vorbereitungskurse sind eine gute Möglichkeit, mehr über Schwangerschaft, Geburt und Wochenbett zu erfahren. Erkundigen Sie sich bei jungen Müttern aus Ihrem Bekanntenkreis, welche Erfahrungen sie damit gemacht haben.

Ab der 20. Schwangerschaftswoche kann man sich für einen Geburtsvorbereitungskurs anmelden. Oft sind solche Kurse heiß begehrt und rasch ausgebucht. Manche Hebammen notieren sich die Geburtstermine der Schwangeren und organisieren dann einen gemeinsamen Vorbereitungskurs. Die Krankenkasse übernimmt die Kosten von 14 Stunden. Auch der Partner kann mitmachen! Kursinhalte sind unter anderem Gymnastik, Beckenbodentraining, Atemübungen, Entspannungstechniken, medizinische und gesundheitsbezogene Informationen, Stillvorbereitung und Wochenbett.

Es gibt auch theoretisch-praktische Vorbereitungskurse für die Säuglingspflege, die man selbst bezahlen muss. Trainiert wird mit lebensgroßen Babypuppen: Wickeltechnik, Baden, allgemeine Säuglingspflege, Halten des Säuglings, Handhabung von Tragesitz und Tragetüchern, Tipps für die Erstausstattung und das Kinderzimmer, Sicherheit für Mutter und Kind.

Der Geburtsort

Heutzutage entbinden 95 Prozent der schwangeren Frauen in einer Klinik. Dennoch gibt es noch Alternativen wie ein Geburtshaus oder die klassische Hausgeburt. Die Geburt eines Kindes ist immer eine einzigartige bewegende Erfahrung für alle Beteiligten. Die werdende Mutter spielt die Hauptrolle und sollte vollumfänglich respektiert werden. In Zeiten der unaufhaltsamen Ökonomisierung des Medizinbetriebs muss man doch ab und zu mit unliebsamen Überraschungen rechnen, trotz glamouröser Führung durch den Kreißsaal. Ziehen Sie Erkundigungen ein über die Klinik, lesen Sie Bewertungen in Internetforen, damit die Geburt zu dem wird, was Sie erwarten: der schönste Tag in Ihrem Leben!

- Klinik: Krankenhäuser stehen im Wettbewerb und müssen akzeptable und attraktive Angebote auch in der Geburtshilfe machen können. Deshalb werden viele Entbindungsräume atmosphärisch passend gestaltet und eingerichtet, Informationsveranstaltungen durchgeführt und Spezialangebote gemacht (Gebärwanne, Doppelbett u. a.). Stellen Sie Fragen! Bekommen Sie verständliche Antworten, ist das schon ein gutes Zeichen. Fragen Sie nach dem sogenannten Rooming-in. Sie behalten dann Ihr Kind nach der Geburt bei sich. Andernfalls kommt das Baby in der Regel auf die Säuglingsstation. Versuchen Sie herauszubekommen, ob die Klinik stillfreundlich ist. Normalerweise bleiben Sie nach der Entbindung 3 Tage in der Klinik. Bei einer sogenannten ambulanten Geburt gehen Sie nach einigen Stunden Beobachtung mit Ihrem Baby nach Hause, wenn Sie sich das zutrauen. Sie müssen auch damit rechnen, dass Sie in der Klinik außer Ihrer Hebamme und Ihrem Partner kein vertrautes Gesicht sehen. Das hat mit dem Dienstplan des Personals zu tun.
- Hebammenkreißsaal: Manche Kliniken betreiben einen separaten Hebammenkreißsaal mit ausschließlicher Betreuung durch eine Hebamme. Dadurch sollen unnötige medizinische

Eingriffe verhindert und die 1:1-Begleitung durch die Hebamme verwirklicht werden. Der Vorteil ist, dass im Notfall schnell medizinische Hilfe verfügbar ist. Der Hebammenkreißsaal wird dann empfohlen, wenn die Schwangerschaft normal verlaufen ist und keine Risiken bekannt sind. Die meisten Frauen schätzen dieses Angebot. Darüber hinaus kommt es seltener zu Geburtseinleitungen, Schmerzmittelanwendung, Dammschnitten und Zangengeburten. Frauen profitieren während und nach der Geburt von der Entbindung im Hebammenkreißsaal.

- Geburtshaus: Seit den 1980er-Jahren gibt es auch in Deutschland sogenannte Geburtshäuser, landesweit derzeit mehr als 50. Alle Einrichtungen werden von Hebammen geführt. Der große Vorteil ist die Vertrautheit, auf die man hier Wert legt. Das Konzept beabsichtigt, schwangeren Frauen eine selbstbestimmte, natürliche Geburt mit vertrautem, angenehmem Ambiente zu ermöglichen - ohne großen medizinisch-technischen Aufwand. Vorsorgeuntersuchungen sind Bestandteil des Angebots. Hier können viele Wünsche der Schwangeren erfüllt werden. Die Teilnahme des Partners wird begrüßt. Geburtshäuser sind schnell ausgebucht.
- Hausgeburt: Die Hebamme kommt zu Ihnen nach Hause, steht Ihnen während der gesamten Geburt und bei der Nachsorge mit Rat und Tat zur Seite. Die Kosten der Hausgeburt übernehmen die Krankenkassen, manchmal sogar die Kosten der Rufbereitschaft. Wenn Sie bei allen Vorsorgeterminen waren und eine unkomplizierte Geburt bevorsteht, spricht nichts gegen die Hausgeburt. Vorteil: Sie suchen sich Ihre Hebamme selbst aus und bekommen Ihr Kind in vertrauter Umgebung. Wenn die Geburtswehen einsetzen, rufen Sie Ihre Hebamme an. Zwischenzeitlich machen Sie Ihre Atem- und Entspannungsübungen. Die Hebamme kontrolliert die Lage des Babys und dessen Herztätigkeit. Darüber hinaus misst sie Ihren Blutdruck, Puls und die Temperatur. Sie kann auch in begrenztem Umfang bei

Geburtsschmerzen intervenieren. Sollten sich Komplikationen anbahnen, wird sie Sie sofort ins nächstgelegene Krankenhaus bringen lassen.

Klinik-Bewertung

Man kann nicht vorsichtig genug sein - besonders, wenn es um den Medizinbetrieb geht! Nutzen Sie die Möglichkeit, sich mithilfe von Medizinportalen zur Arzt-/Klinik-Bewertung zu vergewissern, dass Sie die richtige Entscheidung getroffen haben. Patientenbewertungen gibt es erst seit Kurzem, und sie können eine wertvolle Entscheidungshilfe sein. Gerade die Geburt ist ein Ereignis, das vielleicht nur ein einziges Mal in Ihrem Leben stattfindet. Deshalb sollte sie so ablaufen, wie Sie es sich vorstellen!

Für die komplikationslose Geburt sind Ihre Intuition und Ihr Bauchgefühl von entscheidender Bedeutung - vor allem beim ersten Kind. Das sollte unter allen Umständen respektiert werden. Medizinportale mit Patientenbewertungen und der Erfahrungsaustausch schaffen Transparenz. So stehen Kliniken und Ärzte in aller Öffentlichkeit unter Beobachtung, sind nicht mehr unnahbare »Halbgötter in Weiß«. Das ist ein echter Fortschritt. Information verschafft Ihnen mehr Sicherheit für Ihre Entscheidung. Teilen Sie Ihre Erfahrungen mit anderen. Davon profitieren viele Schwangere, die die Qual der Wahl haben.

Bewertungen von Ärzten und Kliniken finden Sie unter anderem hier: www.klinikbewertungen.de, www.sanego.de, www.jameda.de, www.docinsider.de. Nutzen Sie diese Angebote.

Klinikgeburt empfohlen

Bei folgenden Zuständen oder Ereignissen wird die Klinikgeburt empfohlen:

- Gebärmutterkomplikationen (z. B. Myome)
- Vorgeschichte: vorzeitige Plazentaablösung, hoher Blutverlust bei einer Geburt, Kaiserschnitt

- Vorerkrankungen: Blutgerinnungsstörungen, Diabetes mellitus, Infektionen (z.B. HIV)
- Plazentainsuffizienz mit Mangelentwicklung des Kindes
- Drogenabhängigkeit
- Zwillings-, Mehrlingsschwangerschaft
- Schwangerschaftserkrankung: Bluthochdruck, Präeklampsie, HELLP-Syndrom
- Baby in Steiß- oder Querlage
- Blasensprung ohne Wehenaktivität, Farbwechsel Fruchtwasser (grün > rot)
- Vorzeitiger Blasensprung länger als 12 Stunden ohne Geburtsbeginn, Geburt vor der 37. Woche
- Blutungen in der Eröffnungsphase
- Infektion der Eihäute (Verdacht, Symptome)
- Extrem langsamer Geburtsverlauf
- Sauerstoffmangel beim Baby

40 Wochen Babybauch

Es war eine wundervolle und leidenschaftliche Liebesnacht. Voller Lust und ekstatischer Erregung. Insgeheim dachten Sie vielleicht: ein ausgezeichnetes Vorspiel zur richtigen Zeit für das große Drama mit dem lang ersehnten Nachwuchs. Sie hatten das richtige Gespür. Es hat geklappt! Eine befruchtete Eizelle ist unterwegs. Ab sofort sind Sie in »anderen Umständen« und haben 40 Wochen Schwangerschaft vor sich. Diese besondere Lebensphase ist durch einen steten Wandel gekennzeichnet, der Sie und Ihr ungeborenes Kind gleichermaßen betrifft - auf körperlicher, emotionaler und energetischer Ebene.

Wenn es das erste Mal ist, sind Sie nun auf dem Weg zu Ihrer neuen Rolle als Mutter in einer kleinen Familie. Glückwunsch, Sie bekommen ein Baby!

Im Zeichen des Wandels

Die Befruchtung der Eizelle markiert laut TCM den Beginn der komplexen energetischen Veränderungen, die die werdende Mutter in den folgenden Monaten durchlaufen wird. Ihre Organe müssen in den nächsten Monaten Schwerstarbeit leisten, da sie nun zusätzlich eine Schutz- und Ernährungsfunktion für das Ungeborene übernehmen.

Weil in der TCM nicht zwischen Energie und Substanz differenziert wird, kann bei Bedarf Qi in Blut umgewandelt werden und umgekehrt. Das ungeborene Kind benötigt beides.

In der Regel stellt Yin-Mangel den steten Begleiter der Frau während der Schwangerschaft dar. Diese Form der Energie sammelt sich während der Schwangerschaft besonders in zwei Meridianen an, die im Bauchbereich verortet sind, dem Chong Mai sowie dem Ren Mai (→ Seite 49). Ersterer durchstreift die Gebärmutter und wandert über die Körpermitte bis zum Mund. Ren Mai ist auch unter der Bezeichnung »Geburtsmeridian« bekannt, da ihm während der Schwangerschaft eine besondere Versorgungsfunktion zukommt. Er befindet sich an der Vorderseite des Körpers und endet am Gaumen. Der bräunlich gefärbte Streifen, der sich im Laufe der Schwangerschaft auf der Mittellinie über dem gewölbten Bauch abzeichnet, wird mit ihm in Verbindung gebracht.

Energetische Akzentuierung während der einzelnen Schwangerschaftsphasen

Während der zehn Mondphasen der Schwangerschaft wird jeweils ein Organ besonders beansprucht. Von einer Nadelung der Akupunkturpunkte, die auf dem entsprechenden Meridian für den jeweiligen Monat sitzen, wird abgeraten.

- 1. Monat: Leber
- 2. Monat: Gallenblase
- 3. Monat: Perikard
- 4. Monat: Dreifacher Erwärmer
- 5. Monat: Milz
- 6. Monat: Magen
- 7. Monat: Lunge
- 8. Monat: Dickdarm
- 9. Monat: Niere
- 10. Monat: Blase

Yin ist essenziell für die Entwicklung des Kindes und wird ihm durch die Mutter laufend zur Verfügung gestellt. Das ist auch ein Grund für diese Art des energetischen Mangels bei schwangeren Frauen, der einen Anstieg von Yang und damit innere Hitze auslöst sowie für eine bessere Abwehr sorgt. Darüber hinaus ist der

Fötus über die Blutgefäße in der Nabelschnur mit dem Mutterkuchen (Plazenta) verbunden und so an den Blutkreislauf der Mutter angeschlossen. Da das Blut-Xue einen Yin-Aspekt hat, verstärkt dieser Umstand abermals den vorherrschenden Yin-Mangel. Ein weiterer Auslöser ist außerdem die Versorgung des Kindes durch den Stoffwechsel der Mutter.

Je nach Entwicklungsgrad des ungeborenen Kindes werden außerdem unterschiedliche Leitbahnen besonders beansprucht. Das führt zu temporären energetischen Schwankungen. Aus diesem Grund treten nach Ansicht der TCM einzelne Beschwerden auch nur in bestimmten Phasen der Schwangerschaft auf.

Die Frucht der Liebe gedeiht

Die Liebe wird mit einem gemeinsamen Kind gekrönt. Die Entstehungsgeschichte dieser Frucht beginnt bereits, bevor sie existiert, und zwar in den ersten zwei Wochen der Schwangerschaft, denn rein technisch ist man in den ersten zwei Schwangerschaftswochen gar nicht schwanger. Die Befruchtung der Eizelle erfolgt nämlich erst in der Mitte des Zyklus. Aber wenn es so weit ist, entfaltet sich pure Lebenskraft im Leib einer Frau. Während dieser Zeit wird ein einzigartiges Band zwischen Mutter und Kind geknüpft, das bis zum Ende ihrer beider Leben undurchtrennbar ist.

★ 1. Monat ★

Der 1. Schwangerschaftsmonat (Shi Pei = Beginn der Schwangerschaft) steht ganz im Zeichen des Lebermeridians, der die Tauperle - wie die Chinesen den Embryo in diesem Stadium nennen - nährt. Schwangere weisen während dieser Phase einen geschwächten Blutkreislauf auf, weshalb von körperlicher Überbelastung abgeraten wird.

Woche 1

Einmal im Monat läuft im Körper jeder Frau der Menstruationszyklus ab, wenn zwischenzeitlich keine Empfängnis stattfand. Dann verflüssigen sich die oberste Schicht der Gebärmutterschleimhaut und der Schleimpropf am Muttermund, der mit Menstruationsblut vermischt ausgeschieden wird. In dieser Phase aktiviert follikelstimulierendes Hormon (FSH) die Reifung mehrerer Eizellen, die sich zu Eibläschen entwickeln (Follikel). Die Eizellen sind mit einer Hülle (Eibläschen, Follikel) versehen und nun sprungbereit.

Woche 2

Mutter: Wenn Ihr Ausfluss dünner, elastischer und klarer wird (wie rohes Eiweiß) steht der Eisprung kurz bevor. Ist der Follikel geplatzt und eine reife Eizelle im Eileitertrichter gelandet (manchmal auch zwei oder mehr), wandert sie zwischen dem 12. bis 16. Tag nach Zyklusbeginn den Eileiter aufwärts. Manche Frauen spüren dann ein Ziehen im Unterleib auf einer Seite. Da Samenzellen bis zu 3 Tage im Eileiter überleben können, gilt die Frist von 3 bis 5 Tagen vor und einen Tag nach dem Eisprung als fruchtbarste Zeitspanne.

Kind: Ein Follikel schafft es in der Regel, schneller und stärker auszureifen als die Konkurrenzfollikel, die dann aufgeben und weibliches Geschlechtshormon (Östrogen) produzieren. Die überreife Eizelle wächst bis zum Tertiärfollikel heran und erreicht schließlich die Wand des Eierstocks. Da der Druck im Follikel stetig zunimmt, platzt er irgendwann und gibt die Eizelle frei. Das ist der Eisprung.

Mit der Follikelflüssigkeit wird die reife Eizelle nun vom Trichter des Eileiters aufgefangen und wandert langsam von Flimmerhärchen getragen im Eileiter aufwärts. Die Bedingungen für eine Empfängnis sind jetzt optimal, da die Barriere des Schleims am Muttermund während der fruchtbaren Tage aufgehoben und für Spermien durchlässig ist.

Status-Info: Befruchtung

Das ist jetzt wichtig

Eizellen auf Vorrat

Von Geburt an sind bei der Frau bereits unzählige Eizellenkeime in den Eierstöcken vorhanden. Bis zur Pubertät steigt der Eizellenvorrat auf etwa 500000 an. Im gebärfähigen Alter reifen davon nur 500 aus.

Zeitfenster Fruchtbarkeit

- Pro Monatszyklus reifen bis zu 20 Eizellen, aber normalerweise schafft nur eine davon den Eisprung. Gelangen mehrere reife Eizellen in den Eileiter, können im Falle einer Befruchtung Zwillinge oder Mehrlinge entstehen.
- Die Eizelle ist nur 12 bis 24 Stunden nach dem Eisprung befruchtungsfähig.
- Unter günstigen Bedingungen bleiben Spermien bis zu 7 Tage im weiblichen Genitaltrakt intakt.
- Mehr als 300 Millionen Spermien gelangen mit dem Samenerguss in den weiblichen Genitaltrakt. Aber nur 100 kommen am Ende im Umfeld der Eizelle an. Einer einzigen Samenzelle gelingt es schließlich, sich an der klebrigen Oberfläche der Eizelle anzuheften. Nur einen Augenblick lang öffnet sich die Eizelle, und die Samenzelle verschmilzt mit der Eizelle. Ihr Wunschbaby ist gezeugt. Ab jetzt befinden Sie sich in »anderen Umständen« und sind »guter Hoffnung«! Aber Sie wissen noch nicht sicher, ob es tatsächlich geklappt hat.

Woche 3

Mutter: Erste Anzeichen für eine Schwangerschaft treten auf. An den Brüsten machen sich kleine Veränderungen bemerkbar. Sie sind besser durchblutet und fühlen sich fester an. Auch die Brustwarzen können dunkler werden. Möglicherweise bekommen Sie durchaus seltsame Gelüste auf sauren Hering, Schokolade und Süßigkeiten. Und Sie wundern sich darüber, dass Ihre Nase urplötzlich auf Gerüche besonders empfindlich reagiert und Ihr Magen aus heiterem Himmel rebelliert.

Kind: Samenzellen besitzen einen »Riecher« für den verlockenden »Maiglöckchenduft« der Eizelle. Ist eine Samenzelle erfolgreich in die Samenzelle eingedrungen, verliert sie ihren Schwanz und gibt ihr Erbgut (Chromosomen) frei. Es folgt eine Phase der Vermischung der jeweils 23 Chromosomen von Samen- und Eizelle, wobei eine neue Zelle mit 46 Chromosomen entsteht. Enthält die befruchtete Eizelle (Zygote) ein Y-Chromosom wird es ein Junge (XY), andernfalls ein Mädchen (XX). Am 2. Tag teilt sich die Zygote in zwei Tochterzellen (Blastomeren), am 3. Tag in 4/8/16 Zellen, am 4. Tag in 32 Zellen, am 5. Tag in etwa 60 Zellen und wird am 6. Tag zur Blastozyste mit etwa 100 Zellen. In der Gebärmutter angekommen beginnt die Einnistung der Blastozyste auf der Schleimhaut. Währenddessen ist das leere Eibläschen im Eierstock zum Gelbkörper geworden und produziert das Hormon Progesteron, das die Schwangerschaft aufrechterhält.

Woche 4

Mutter: Sobald die Eizelle befruchtet ist, stellt sich der Körper durch Produktion bestimmter Hormone auf die Erhaltung einer Schwangerschaft um: Humanes Chorion-Gonadotropin (HCG), Östrogen und Progesteron. Das verursacht die frühen Schwangerschaftszeichen. Gelegentlich kommt es zu einer leichten rötlich-bräunlichen Blutung (Einnistungsblutung). Ist ausreichend

HCG im Blut, können Sie nach ausbleibender Monatsblutung die Schwangerschaft mit einem Test nachweisen, wenn Sie Morgenurin benutzen. Ist der Test negativ, versuchen Sie es 2 bis 3 Tage später noch einmal. Nun können Sie sich mit dem Geburtstermin beschäftigen: Es wird ca. 280 Tage dauern, bis Ihr Baby zur Welt kommt.

Kind: Nachdem der scheibenförmige Babykeim seinen Platz in der Gebärmutter gefunden hat, entwickeln sich im Dottersack Inseln blutbildender Zellen und der Stoffaustausch mit dem mütterlichen Blut beginnt. Um den Keim herum entstehen ein Hohlraum mit Flüssigkeit (Chorionhöhle) und ein kleiner Hohlraum, der später zur Fruchtblase wird. Eines von zwei Keimblättern verdickt sich im vorderen Teil. Die Keimscheibe erscheint nun längsoval. Schließlich bildet sich ein Haftstiel, der später zur Nabelschnur wird.

***Status-Info:** Keimscheibe, Dottersack, Fruchtblase, primitive Plazenta*

Schnellrechner Geburtstermin

Datum des 1. Tages der letzten Menstruation plus 1 Jahr minus 3 Monate plus 7 Tage. Wenn der Menstruationszyklus regelmäßig 28 Tage dauert, erhalten Sie den »errechneten« Geburtstermin. Bei kürzerem oder längerem Zyklus addieren Sie die entsprechenden Tage oder ziehen sie ab. Eine ausführliche Kalkulationstabelle zur groben Bestimmung des Geburtstermins finden Sie auf den Seiten 74/75.

Das ist jetzt wichtig

Eizelle und Samenzelle

- Eizellen (Oozyten) sind die größten Zellen des menschlichen Körpers (0,11–0,14 mm). Sie sind kugelförrmig und mit bloßem Auge sichtbar. Sie können sich nicht selbstständig fortbewegen.
- Samenzellen (Spermien) sind die kleinsten Zellen (60 µm), lang und dünn. Ihr Schwanzteil (»Geißel«) macht sie beweglich.

Alles oder nichts

Während der ersten beiden Wochen der Entwicklung bestimmt das Naturprinzip »Alles oder nichts« das Schicksal des Keims. Gab es schädliche Einwirkungen auf den Babykeim, können nur zwei Reaktionen erfolgen: Die Entwicklung geht weiter, die Einwirkung hat nicht geschadet oder der Schaden wurde behoben. ODER: Die Entwicklung wird beendet – der Schaden war zu groß, konnte nicht behoben werden (z. B. zu viele [47, Trisomie 21] oder zu wenige Chromosomen). Dann geht der Keim mit einer (fast normalen) Regelblutung ab, und die Schwangerschaft ist beendet.

Zwei oder mehr

- Eineiige Zwillinge: Nach der ersten Zellteilung entwickeln sich zwei Zygoten unabhängig voneinander weiter. Sie nisten sich getrennt in der Gebärmutter ein, haben eigene Fruchtblasen und Nabelschnüre, aber eine gemeinsame Plazenta.
- Zweieiige Zwillinge/Mehrlinge: Haben zwei oder mehr Eizellen den Eisprung geschafft und sind von Samenzellen befruchtet worden, entwickeln sich Kinder, die so verschieden wie Geschwister sind. Jedes Baby hat eine

eigene Plazenta. Künstliche Befruchtung führt besonders häufig zur Mehrlingsschwangerschaft.

Schutz für den Embryo

- Röteln: Eine Infektion kann die Schwangerschaft gefährden. Der Impf-/Immunstatus sollte 3 bis 4 Monate vor einer Empfängnis bekannt sein. Nach einer Röteln-Impfung darf eine Frau mindestens drei Monate lang nicht schwanger werden!
- Folsäure ist ein B-Vitamin und für Zellteilung/-wachstum sehr wichtig. Folsäuremangel in der Frühschwangerschaft kann einen Neuralrohrdefekt (Spina bifida) beim Kind verursachen. Bei Kinderwunsch und bis zur 12. Woche werden 400 Mikrogramm Folsäure pro Tag ergänzend empfohlen. Folsäurereich sind Weizenkeime, Kichererbsen, Sojabohnen, Linsen und Feldsalat.
- Genussmittel: Rauchen, Alkohol und Kaffee sind Gift für das keimende Leben. Rauchen und Alkohol erhöhen das Fehlgeburtsrisiko und verschlechtern die Samenqualität. Auch Koffein ist zu diesem Zeitpunkt eher kontraproduktiv. Am besten verzichten Sie zunächst konsequent auf solche Genussmittel. Sicher ist sicher!

★ 2. Monat ★

Die letzte Periode liegt vier Wochen zurück, und die Regelblutung ist ausgeblieben. Sie wissen nun, dass Sie ein Kind erwarten. Der Babykeim (Embryo) ist so winzig wie ein Samenkorn. Körper- und Sinnesorgane, der Kopf und die Extremitäten entwickeln sich. Während dieser Entwicklungsphase wird der Embryo in der TCM Gao (= fettige Substanz), Pfirsichblüte, genannt, und der Gallenblasenmeridian übernimmt dessen Versorgung.

Sollten Sie Völlegefühl in der Brust oder im Oberbauch verspüren, ist das kein Grund zur Sorge. Die Chinesen erklären sich diesen Umstand damit, dass zu Beginn der Schwangerschaft das Qi im Chong-Meridian häufig nach oben steigt. Dies kann eine Stauung im Funktionskreis des Magens bewirken, da dieser eng mit der Chong-Leitbahn verbunden ist. Die Folge sind Appetitmangel und Übelkeit/Erbrechen. Da nun das Ursprungs-Qi aktiviert wird, sollten Sie jetzt besonders auf sich achten.

Woche 5

Mutter: Schwangerschaftszeichen werden deutlicher spürbar: Bindegewebe und Bänder werden durch Östrogen- und Progesteronwirkung weicher; der Geruchssinn verstärkt sich; Übelkeit und Erbrechen machen sich bemerkbar; Schwindel und Völlegefühl oder Sodbrennen treten gelegentlich auf; plötzliche Stimmungsschwankungen und bleischwere Müdigkeit sowie ein lästiger Harndrang kommen hinzu (Progesteron macht die Blase empfindlich). Eine ungewohnte Lust auf saure und deftige Kost stellt sich ein, auch Aversionen gegen bestimmte Nahrungsmittel und ein metallischer Geschmack im Mund mit reichlich Speichelfluss können auftreten. Am Körpergewicht ändert sich nichts. Ihr Energiebedarf liegt noch bis zur 13. Woche bei etwa 2200 Kalorien pro Tag. Jetzt melden Sie sich zur ersten Untersuchung der Schwangerenvorsorge an (Arzt/Ärztin/Hebamme).

Kind: Zwischen den Keimblättern Entoderm und Ektoderm entsteht das Mesoderm als drittes Keimblatt. Sie sind Ausgangspunkte für die Organentwicklung: Verdauungs-/Atmungssystem (Entoderm), Herz und Gefäße, Skelett und Muskulatur (Mesoderm), Nervensystem, Sinnesorgane und Haut (Ektoderm). Herzwände formen sich. Leber und Nieren, Darm und Geschlechtsorgane bilden sich aus. Die Rückenmarksröhre schließt sich. Anzeichen der Gliedmaßen, der Kopfentwicklung sind bemerkbar. Die Bildung von Blutzellen/-gefäßen schreitet voran.

Woche 6

Mutter: Ihre Gebärmutter lässt sich bereits von außen tasten. Eine gute Gelegenheit, mit Ihrem winzigen Babykeim erstmals Kontakt aufzunehmen. Der Hormonsturm im Körper sorgt weiterhin für Übelkeit, Erbrechen und Schwindelgefühle. Das gehört dazu und ist kein Krankheitszeichen! Die Brüste sind größer und empfindlicher geworden, durch Hormoneffekte von HPL (human placental lactogen), Prolaktin und Oxytocin. Der Warzenhof erscheint dunkler, und Äderchen zeichnen sich unter der Haut ab. Besorgen Sie sich einen gut sitzenden BH und pflegen Sie die Haut mit naturreinem Öl (etwa Mandelöl; Brustwarzen aussparen, die ja eher abgehärtet werden sollen).

Kind: Das Herz beginnt zu schlagen - 150-mal pro Minute. Am geschlossenen Neuralrohr, der späteren Wirbelsäule, zeigen sich die typischen Strukturmerkmale für Rippen, Wirbel und Muskeln. Gesicht, Mund, Augen, Nase, Ohren, Unterkiefer und Hals sind schon zu erahnen, und der Kopf erscheint überdimensional groß. Die Gliedmaßen wirken wie kleine Paddel. Der Embryo hat eine charakteristische C-Form und bewegt sich erstmals. Die Hirnanhangsdrüse und Muskelstränge entwickeln sich. Die Nabelschnur verbindet den Bauch des Embryos mit dem Choriongewebe, wo die Plazenta (Mutterkuchen) entsteht. Auch in der Nabelschnur bilden sich Blutgefäße aus.

Zwei Herzen schlagen in Ihrem Körper. Da steigt die Stimmung, und Sie baden in Glückshormonen. Genießen Sie diesen Zustand voll und ganz!

Der Embryo in Ihrem Bauch sieht nun fast wie ein kleiner Mensch aus. Er ist nur so groß wie eine Bohne. Das Baby in spe wächst schnell, und seine Lebensgeister erwachen: Es bewegt sich was!

***Status-Info Embryo:** Scheitel-Steiß-Länge 1 mm bis 3–4 mm*

Das ist jetzt wichtig

Schwangerenvorsorge

Erstuntersuchung durch Arzt/Ärztin oder Hebamme: Anamnese, Tastung, Gewicht, Blutdruck, Ultraschall, Labor (Blut, Urin), Herztöne (Kind) – Sie bekommen Ihren Mutterpass! Informationen bei der Krankenkasse einholen, Arbeitgeber informieren. Sie haben Kündigungsschutz bis 4 Monate nach der Entbindung.

Erlaubt und verboten

- ★ Absolut tabu: Rauchen und Alkohol/Drogen
- ★ Möglichst vermeiden: Chemikalienkontakt, Arzneimittel, Solarium, Flugreisen, Kontaktsportarten
- ★ Empfehlenswert: Bewegung im Alltag, Qi Gong, Meditation, leichtes Konditionstraining, Radfahren, Schwimmen, Laufen (2- bis 3-mal/Woche)
- ★ In den ersten Monaten ist das Risiko für Fehlgeburten erhöht: Verzichten Sie auf Bewegung, die mit Erschütterung oder Bauchmuskelanspannung verbunden ist.

Tipps gegen Übelkeit/Erbrechen

- ★ Bei Morgenübelkeit vor dem Aufstehen essen oder trinken: Zwieback, Cracker, Pfefferminztee
- ★ Bei jeder Gelegenheit Flüssigkeit aufnehmen: Wasser, Tee (Melisse, Minze, Kamille) trinken, Gemüsebrühe, saftiges Obst, Eiswürfel oder Zitronenscheibe lutschen
- ★ Snacks zwischendurch: Müsliriegel, Trockenobst (ungeschwefelt), Rohgemüse (Karotten, Stangensellerie), Vollkornkekse, Ingwerstücke kandiert, Mandeln, Kürbiskerne
- ★ Ingwertee: 1 bis 2 Zentimeter Ingwerknolle gehobelt mit kochendem Wasser aufgießen und ziehen lassen

(Weitere Tipps → Seite 288)

Ultraschall-Befund
Ab der 5. Woche erscheint der Embryo im Ultraschallbild als kleiner Punkt. In der 6. Woche sieht man das schlagende Herz. Je länger Sie warten, desto mehr ist zu erkennen! Cremen Sie den Bauch vor der Untersuchung nicht ein (»schlechte Sicht«).

Eileiterschwangerschaft
Der Schwangerschaftstest ist positiv. Die Eizelle hat sich aber nicht in der Gebärmutter, sondern im Eileiter eingenistet. Diese sogenannte Extrauterinschwangerschaft kommt überwiegend im Eileiter, selten im Eierstock, Gebärmutterhals, Bauchraum oder in der Scheide vor. 1 von 100 Schwangerschaften ist betroffen. Frühzeitige Diagnose (Ultraschall u.a.) verhindert bedrohliche Komplikationen. Deshalb: Gehen Sie bereits wenige Tage nach ausbleibender Regelblutung zum Arzt.

Woche 7

Mutter: Nach wie vor machen Ihnen der empfindliche Magen und gelegentlich Sodbrennen zu schaffen. Die lästige Schwangerschaftsübelkeit kann man auch positiv sehen: 1. Sie zeigt eine hohe Konzentration des Schwangerschaftshormons HCG an; 2. Geruchsempfindlichkeit und Übelkeit beziehen sich vorzugsweise auf Stoffe, die dem Embryo schaden: Alkohol, Nikotin, Kaffee, darüber hinaus rohes Fleisch, Eier, Geflügel oder Fisch (möglicherweise mit infektiösen Keimen belastet?).

Viele kleine Ruhepausen oder ein Nickerchen tagsüber helfen über Müdigkeitsanfälle hinweg. Schlafstörungen nachts verschärfen das Problem noch. Alles in allem ein anstrengender Tagesablauf. Ihr Herzschlag wird schneller (um 5 bis 10 Schläge pro Minute), und die Stoffwechselaktivität im Körper legt um

25 Prozent zu. Die Haut der Scheide kann sich leicht geschwollen und samtartig anfühlen, ist weniger feucht und rutschig als vor der Schwangerschaft.

Kind: Der Kopf des Sprösslings wirkt verhältnismäßig groß, und man erkennt fast ein richtiges Gesicht mit Augen und Nasenlöchern. Am Kopfende des Neuralrohrs zeigen sich die Urformen der späteren Gehirnhälften, im Zwischenhirn entwickelt sich später das Riechorgan. Augenbecher, Ohrbläschen/Ohrgrübchen wachsen. Arme (wachsen schneller) und Beine verlängern sich, Hände und Füße haben »Schwimmhäute«.

Die Leber produziert rote Blutkörperchen, Muskeln und Nerven verbinden sich. Die Organentwicklung schreitet voran: Leber, Lunge, Nieren, Darm und die inneren Geschlechtsorgane sind fast fertig ausgebildet. Die Zähne und der Gaumen beginnen sich zu formen. Unter der papierdünnen Haut sieht man Blutgefäße durchschimmern.

Woche 8

Mutter: Ihre Gebärmutter ist jetzt gänseeigroß und drückt auf die Blase. Sie haben nun ganz bewusst die jeweils nächstgelegene Toilette im Hinterkopf. Die Dehnung der Mutterbänder kann leichte Unterleibsschmerzen auslösen. Ihre Gefühlslagen sind wie die Fahrt auf der Achterbahn: euphorische Stimmung und Heulphasen, Angst und Zweifel im emotionalen Wechselbad. Überlassen Sie sich Ihren Stimmungen, akzeptieren Sie sie. Sie werden sehen: Alles wird gut. Dafür wird die Natur schon sorgen! Sie behalten Ihr kommendes Mutterglück im Auge. Vertrauen Sie Ihren Instinkten, dann machen Sie alles richtig. Sprechen Sie mit Ihrem Partner, Ihrer Freundin, Mutter oder Hebamme über Ihre Ängste und Befürchtungen und über Ihre Glücksgefühle. Regelmäßige Schlaf- und Essenszeiten, Bewegung an der frischen Luft oder ein Entspannungsbad zum Beispiel mit Melissenduft vertreiben trübe Gedanken.

Kind: Der Embryo verliert seinen Schwanz, ein Überbleibsel der menschlichen Evolution. Im Herzen haben sich Kammerwände und Klappen gebildet. Durch das schnelle Wachstum des Darms kommt es zum physiologischen Nabelbruch: Eine kleine Darmschlinge verbindet sich mit der Nabelschnur, da die Bauchhöhle noch zu klein ist. Das Gehirn entwickelt sich rasch weiter, ebenso das Innenohr und Gleichgewichtsorgan. Die Leber tritt wulstig hervor. Nährstoffe gelangen noch über Choriongewebe von der Mutter zum Kind. Die Plazentaentwicklung macht Fortschritte, und die Nabelschnur übernimmt die Nährstoffzufuhr und Entsorgung von Stoffwechselprodukten. Allmählich setzen die Verknorpelung der zukünftigen Knochen und die Gelenkbildung ein. Mittlerweile paddelt der Winzling mit Händen und Füßen in einem kleinen Fruchtwassermeer in der fertig ausgebildeten Fruchtblase.

***Status-Info Embryo:** Scheitel-Steiß-Länge 7–8 mm bis 15 mm • Gewicht 0,5 g • Ultraschall-Befund: Man erkennt bereits Kopf und Herz separat, kann Bewegungen des Winzlings beobachten.*

Das ist jetzt wichtig

Schwangerenvorsorge

- Blutgruppe: Es ist nützlich, wenn Ihre Blutgruppe bekannt ist. Für eine mögliche spätere Bluttransfusion reicht dieser Befund allerdngs nicht aus.
- Rhesusfaktor: Der Befund gibt an, ob sich das Blut der Mutter mit dem Blut des Kindes verträgt.
- Antikörper-Suchtests: Syphilis (Lues), Röteln, Toxoplasmose, HIV (nur mit Ihrer Zustimmung)
- Blutdruck: Müdigkeit und Schwindel können durch niedrigen Blutdruck mitverursacht sein (Normalbereich: 100–130/60–85 mmHg). Steigt der Blutdruck auf mehr als

140/90 mmHg, ist dies ein Risikofaktor für Mutter und Kind (Schwangerschafthochdruck?).

- Labor: Eiweiß und Zucker, Sediment und Bakterien im Urin, Hämoglobinwert

Den Kreislauf in Schwung bringen

- Wechselduschen wirken belebend.
- Kalte Beinduschen nach dem normalen Dusch-/Wannenbad erfrischen.
- Lauwarme Unterarmbäder zwischendurch: 2 Minuten und anschließend mit dem Handtuch kräftig trocken rubbeln.
- Viel Bewegung an der frischen Luft
- Massagen mit der Bürste oder dem Luffa-Handschuh von den Füßen über die Beine, Po und Bauch, Brust und Rücken: zum Herzen hin kräftig, vom Herzen weg sanft (→ Seite 192 ff.)
- Nehmen Sie viel Flüssigkeit auf (Trinkfahrplan für 2 bis 2,5 Liter pro Tag), am besten Wasser.

Vorsicht: Gifte im Haus!

- Geruchsbedingte Abneigung gegen parfümierte Putz-/Reinigungsmittel schützt instinktiv vor schädlichen Inhaltsstoffen.
- Benutzen Sie keine chlorhaltigen Sanitärreiniger (giftiges Chlorgas!), stattdessen Apfelessig.
- Einfache Tensid-Waschmittel (ohne Duft-, Farb-, Verdickungsstoffe) sind empfehlenswert.
- Benutzen Sie grundsätzlich Handschuhe bei der Hausarbeit.
- Überlassen Sie umfangreiche Küchen-, Bad- und Wohnungsputzaktionen anderen. Lüften Sie anschließend gründlich (5 bis 10 Minuten).

★ 3. Monat ★

Hoffentlich haben sich Übelkeit/Erbrechen mittlerweile etwas gebessert. Ihrer Figur sieht man die Schwangerschaft noch nicht an. Lassen Sie sich von Ihren Stimmungsschwankungen nicht allzu sehr irritieren und keine unnötigen Ängste oder Zweifel einreden. Folgen Sie Ihren Instinkten. Sie sind auf dem besten Weg. Ihr Glückskind entwickelt sich prächtig!

In diesem Monat geht die Entwicklung etwas langsamer weiter. Vor allem im Kopf tut sich viel. Und am Ende der 10. Woche ist die Organentwicklung fast beendet, die Embryonalphase abgeschlossen.

Nun übernehmen Perikard und Herz und damit der Herzmeridian die Versorgung des Fötus, den die Chinesen während dieser Phase Tai nennen. In der TCM stehen ab sofort alle Zeichen auf »Beruhigen des Fötus« und damit auf einer Stabilisierung des Ursprungs-Qi des ungeborenen Lebens. Auf diese Weise wird einem möglichen Abort entgegengewirkt. Da Fehlgeburten mit einer absteigenden Bewegung von Yin assoziiert werden, gilt es, das Nieren-Yang der Mutter zu tonisieren.

Woche 9

Mutter: Der Bauchumfang ist bislang nicht größer geworden, obwohl sich die Gebärmuttergröße mittlerweile verdoppelt hat. Vielleicht empfinden Sie dennoch locker sitzende Kleidung angenehmer als figurbetonte Mode. Es könnte sein, dass Sie einen größeren BH benötigen. Nach wie vor sind Sie sehr geruchsempfindlich. Auch Ihr Geschmackssinn ist extrem geschärft. Zudem wird der Darm träge (bessere Nährstoffversorgung des Embryos). Da bieten sich Lebensmittel bester Qualität und ballaststoffreiche Kost an. Folgen Sie Ihren Schwangerschaftsgelüsten und Ihren Instinkten: Sie verabscheuen Parfüm- und Kaffeegeruch und Menschenansammlungen, Sie bewegen sich langsamer und mit Bedacht, Sie nehmen das leiseste Geräusch wahr. All das dient dem eigenen Schutz und dem Schutz Ihres ungeborenen Kindes.

Kind: Pro Minute entstehen im Gehirn 100 000 neue Nervenzellen. Herz und Hirn sind übergroß im Verhältnis zum Körper. Der Körper des winzigen Menschen streckt sich, und der Kopf schmiegt sich an die Brust. Schon beginnt die Verknöcherung an den oberen Gliedmaßen. Augenlider bedecken die Augen, die sich über Nerven mit dem Gehirn verbinden. Die Oberlippe, Nasenöffnungen und äußere Ohren sind erkennbar. Ihr Kind kann nun bereits Töne wahrnehmen. Die Luft-, Speiseröhre, Lunge und der Magen entwickeln sich weiter. Die Leber beginnt mit der Blutbildung. Anlagen für die äußeren Genitalien, Nieren und Harnwege entstehen.

Woche 10

Mutter: Nach wie vor verursacht die Hormonflut starke Stimmungsschwankungen. Sie befassen sich mehr und mehr mit der Rolle als zukünftige Mutter und dem Wohl Ihres Kindes. Am besten, Sie sprechen mit Ihrer Hebamme über alles, was Sie bewegt – etwa gesunde Hautpflege und vor allem Fragen zu Pränataldiagnostik und anderen Untersuchungen. Vermeiden Sie es, in einen Zustand grübelnder Besorgnis zu geraten. Dafür gibt es keinen Grund.

Kind: Alle wichtigen Organe, die Gliedmaßen, Blutgefäße, Nägel und Zähne sind nun im Prinzip vorhanden. Die Nasenscheidewand, Mund- und Nasenhöhlen sind ausgebildet. Auf der Zunge wachsen erste Geschmacksknospen. Mini-Hoden oder -Eierstöcke entwickeln sich, Hormonproduktion inklusive. Das Mini-Baby streckt sich weiter, und ein kleines Kinn wird sichtbar. Das Gesicht des Embryos erscheint zunehmend menschenähnlich. Die Schwimmhäute zwischen Fingern und Zehen bilden sich zurück. Bewegungen stimulieren das Muskelwachstum.

Status-Info Embryo: *Scheitel-Steiß-Länge 2 cm bis 3 cm • Gewicht 1 g bis 2,5 g*

Das ist jetzt wichtig

Doppelt gut essen und trinken

- ★ Ernährungs-ABC:
  - A Folgen Sie Ihrem Appetit und Ihren Gelüsten. Der Körper verlangt nur das, was er an Nährstoffen braucht (Eiweiß, Fett, Kohlenhydrate). Je naturbelassener, desto besser: Rosinen statt Pralinen!
  - B Bunt und gesund, das heißt, viel Obst und Gemüse. Da ist alles drin, was Sie brauchen: Vitamine, Mineral- und Ballaststoffe.
  - C Natur statt Chemie, das heißt, keine Farb-, Geschmacks-, Konservierungs- oder Zusatzstoffe. Butter ist besser als Margarine. Bevorzugen Sie Bioprodukte.
- ★ Süß, sauer, roh: Meiden Sie Weißmehlprodukte und Zucker. Süßigkeiten, Softdrinks, Pasta, Reis, Kartoffeln und Brot liefern Kohlenhydrate, die zu heftigen Ausschlägen des Blutzucker- und des Insulinspiegels im Blut führen. Bekämpfen Sie Heißhungerattacken mit hochwertigen Ölen (Walnuss-, Oliven-, Leinöl) oder fettem Fisch (Lachs). Sauer macht lustig (Glückshormon Serotonin) und signalisiert Vitamin-C- und Calcium-Gehalt: Heringe und Sauerkraut(saft). Rohe Lebensmittel können gefährliche Keime enthalten. Verzichten Sie darauf: roh/geräucherte Fleisch-/Wurstprodukte und Fisch, Rohmilch und Rohmilchkäse, rohes (weiches) Ei und Fertigsalate. Rohes Obst und Gemüse gründlich gewaschen ist immer empfehlenswert.
- ★ Fleisch und Eisen: Verzicht auf Fleisch schadet nicht, wenn die Mutter Eier und Milchprodukte konsumiert. Veganerinnen brauchen zusätzlich 3 bis 5 Mikrogramm Vitamin B_{12} täglich. Der Eisenwert im Blut (Hämoglobin, Hb) sollte mindestens 10 g/dl betragen. Dunkles Fleisch,

Datteln, Mandeln, rote Beerenfrüchte, Rote Bete, grüner Salat, schwarze Oliven, Hülsenfrüchte und Amaranth liefern Eisen, am besten zusammen mit frisch gepresstem Orangen-/Zitronensaft.

- Nahrungsergänzung: Bis zum Ende der 12. Woche werden 400 Mikrogramm Folsäure (Tabletten) empfohlen, ab der ersten Vorsorgeuntersuchung 100 bis 150 Mikrogramm Jod.
- Getränke: 2 bis 2,5 Liter Flüssigkeit pro Tag werden empfohlen. Leitungswasser und Mineralwasser (natriumarm) sind die besten Durstlöscher. In jedem Fall empfehlenswert und gesund: ungesüßte verdünnte Fruchtsäfte und Früchtetees

Ultraschall

Die Ultraschalluntersuchung (Sonografie) arbeitet mit unhörbaren Schallwellen, die ein Schallkopf abgibt. Wird der Schallkopf auf dem Bauch (mit aufgetragenem Gel) aufgesetzt und bewegt, werden die empfangenen Echos in Monitorbilder umgewandelt. Mit Standard-Ultraschall bestimmt man etwa die Scheitel-Steiß-Länge des Embryos/Fötus in der 9. bis 12. Woche. Das tatsächliche Entwicklungsalter lässt sich beurteilen, Mehrlingsschwangerschaften fallen auf. Bei jeder zehnten Frau entdeckt man zudem »Auffälligkeiten« anderer Art. Ultraschall soll das frühkindliche Ohr nicht überfordern, so die (durchaus umstrittene) Expertenmeinung. Am besten, Sie nehmen Ihren Partner mit zur Untersuchung. Geteilte Freude ist doppelte Freude!

Pränataldiagnostik

- Ersttrimester-Screening: Das Angebot umfasst die nichtinvasive Ultraschallmessung der »Nackenfalte« und des

Nasenbeins sowie Blutanalysen (β-HCG, PAPP-A), in der 10.–13. Woche (Kosten: ca. 120–300 €). Das Ergebnis zeigt die statistische Wahrscheinlichkeit für eine Chromosomen-Trisomie (z. B. Down-Syndrom): Es handelt sich um eine Einschätzung mit einer Trefferquote von 75 Prozent. Diagnostische Sicherheit bringt nur die Chromosomen-Analyse. Dann gerät man aber unweigerlich in ein ethisches Dilemma: Schwangerschaft ja oder nein? Ein Positivbefund ermöglicht den zeitlich unbegrenzten Schwangerschaftsabbruch! Eine Chromosomen-Analyse erfordert einen invasiven Eingriff, entweder am Chorion (Chorionzottenbiopsie) oder der Fruchtblase (Amniozentese) mit Probenentnahme mittels Hohlnadel durch die Bauchdecke. Bei einem von 200 Eingriffen kommt es zur Fehlgeburt. Nicht invasiv ist ein Bluttest bei der Mutter (Down-Syndrom-Test, ca. 1250 €).

Individuelle Gesundheitsleistungen (IGeL)

Arztpraxen bieten auch Leistungen an, die man selbst bezahlen muss. Ultraschalluntersuchungen (3D), Toxoplasmose-Test und Pränataldiagnostik gehören dazu. Lassen Sie sich Zeit für derartige Entscheidungen. IGeL sind nie dringend. Auch die Preisgestaltung ist je nach Praxis verschieden. Eine Bewertung solcher Angebote finden Sie hier: www.igel-monitor.de.

Mädchen oder Junge?

Laut TCM gibt es eine Reihe von Phänomenen, die darauf hindeuten, ob es ein Mädchen oder ein Junge wird. So ist beispielsweise ein stärkerer linker Nierenpuls ein Indiz für einen Jungen. Außerdem soll in diesem Fall auch der Bauch »hoch« stehen und in der Mitte rundlich sein. Bei Schwan-

geren, die ein männliches Baby austragen, soll die rechte Hüfte höher als die linke stehen, und sie haben scheinbar ein leichtes Körpergefühl. Darüber hinaus sollen sie saure Speisen bevorzugen, in ihren Träumen tauchen vornehmend Frauen auf, und wenn sie sich umdrehen, kehren sie im Gegensatz zu Frauen, die ein Mädchen erwarten, die linke Körperseite nach hinten.
Ist ein Mädchen auf dem Weg, offenbart sich dies laut chinesischer Lehre durch einen starken rechten Nierenpuls. Der Bauch verjüngt sich von unten nach oben, und die linke Brust hat mehr Gewicht als die rechte. Ein Beckenschiefstand, bei dem die linke Hüfte höher steht als die rechte, weist ebenfalls auf ein weibliches Baby hin. Werdende Mütter von Mädchen haben während der Schwangerschaft eine Schwäche für neutrale Lebensmittel, suchen die Nähe zu männlicher Gesellschaft und finden Gefallen an den schönen Dingen des Lebens wie Schmuck, Kunst oder Tanz.

Am Ende des ersten Schwangerschaftsdrittels haben Sie im Durchschnitt 1 bis 3 Kilogramm Gewicht zugelegt. Sie haben noch mit den »Nebenwirkungen« des ansteigenden Blutvolumens zu kämpfen. Jetzt geht das Wachstum des Kindes erst richtig los. Das winzige Wesen heißt nun Fötus und nimmt zusehends menschliche Proportionen an, zeigt sein Geschlecht. Es verdoppelt sein Gewicht und wächst um einen Zentimeter. Die störungsanfällige Organentwicklung ist beendet und das Risiko für eine Fehlgeburt drastisch reduziert.

Woche 11

Mutter: Wenn Sie in dieser Phase besonders häufig Durst haben, liegt das daran, dass Ihr Blutvolumen ansteigt. Viel Flüssigkeit wird auch aus dem Darm abgezogen, was die Verdauung träger macht. Denken Sie daran, ausreichend Wasser zu trinken! Die schlechte Nachricht: Der lästige Harndrang bleibt Ihnen bis zur Geburt erhalten. Die gute Nachricht: Die Blutfülle und beschleunigte Kreislaufaktivität bescheren Ihnen ein wohliges Wärmegefühl an Händen und Füßen. Vielleicht haben Sie jetzt besonders große Lust darauf, sich einer Yoga- oder Gymnastik-Gruppe anzuschließen.

Kind: Alle wichtigen Körperteile sind vorhanden, von Kopf bis Fuß. Finger- und Zehennägel wachsen. Hautschichten mit Haarwurzeln und Talgdrüsen entstehen. Die Knochenbildung geht weiter. Durch die Wirkung der Sexualhormone entwickeln sich die für Jungen und Mädchen typischen Strukturmerkmale der äußeren Genitalien.

Das Herz schlägt 120- bis 160-mal pro Minute. Der kleine Körper und der Hals erscheinen nun ein bisschen in die Länge gezogen. Das Gesicht ist vollkommen ausgeformt - mit Augen, Nase und Ohren.

Woche 12

Mutter: Die bislang quälende Übelkeit lässt nun höchstwahrscheinlich nach. Ihre Gebärmutter ist etwa so groß wie eine Männerfaust. Sie lässt sich über dem Schambein gut tasten. Verzichten Sie auf unnötige Untersuchungen, deren Ergebnisse Sie beunruhigen könnten. Da auch die Schilddrüse auf Hochtouren arbeitet, könnte es sein, dass Sie reizbarer sind und leicht die Fassung verlieren. Atmen Sie tief durch, trinken Sie eine Tasse Tee, legen Sie ein Pause ein. Es läuft gut. Lassen Sie sich eine ärztliche Bescheinigung über Ihre Schwangerschaft für den Arbeitgeber ausstellen.

Kind: Der Körper wächst nun schneller als der Kopf. Die Gestalt des Fötus wirkt menschlicher. Kindliche Züge prägen das kleine Gesicht. Oberlippe und Stupsnasenspitze bilden sich, die Augen stehen mittig, und die Ohren befinden sich schon fast an der richtigen Stelle. Die Darmzotten beginnen zu wachsen, und der Dünndarm faltet sich. Die Anbindung des Darms an die Nabelschnur wird nun unterbrochen und in den kleinen Körper zurückverlegt. In den Kiefern bilden sich 20 Zahnanlagen. Die kindliche Schilddrüse beginnt mit der Hormonproduktion. Das Verdauungssystem kann bereits Zucker ins Blut aufnehmen, die Leber produziert Gallenflüssigkeit, und die Nieren sondern Urin ab, der in die Blase wandert. Erste Reflexe wie der Greifreflex verweisen auf die Entwicklung des Nervensystems, wo mit Höchstgeschwindigkeit Nervenzellen entstehen. Im Gehirn beginnt die Vernetzung von Neuronen durch Synapsenbildung. Inmitten seiner mit Flüssigkeit gefüllten Fruchtwasserblase wird das winzige Baby immer lebhafter. Es dreht den Kopf und den Körper, ballt die Fäuste, bewegt die Handgelenke und Ellbogen. Zwischendurch wird Fruchtwasser geschluckt und »Atmung« geübt, gefolgt von so manchem Schluckauf. Und dieses zauberhafte menschliche Wesen kann perfekt gähnen.

Status-Info Fötus: Scheitel-Steiß-Länge 4 cm bis 5 cm • Gewicht 5 g bis 10 g

Das ist jetzt wichtig

Schwangerenvorsorge

- Wenn Sie eine Hebammenbetreuung möchten, sollten Sie jetzt nach einer Hebamme Ausschau halten, die Sie bis zur Geburt Ihres Kindes begleitet. Wenn Sie Ihr Kind in einer Geburtsklinik zur Welt bringen möchten, sollten Sie sich spätestens jetzt um einen Zusage bemühen und nach einem Anmeldungstermin fragen. Solche Plätze sind begehrt!

- 1. Ultraschall: In dieser Woche wird die erste Ultraschalluntersuchung durchgeführt. Das Alter der Schwangerschaft und der Geburtstermin werden genauer bestimmt.
- 1. Termin: vaginale Untersuchung, Zervix-, Chlamydienabstrich, Mutterpass mit Laborergebnissen
- Mit dem Handschuh-Test (Apotheke) können Sie Ihren Schoiden-pH-Wert bestimmen. Das Ergebnis kann auf eine bedrohliche, aus der Vagina aufsteigende Infektion hinweisen.

Tipps bei Verstopfung

Darmträgheit ist unter anderem eine Folge der Schwangerschaftshormone. Darüber hinaus beeinträchtigen auch die wachsende Gebärmutter und die Flüssigkeitsdrainage aus dem Darm die Verdauung (ansteigendes Blutvolumen).

- Ballaststoffreiche Ernährung mit Vollkornprodukten, Obst und Gemüse bringt den Darm in Schwung.
- Viel Bewegung und bestimmte Qi-Gong-Übungen (→ Seite 292) beugen Verstopfung vor.
- Trinken Sie täglich 1 Glas Wasser mit Flohsamenschalen (Apotheke). Das reguliert die Darmfunktion ohne Gewöhnungseffekt.
- Trinken Sie abends 1 Glas Sauerkrautsaft, oder essen Sie in Wasser eingeweichte Trockenpflaumen.

(Mehr Praxistipps zu Behandlung von Verstopfung finden Sie auf Seite 290 ff.).

Hautprobleme

Vor allem die hohen Östrogenspiegel im Blut tragen dazu bei, dass sich das Hautbild in der Schwangerschaft verändert. Pickel und Mitesser treten auf, oder eine Akneerkrankung bessert sich. Drücken Sie Pickel grundsätzlich nicht aus, sondern lassen Sie sie austrocknen.

- Stirn, Nase und Kinn sind eher fettig, andere Gesichtsbereiche normal oder trocken. Pflegecremes sollten fettfrei sowie harnstoffhaltig und Feuchtigkeit haltend sein. Auf eine Nachtcreme können Sie verzichten.
- Bei Pickeln im Gesicht benutzen Sie wechselwarme Gesichtsbäder mit Wasser. Tupfen Sie die Haut anschließend trocken, reiben Sie mit Gesichtswasser darüber, und legen Sie Ihre Tagescreme auf.
- Bei Pickeln am Dekolleté benutzen Sie Gesichtswasser sowie eine Gesichtscreme für fettige oder Mischhaut.
- Bei trockener Nasenschleimhaut hilft eine Nasenspülung mit Salzwasser: 1 Esslöffel Kochsalz (ohne Zusatz) in 1 Liter abgekochtem Wasser aufgelöst (mehr Praxistipps zur Behandlung von Hautproblemen finden Sie auf S. 267 f.).

Herztöne

Ab der 12. Schwangerschaftswoche können Arzt oder Hebamme die kindlichen Herztöne mit einem mobilen Ultraschallgerät wahrnehmbar machen. Sie lauschen dann der von Herzen kommenden Botschaft Ihres Glückskinds.

Fruchtwasser

Für die Entwicklung des Kindes ist das Fruchtwasser unentbehrlich. Es umgibt den Embryo bereits in der Frühschwangerschaft, verhindert die Verwachsung mit der Eihaut und gibt dem wachsenden Baby später einen großen Bewegungsspielraum. Mittels Ultraschall kann die Fruchtwassermenge genau bestimmt werden: In der 12. Woche hat es ein Volumen von 60 Millilitern, in der 20. Woche etwa 500 und in der 36. Woche 1000 Milliliter. Zu viel oder zu wenig Fruchtwasser kann die Entwicklung des Kindes stören. Das Fruchtwasser ermöglicht auch die normale Entwicklung der Lunge. Während der Geburt stellt das Fruchtwasser die Durchblutung der Nabelschnur sicher.

★ 4. Monat ★

Willkommen im zweiten Schwangerschaftsdrittel! Ab jetzt erleben Sie eine Phase ungeahnter Kraft und Energie. Die Schwangerschaftsbeschwerden klingen ab und machen der ungetrübten Vorfreude auf den Nachwuchs Platz. Und schon bald spüren Sie den Flügelschlag des kleinen Schmetterlings in Ihrem Bauch. Glück pur.

Jetzt geht es rund in Ihrem Bauch. Das winzige Baby hat viel Bewegungsfreiheit in seiner Fruchtblase und trainiert eifrig. Das ist gut für die Knochenentwicklung. Es kann greifen, am Daumen lutschen und die Stirn runzeln. Zwischendurch wird Fruchtwasser geschluckt.

Im 4. Monat zeichnet sich der Dreifache Erwärmer für die Versorgung des Fötus verantwortlich, der sich nun an der mütterlichen Essenz aus der Niere bedient. Neben seinen Blutgefäßen bilden sich jetzt auch sämtliche mit Yang assoziierten Organe wie Magen, Gallenblase, Dünn- und Dickdarm sowie Harnblase und der Dreifache Erwärmer aus. Versuchen Sie insbesondere während dieser Zeit, emotionale Lasten hinter sich zu lassen, und üben Sie sich in seelischer Balance. Die TCM empfiehlt außerdem maßvolles Essen.

Woche 13

Mutter: Man sieht es Ihnen von außen noch nicht an, aber die Gebärmutter ist nun etwa so groß wie eine Grapefruit. Da könnte es Probleme mit der Lieblingsgarderobe geben. Der Harndrang lässt nach, und die Müdigkeitsattacken verschwinden. Dafür bekommen Sie ordentlich Appetit. 300 Kalorien täglich mehr dürfen es schon sein. Am besten, Sie besorgen sich vorsorglich bequeme, locker sitzende Kleidung. Zeit für »Belly«-Shopping (Bauchband u. a.). Die Brüste sind gleichfalls deutlich vergrößert. Passt Ihr BH noch? Bei manchen Frauen produzieren die Brustdrüsen bereits ein wenig Vormilch (klares oder gelbliches Sekret). Der frühe Milchfluss kann aber auch wieder aufhören und später erneut einsetzen. Das ist normal und bei jeder Frau anders.

Kind: Wachstum ist angesagt. Das Baby ist so lang wie Mamas Zeigefinger. Die Hirnanhangsdrüse ist fertig, die Schilddrüse produziert Hormone und die Bauchspeicheldrüse Insulin. Die glatte Muskulatur des Darms funktioniert, und die Darmzotten wachsen weiter. Die Leber produziert Gallenflüssigkeit, und die Gallenblase wächst. Die Stimmbänder im Kehlkopf bilden sich. Die ersten Knochen sind entstanden. Man erkennt im Ultraschallbild deutlich Rippen-, Becken- und Beinknochen. Auch die äußeren Genitalien entwickeln sich weiter. Der winzige Mensch ist ständig in Bewegung, ballt die Fäuste, strampelt mit den Beinen und spielt mit der Nabelschnur. Das Baby erkundet den Tastsinn. Und auf den Fingerspitzen entstehen bereits die bei jedem Menschen einzigartigen Linienmuster (Papillarmuster). Aktiv- und Ruhephasen wechseln sich im Rhythmus von Tag und Nacht ab.

Woche 14

Mutter: Sie genießen nun Ihren schwangeren Zustand in vollen Zügen. So langsam gewöhnen Sie sich auch an Ihre zukünftige Mutterrolle. Gelegentlich verursacht die Östrogenflut in Ihrem Körper (und die freudige Erregung) leichte Schlafstörungen. Ihre Schwangerschaft ist stabil, und Sie denken jetzt gern über Ihr Wellness-Programm nach: moderates Lauf- oder Schwimmtraining, Qi Gong und Meditation oder Wassergymnastik? Alles ist erlaubt, was guttut.

Kind: Am Kopf bilden sich knorpelige Schädelknochen (Keil-, Scheitel-, Stirnbein), die die beiden Nasenhöhlen im Oberkiefer formen. Die Zwerchfellmuskulatur entwickelt sich. Die Körperhaut ist nun komplett mit weichem Flaumhaar bedeckt (Lanugo), das bis zur Geburt wieder verschwindet. Das Baby hat noch viel Platz in seiner Fruchtwasserblase. Es schluckt die leicht süßliche Flüssigkeit und scheidet sie über die Nieren als Urin wieder aus. Somit verbraucht und produziert der Fötus Fruchtwasser. Innerhalb von drei Stunden wird auf diese Weise das Fruchtwasser komplett ausgetauscht. 100 Milliliter Fruchtwasser stehen in dieser Woche zur Verfügung. Das reicht für Schluckübungen und zum Training für den Muskelaufbau in der schwerelosen Wasserwelt. Das Baby kann greifen, die Stirn runzeln und Grimassen schneiden, gähnen und hat Schluckauf. Die sanft schaukelnden Bewegungen der Mama sind eine gute Gelegenheit, den Gleichgewichtssinn zu trainieren.

***Status-Info Fötus:** Scheitel-Steiß-Länge 7,5 cm bis 8,5 cm • Gewicht 30 g bis 50 g*

Das ist jetzt wichtig

Schwangerenvorsorge

Am besten informieren Sie sich schon jetzt über einen Geburtsvorbereitungskurs in der näheren Umgebung. Spätestens 12 Wochen vor dem errechneten Geburtstermin sollten Sie einen Platz in einer Gruppe gefunden haben. Der Kurs umfasst sechs bis sieben Doppelstunden oder findet an Wochenenden statt. Kurse von Hebammen oder Physiotherapeuten werden von den Krankenkassen bezuschusst.

Erste Hilfe

- ★ Zahnfleischbluten: eine weiche Zahnbürste benutzen, Mundspülung statt Zähne putzen, Plaque und Zahnstein entfernen lassen; Zahnhygiene ist wichtig. Zahnfleischentzündungen erhöhen das Risiko für eine Fehlgeburt.
- ★ Nasenbluten: Kopf nach vorn beugen, Nasenflügel 10 Minuten zusammendrücken (weitere Praxistipps zum Thema Nasenbluten finden Sie auf Seite 274 f.).
- ★ Schnupfen: Nasenspülung mit Kochsalzlösung (fertige 0,9-%ige oder eine selbst hergestellte aus 1 Liter Wasser und 9 Gramm Salz).
- ★ Sodbrennen: 3 Mandeln oder 2 Esslöffel Haferflocken oder eine Papaya, einen Apfel oder eine rohe Karotte sorgfältig zerkauen und schlucken, Kaffee und Schokolade meiden (weitere Praxistipps zum Thema Sodbrennen finden Sie auf Seite 256 ff.).
- ★ Schlafstörungen: Fußbad mit lauwarmem Wasser unter langsamer Zugabe von 1 Liter heißem Wasser, nach 5 Minuten abtrocknen, schlafen gehen (weitere Praxistipps zum Thema Schlafstörungen finden Sie auf Seite 279 ff.).
- ★ Spannungsgefühl in den Brüsten: kühlende Quarkpackungen oder Coldpacks auflegen (weitere Praxistipps zum Thema Spannungsgefühl in den Brüsten finden Sie auf Seite 258 ff.).

Schwangerschaftsstreifen

Wenn der Bauch größer wird, kann sich nabelabwärts eine streifige Hautveränderung zeigen. Hier hilft oftmals eine Bauch-Zupfmassage: den Bauch einölen/-cremen, die Haut zwischen Zeigefinger und Daumen behutsam nach oben zupfen und loslassen, den ganzen Bauch von unten (Schambein aussparen) nach oben bis unter die Rippen behandeln.

Regelmäßige Zupfmassage verbessert die Durchblutung und Elastizität des Bindegewebes.

Knochenaufbau

Für die Entwicklung starker Knochen braucht Ihr Kind reichlich Kalzium. Wenn Sie ganz bewusst viel Milch und Milchprodukte konsumieren, unterstützen Sie das Wachstum von Knochensubstanz.

Zwillinge

In einer Pränatalstudie beobachtete man, dass sich Zwillingsbabys im Fruchtwasser vorsichtig und zielgerichtet berühren, wenn sie sich aufeinander zubewegen.

Wenn es Ihr erstes Kind ist, müssen Sie sich noch etwas gedulden, bis Sie kleine Bewegungen des Babys spüren. Der Bauch wölbt sich zunehmend, und Sie schweben weiterhin in einer Wolke des Wohlgefühls. Super!
Das Wachstum geht weiter. Wer sich bei der Geburt vom Geschlecht seines Kindes überraschen lassen möchte, sollte beim Ultraschall nicht auf den Monitor schauen. Zahlreiche Organe funktionieren bereits einwandfrei.

Woche 15

Mutter: Der Bauch wird immer runder, und die Gebärmutter hat sich bis unter den Nabel ausgebreitet. Sie sehen aus wie das blühende Leben, haben eine phänomenale, fast überirdische Ausstrahlung. Ihre Haut wirkt straffer, da sie viel Feuchtigkeit hält. Gute Durchblutung sorgt für den rosafarben schimmernden Glanz. Das wird so bleiben, wenn Sie die Wasserflasche immer griffbereit haben. Allerdings ist die Haut durch Hormoneffekte dünner und empfindlicher als sonst. Hautschutz vor Sonnenstrahlung ist jetzt besonders wichtig. Sie werden schneller braun. Es können stärkere Pigmentierung und dunkle Flecken im Gesicht auftreten (die nach der Geburt wieder verschwinden). An den Beinen tauchen möglicherweise störende Besenreiser auf. Die wird man meist nicht so leicht wieder los.

Kind: Das Baby ist jetzt etwa so groß wie eine Avocado. Es trainiert weiter seine Lunge und »atmet« kleine Mengen Fruchtwasser ein und aus. Die Milz nimmt ihre Arbeit auf und beteiligt sich wie die Leber an der Blutbildung. Das Blut wird gefiltert, rote Blutkörperchen werden abgebaut und erste eigene Antikörper gebildet. Das Herz bewegt erstaunliche 100 Liter Blut durch den Kreislauf. Man kann den Herzschlag von außen abhören. Im Ultraschall sind die männlichen oder weiblichen Geschlechtsorgane klar zu unterscheiden. Hornhaut, Iris und Linse des Auges haben sich entwickelt und schlummern unter den geschlossenen Lidern. Die Knöchelchen im Innenohr sind komplett. Wenn Sie für Ihr Kind ein Lied summen, schlägt sein Herz vor Freude höher. Arme und Beine sind länger geworden. Fingernägel sind vorhanden. Gelenke und Gliedmaßen sind frei beweglich.

Woche 16

Mutter: Jetzt passt die gewohnte Kleidung wahrscheinlich nicht mehr richtig. Zeit, sich nach schicker Schwangerschaftsmode umzusehen. Ihr frisches gesundes Aussehen und volles Haar wird jeden beeindrucken, dem Sie begegnen. Viel Gewicht legen Sie in dieser Woche nicht zu, weshalb man sich bestimmt fragen wird, was das Geheimnis Ihrer Schönheit ist. Es könnte sein, dass sich die altbekannte Begierde nach Süßem bemerkbar macht. Zügeln Sie Ihre Lust. Allzu viel schnelle Kohlenhydrate schaden den Zähnen und belasten den Zuckerstoffwechsel enorm. Versuchen Sie es mit Nüssen, süßen Früchten, Trockenfrüchten oder Joghurt. Wenn es Schokolade sein muss, dann die echte schwarze mit 80 Prozent Kakao.

Kind: Wenn Fruchtwasser verschluckt wird, bildet sich ein wenig Stuhl im Darm (Mekonium), der typisch dunkelgrün ist. Das beweist, dass die Leberzellen Hämoglobin abbauen und den Gallenfarbstoff Bilirubin produzieren. Darmbewegungen kommen erst später hinzu. Bei den Nerven außerhalb des Gehirns (periphere Nerven) entwickeln sich bereits die fetthaltigen und isolierenden Umhüllungen (Markscheiden). Dieser Prozess geht noch bis ins zweite Lebensjahr weiter. Immer mehr Nerven verbinden sich mit der Muskulatur. Im Kiefer vergrößern sich die Anlagen der Milchzähne weiter, und gallertartiges Prädentin (Vorstufe von hartem Zahnschmelz) bildet sich. Die unreifen Anlagen der bleibenden Zähne rutschen tiefer nach unten. Bei Jungen ist die Penisspitze von der Vorhaut bedeckt, und der Hodensack wächst. Die Hoden selbst befinden sich noch im Körper und werden erst im 9. Monat in den Hodensack abwärts gewandert sein. Ihr Baby ist jetzt so groß, dass Sie es zusammengerollt auf der Handfläche halten könnten.

Status-Info Fötus: Scheitel-Steiß-Länge 10 cm bis 12 cm • Gewicht 90 g bis 110 g

Das ist jetzt wichtig

Schwangerenvorsorge

- 2. Termin: Arztbesuch zur Kontrolle. Falls gewünscht: Amniozentese, Triple-Test (AFP, E3, β-HCG)
- Am besten, Sie kümmern sich schon jetzt um eine Nachsorgehebamme für die Zeit des Wochenbetts. In der Stadt sind Hebammen rasch ausgebucht, auf dem Land sollte man sich spätestens bis zur 30. Woche angemeldet haben.
- Kündigungsschutz bis 4 Monate nach der Geburt. Mutterschutz: Schutz am Arbeitsplatz (Gefahren, Risiken, Über-

anstrengung), Krankschreibung, eingeschränkte Arbeitserlaubnis, individuelles Beschäftigungsverbot bei Gehaltsfortzahlung
- Je früher Sie sich um einen Krippenplatz bemühen, desto größer sind die Chancen.

Haut und Haare
- Pickel und Pusteln: Östrogene verstärken die Talgproduktion, was die Haut geschmeidig macht, aber auch Poren verstopfen kann. Ein Peeling und Gesichtsreinigung mit seifenfreier Lotion oder Olivenölseife helfen (weitere Praxistipps zum Thema Haut finden Sie auf Seite 267 f.).
- Besenreiser: Schützen Sie Ihre Gesichtshaut vor extremen Temperaturen. Experten empfehlen Vitamin-C/-E-reiche Kost.
- Kopfhaar: Das Volumen nimmt um 10 Prozent zu. Trockenes Haar: bürsten oder Ölkur; stumpfes Haar: Kurpackung mit Eigelb und Zitrone; fettiges Haar: Haarwäsche mit Apfelessig-Salbei-Spülung. Auf Haarefärben besser verzichten!
- Nägel: Nur acetonfreie Nagelpflegeprodukte!

Fitness
- Regelmäßiges moderates Training; maximale Trainingseinheit: 45 bis 60 Minuten pro Tag. Nicht übertreiben, Zeit lassen, Gelenke und Rücken schonen; kein Extrem-, Leistungs- und Kontaktsport!
- Konditionstraining empfohlen: Aquafitness/Aquarobic/Aquajogging/Aquaspinning, Bergwandern (bis 1800 Meter Höhe), Golf, Radfahren, Schwimmen, Tanzen, Walking und natürlich Qi Gong.
- Sauna: ab dem 4. Monat empfohlen

Nabelschnur
Die Nabelschnur verbindet das ungeborene Kind mit dem Mutterkuchen (Plazenta). Es ist der lebenswichtige Anschluss an den mütterlichen Organismus, zur Versorgung mit Nährstoffen und Sauerstoff via Blut. Der Bauchnabel ist die Andockstelle der Nabelschnur am kindlichen Körper. Über die Nabelvene gelangt sauerstoffreiches Blut direkt zum Herzen. Über die Nabelarterien wird sauerstoffarmes verbrauchtes Blut ausgeschleust. Die Nabelschnurgefäße sind von einer sehr widerstandsfähigen und elastischen Hülle umgeben. Die spiralige Verdrehung der Gefäße verhindert, dass sich das Kind selbst stranguliert. Am Ende der Schwangerschaft ist die Nabelschnur 50 bis 60 Zentimeter lang und bis zu zwei Zentimeter dick. Nach der Geburt des Kindes und der Plazenta wird die Nabelschnur durchtrennt (Abnabelung). Bei etwa jedem fünften Kind ist die Nabelschnur ein oder mehrere Male um den Hals oder Körper geschlungen, weil die Nabelschnur zu lang oder zu viel Fruchtwasser vorhanden ist. Dieser Zustand ist unproblematisch. Nur sehr selten kommt es zu Komplikationen.

★ 5. Monat ★

Man sieht Ihnen das Babyglück mittlerweile an. Ihr Sprössling wird am Ende des Monats so kräftig gewachsen sein, dass Sie seine Bewegungen spüren können. Gelegentlich zieht es ein wenig in der Leistengegend, und das Körpergefühl verändert sich.

Wachsen und gedeihen, Fett ansetzen, den Bewegungsapparat trainieren und Atemübungen stehen auf dem Fötus-Programm in diesen Wochen. Bei Mädchen werden jetzt die Voraussetzungen dafür geschaffen, dass die zukünftige Frau selbst Kinder bekommen kann.

Laut TCM nimmt nun die Milz das Zepter in die Hand und umsorgt den Fötus. Diese Leitbahn geht jetzt eine Verbindung mit den Nieren ein. Da das Kind während dieser Phase nun sein Gemüt entwickelt und das Qi des Herzens von seiner Mutter empfängt, sollten Sie die Sonne in vollen Zügen genießen, sich aber dennoch keiner intensiven Hitze aussetzen. Aus diesem Grund wird auch von Moxibustion, heißen Wickeln oder Saunagängen abgeraten. Ausgiebiger Schlaf ist empfehlenswert.

Woche 17

Mutter: Die Gebärmutter ist jetzt so gewachsen, dass sich der Körperschwerpunkt verlagert. Dadurch geraten die großen Haltebänder, die die Gebärmutter fixieren, unter Druck. So können bei Bewegungen Zugschmerzen an der Leiste beidseits des Nabels und im Rücken abwärts bis zum Kreuzbein auftreten. Am besten, Sie schalten einen Gang herunter, nehmen sich mehr Zeit für Ihre Aktivitäten und legen öfter Ruhepausen ein. Auf flachen Schuhen gewöhnen Sie sich besser an das neue Körpergefühl. Erfreulich ist, dass der lästige Harndrang nicht mehr so ausgeprägt ist wie in den Monaten zuvor. Und mit etwas Glück spüren Sie bereits jetzt die ersten Bewegungen des kleinen Wesens im Bauch. Sie fühlen sich rundum wohl in Ihrer Haut und genießen hoffentlich eine unbeschwerte und glückliche Zeit in der Partnerschaft. Wenn Sie verreisen möchten, ist jetzt die beste Zeit dafür.

Kind: Die Nabelschnur verlängert sich deutlich, und der Mutterkuchen (Plazenta) ist nun etwa genauso groß wie das Baby. Fettgewebe unter der Haut wird gebildet, und die Knochenentwicklung im Rücken macht weiter Fortschritte. Die Muskulatur wird kräftiger, und das Baby kann den Kopf heben. Auch im Nervensystem tut sich viel: Die synaptische Vernetzung im Gehirn beschleunigt sich, Reflexe reifen, der Gehörsinn wird geschärft. Der Kreislauf funktioniert jetzt tadellos. Ein einfaches Immunsystem entwickelt sich.

Woche 18

Mutter: Ihr Baby ist nun so lang wie ein Kugelschreiber und Ihre Gebärmutter ungefähr so groß wie eine Melone. Sie vergrößert sich in Richtung Nabel, was die Blase entlastet. Mittlerweile ist die Haut durch ihre elastischen Fasern unglaublich dehnfähig geworden. Dort, wo die Haut sehr stark gedehnt wird, können aber feine Risse im Unterhautgewebe entstehen: Schwangerschaftsstreifen (Striae). Das betrifft auch nicht schwangere Frauen! Regelmäßige Zupfmassage der eingeölten Haut ist eine wirksame Gegenmaßnahme (→ Seite 197). Die Durchblutung des Beckenbodens verstärkt sich. Auch die erhöhte Feuchtigkeit der Vagina ist normal. Der Ausfluss von farblosem, weißem und geruchlosem Sekret schwemmt Krankmacherkeime aus. Das Beste kommt zum Schluss: Sie entdecken eine ungeahnte Lust auf Sex! Gibt es etwas Schöneres?

Kind: In dieser Woche ist das Baby erstmals größer und schwerer als die Plazenta. Es ist sehr aktiv und bewegt sich lebhaft. Die Lungenstrukturen sind fertig ausgebildet. Nun folgt die Entwicklung der Lungenbläschen, die später für den Austausch von Sauerstoff und Kohlendioxid gebraucht werden. Darüber hinaus erweitern sich die Atemwege zu Bronchien und Bronchiolen. Bei Jungen und Mädchen kann man Brustdrüsen und Anzeichen von Brustwarzen erkennen. Bei Mädchen entstehen die Eierstöcke, wo sich unzählige Primärfollikel befinden, die sich bis zur Geburt unablässig teilen und schließlich mehr als 400000 Eizellen produziert haben. Im Nervensystem wird die Umhüllung von Nervenfasern mit Myelinscheiden fortgesetzt. Die Knochen bauen zunehmend mehr Kalzium ein, werden fester und stabiler.

Status-Info Fötus: *Scheitel-Steiß-Länge 13 cm bis 14 cm • Gewicht 150 g bis 180 g*

Das ist jetzt wichtig

Schwangerenvorsorge

3. Termin: Arztbesuch zur Kontrolle. Falls erforderlich: Doppler-Untersuchung der Blutgefäße der Gebärmutter

Hautpigmentierung

- Auffällige pigmentierte Hautveränderungen können auftreten: Sommersprossen, Leber- und Pigmentflecken. Sonnenbäder verstärken diese Tendenz. Das ist eine »Nebenwirkung« der hohen Östrogenspiegel im Blut, wodurch die Bildung des Farbstoffs Melanin stimuliert wird.
- Im Gesicht kann sich sogar eine »Schwangerschaftsmaske« (Melasma, Chloasma) zeigen: hellgelbe bis bräunliche Verfärbungen um Mund und Nase sowie an der Stirn. Ein Make-up (ohne schädliche Chemie) kaschiert diesen Makel. Nach der Geburt normalisiert sich das Hautbild wieder. Sorgen Sie vor allem für einen wirksamen Sonnenschutz gegen schädliche UV-Strahlung.
- Die Brustwarzen dunkeln kräftig nach, und zwischen Nabel und Schambein erscheint eine senkrechte braune Linie (Linea nigra). Pigmentierungen können auch an der Innenseite der Oberschenkel, unter den Achseln und im Genitalbereich auftreten. Auch diese Veränderungen bilden sich nach der Entbindung zurück.

Eisenbedarf

Je länger die Schwangerschaft dauert, desto mehr leeren sich die körpereigenen Eisenspeicher. Dann verringert sich die Zahl roter Blutkörperchen (Hb-Wert), und eine Blutarmut (Anämie) droht. Die häufigsten Beschwerden sind Müdigkeit, Konzentrationsschwäche, Leistungsabfall, Hautblässe,

Schwindel, Kopfschmerz, Atemnot und Herzklopfen. In der Schwangerschaft ist der Eisenbedarf zwei- bis vierfach erhöht. Ausreichend Eisen, Vitamin B12 und Folsäure sind für die normale Entwicklung des Babys von großer Bedeutung. Normale Hb-Werte sind 11 g/dl im 1. und 3. sowie 10,5 g/dl im 2. Schwangerschaftsdrittel. Ist der Hb-Wert niedriger, verordnet der Arzt ein Eisenpräparat. Mit eisenreichen Nahrungsmitteln kann man Anämie vorbeugen: rotes Fleisch, grüne Gemüse (z.B. Brokkoli) und Salate (z.B. Feldsalat), Hirse, Haferflocken, Rote Bete(-saft), Trockenobst. Zitrusfruchtsäfte dazu verbessern die Eisenaufnahme.

Es ist vielleicht die schönste und glücklichste Phase der Schwangerschaft. Sie tragen Ihr Kind unter dem Herzen, dessen Bewegungen Sie jeden Tag spüren – und Sie haben ein besonders starkes Verlangen nach Sex. Wenn Sie noch die Rückenprobleme in den Griff bekommen, ist Ihr Glück perfekt.

Herz und Sinne sind die Themen der Entwicklung in der zweiten Hälfte des 5. Monats. Es geht vor allem um die komplexen Strukturen des Hautorgans, den Tast- und Geschmackssinn. Und das Geschlecht der Mädchen wird vervollständigt.

Woche 19

Mutter: Die Gebärmutter hat jetzt fast die Höhe des Nabels erreicht. Das zusätzliche Gewicht sowie das Bänder lockernde Hormon Relaxin können Rückenschmerzen verursachen. Ein Schwangerschaftsgürtel oder spezielle Rückengymnastik schaffen Abhilfe. Manche Frau hat auch mit verstopfter Nase zu kämpfen – ohne Allergie oder Erkältung. Wenn Sie ausreichend Flüssigkeit aufnehmen, sich viel bewegen und gelegentlich Nasenspülungen mit Kochsalzlösungen machen, beugen Sie solchen Beschwerden vor. Abgesehen davon fühlen Sie sich nach wie vor schön, gesund und sehr selbstbewusst. Volles Haar und der Glanz der Fingernägel machen Sie unwiderstehlich und äußerst attraktiv.

Kind: Nach wie vor stehen die Gewichtszunahme und die Bildung von Fettreserven auf dem Programm. Mit den Händen kann der kleine Mensch schon kräftig greifen. Im Herzen bilden sich die Segelklappen der beiden Vorhofkammern, und das Taktgebersystem mit dem Sinusknoten übernimmt die Kontrolle des Herzschlags. Die Pumpleistung beträgt schon 28 Liter Blut pro Tag. In der Haut vermehrt sich die Zahl der Tastkörperchen. Im Darm sammeln sich Stoffwechselprodukte (Kindspech). Und das Nervensystem sucht nach Verbindungen zu allen Sinnesorganen. Die Plazenta ist nun komplett ausgereift und sorgt für reibungslosen Stoffwechsel.

Woche 20

Mutter: Die Gebärmutter ist nun auf Nabelhöhe angekommen. Bei jeder Untersuchung wird nun auch der obere Rand der Gebärmutter (Fundus) abgetastet. Das Baby fühlt sich in Ihrem Bauch pudelwohl, turnt und purzelt herum, tritt um sich und strampelt. Wenn der Partner sein Ohr auf Ihren Bauch legt, kann er den Nachwuchs belauschen. Die Brüste sind mittlerweile merklich größer geworden. Vielleicht ist ein Umstands-BH fällig, der das Bindegewebe stützt und den Rücken entlastet.

Kind: Die Hautentwicklung wird mit der stärkeren Ausbildung von Papillarlinien an den Fingerspitzen und von Hautdrüsen, die wasserabweisende Käseschmiere (Vernix caseosa) produzieren, fortgesetzt. Die wollige Lanugo-Behaarung hält den Fettfilm auf der Haut. Am Kopf fallen bereits Lanugo-Haare aus und werden durch »echte« Haare ersetzt. Im Fruchtwasser enthaltene Haut- und Haarzellen werden vom Baby geschluckt, was die Verdauung und Darmbewegungen anregt. Geschmacksknospen auf der Zunge sind so gut entwickelt, dass das Baby eine Vorstellung davon bekommt, was die Mama gerade gegessen hat. Die Gebärmutter, Klitoris und Vagina beim weiblichen Fötus sind bereits vollständig vorhanden. Die Reifung der Brustdrüsen ist noch im Gange. Unzählige Nervenzellen wandern in die Hirnwindungen ein. Pro Minute entstehen 200000 neue Gehirnzellen. Bis zur Geburt werden es 100 Milliarden sein. Ihr Baby wird von Woche zu Woche größer und kräftiger. Das spüren Sie jetzt ganz genau.

Status-Info Fötus: *Scheitel-Steiß-Länge 15 cm bis 16 cm • Gewicht 220 g bis 300 g*

Das ist jetzt wichtig

Schwanger unterwegs

Der 5. bis 7. Monat ist die beste Zeit, um eine entspannte Auszeit zu nehmen, zu verreisen oder gemeinsam mit dem Partner einen romantischen Urlaub zu verbringen.

- Gipfelstürme, Trekking-Touren, tropisches Klima oder Langstreckenflüge scheiden aus. Zu kompliziert oder zu gefährlich für Schwangere. Man denke an erforderliche Impfungen für die Einreise (Gelbfieber, Malaria u.a.).
- Klären Sie den Versicherungsschutz bei Auslandsreisen mit Ihrer Krankenkasse. Optimal, wenn Sie auch noch die dortige Sprache beherrschen. Lockere und bequeme Kleidung, flaches, gut passendes Schuhwerk, bei längerer Fahrt auch Stütz- und Kompressionstrümpfe sind empfehlenswert. Legen Sie jede Stunde eine Bewegungspause ein und betreiben Sie Fußgymnastik im Sitzen, um die Durchblutung zu unterstützen. Ein kleines Kissen für den Rücken nicht vergessen! Sorgen Sie für Abkühlung an heißen Tagen.

★ Bahn, Auto, Schiff: Bei Bahnreisen ist Koffertragen tabu. Das erledigt Ihr Partner oder der Gepäckservice. Platzreservierung ist selbstverständlich, und Toiletten gibt es auch. Mit einem Duftkissen oder einem Riechfläschchen schützen Sie sich vor aufdringlichen Gerüchen. Bei Autoreisen legen Sie häufige Pausen ein, vertreten sich die Beine und lernen viele neue Toiletten und WCs kennen. Schaffen Sie sich Beinfreiheit und legen Sie den Gurt locker über die Brust. Schiffsreisen sind für Schwangere weniger empfehlenswert. Da wird Ihnen leicht übel.

Sex mit Babybauch

Einige chinesische Schriften raten vom Geschlechtsverkehr währen der ersten und letzten drei Schwangerschaftsmonate ab. Der Grund: Die Nieren nähren und erhalten die Frucht in der Gebärmutter. Hat eine schwangere Frau Geschlechtsverkehr, entweicht durch den Orgasmus wertvolle Nieren-Essenz Jing. Chinesische Gelehrte gehen davon aus, dass dies im ersten Schwangerschaftsdrittel zu einer Fehlgeburt und in den letzten drei Monaten zu Schwangerschaftskomplikationen führen kann. Die Schulmedizin sieht das jedoch anders: Bei gutem Schwangerschaftsverlauf spricht nichts gegen die schönste Nebensache der Welt. Tatsächlich können Frauen ab dem zweiten Schwangerschaftsdrittel unter dem Einfluss der Hormonflut und starken Durchblutung intensive orgasmische Gefühle erleben. Und das Kind profitiert sogar davon, da bei der Frau im Falle eines Orgasmus Oxytocin ausgeschüttet wird. Die Substanz löst Entspannung und Glücksgefühle aus, die sich günstig auf den Sprössling auswirken. Außerdem bringt der Höhepunkt das Herz-Kreislauf-System in Schwung. Darüber hinaus finden Männer die pralle runde Weiblichkeit meist äußerst erotisch.

Das Baby wird Ihre intensive Ekstase der Liebe genießen. Geborgenheit, zärtliche Intimität und liebevoller Körperkontakt stärken die Beziehung aller drei Beteiligten. Sex ist also gut, für Sie, Ihren Partner und für das Baby. Und nein, Wehen werden nicht ausgelöst!

Rückenschule

Mehr als 50 Prozent der Schwangeren leiden unter Rückenschmerzen, meist im unteren Rücken. Muskeln, Bänder, Bandscheiben oder Gelenke sind durch Fehlhaltungen, schwache/verspannte Muskeln und Bänderdehnung überlastet, oder es betrifft die Beckengelenke. Hier helfen Übungen zur Kräftigung der Bauch-, Rücken- und Beckenmuskulatur, ausreichender Nachtschlaf in Seitenlage, passendes (flaches) Schuhwerk, rückenschonendes Bücken und Heben, ein Schwangerschaftsgürtel sowie Wärme, Kälte (Bad, Dusche, Wärmflasche) und Massagen. Weitere Praxistipps finden Sie auf Seite 276 ff.

Symphysen-Fundus-Abstand

Bis zur 36. Woche schiebt sich die Oberkante der Gebärmutter (Fundus) stetig nach oben. Bei der Vorsorgeuntersuchung wird der Abstand vom Schambein (Symphyse) zum Fundus bestimmt und in Zentimetern angegeben. Der aktuelle Wert ist unwichtig. Man achtet eher darauf, ob Veränderungen des Wachstums nachweisbar sind, die auf Probleme hinweisen.

Blutungen

Plötzliche Blutungen im Verlauf der Schwangerschaft muss man in jedem Fall als verdächtig einstufen und ärztlich abklären lassen. In der Regel ist die Blutung harmlos und kein

Grund zur Beunruhigung. Mögliche Ursachen können mit dem Ultraschall beurteilt werden. Ab der 38. Woche ist eine Zeichnungsblutung (Schleim mit ein wenig Blut vermischt) sogar ein günstiges Zeichen dafür, dass der Muttermund leicht geöffnet ist und eine unkomplizierte Geburt bevorsteht.

★ 6. Monat ★

Halbzeit!!

Ihr kleiner Sprössling fühlt sich pudelwohl in Ihrem Bauch, der von Tag zu Tag runder wird. Dass ab und zu ein paar Tropfen Vormilch aus den Brustdrüsen kommen, steigert nur noch die freudige Erwartung auf den Nachwuchs, der bald in Ihren Armen liegen wird. Ein unbeschreiblich schönes Gefühl.

Ab jetzt wird die Größe des Babys in voller Länge gemessen, vom Scheitel bis zu den Fersen. Es ist etwa 26 Zentimeter lang und wiegt knapp 400 Gramm. Und die Beine sind ständig in Bewegung. Das spüren Sie ganz deutlich.

Im 6. Monat übernimmt der Magenmeridian die Verantwortung für den Fötus. Aus diesem Grund werden während dieser Phase auch Mund und Augen des Sprösslings ausgebildet, da diese Organe mit dem Magen korrelieren. Die Mutter lässt ihm Qi aus der Lunge zukommen, das für die Ausformung der Sehnen sorgt.

Da das Baby nun zwischen Freude und Leid differenzieren kann, sollten Sie für emotionale Ausgeglichenheit sorgen. Lassen Sie sich nicht von Ihren Emotionen beherrschen! Auch hier kommt wieder die Meditation ins Spiel, die Ihnen dabei helfen kann, zu sich zu kommen, und seelisches Gleichgewicht ermöglicht. Ebenso kann Sport den Geist befreien. Vermeiden Sie jedoch Überlastung und kennen Sie Ihre Grenzen.

In einem Punkt widersprechen sich die alten chinesischen Überlieferungen in Bezug auf Empfehlungen für den 6. Schwangerschaftsmonat: Einerseits soll die schwangere Frau während dieser Zeit das Land aufsuchen, um dort Hunden und Pferden beim Laufen zuzusehen, und andererseits soll sie im Haus verweilen. Wie dem auch sei: Machen Sie, was Ihnen guttut! Auf jeden Fall macht sich Wildfleisch während dieser Zeit gut auf dem Speiseplan, da es für eine starke Wirbelsäule und einen robusten Rücken sorgt. Darüber hinaus wirkt es sich günstig auf die Haut des ungeborenen Lebens und dessen Muskeln sowie Sehnen aus. Leichte Leibesübungen wie Qi Gong oder Spaziergänge an der frischen Luft sind ebenfalls von Vorteil.

Woche 21

Mutter: Ab jetzt überwiegt die Freude über das Kind in Ihrem Bauch. Es turnt und strampelt herum. Es lauscht den Melodien, die Sie leise summen. Es nimmt an allem, was geschieht, mit allen Sinnen teil. Ihre Ängste und Unsicherheiten der vergangenen Wochen lösen sich mehr oder weniger in Luft auf. Mediziner nennen dies die Konkretisierungsphase der Schwangerschaft. Die Brustdrüsen beginnen bereits damit, Kolostrum (Vormilch) zu bilden. Es tröpfelt oder schießt gelegentlich im Strahl heraus. Da das Gewicht des Babys rasch zunimmt, könnten sich Beschwerden der »schweren Beine« zeigen. Schwellungen an den Füßen, Beinen, Händen und im Gesicht durch Wassereinlagerung werden als Ödeme bezeichnet. Ihr Venensystem ist mittlerweile an der Grenze der Belastbarkeit angekommen.

Kind: Die kleinen Beine werden immer länger und fleißig trainiert. Die Knochen wachsen, bauen vermehrt Kalzium ein, und auch die Muskulatur wird kräftiger. Manchmal lutscht es schon am kleinen Daumen und sicher wird es auch viel schlafen. Wärme speicherndes/produzierendes braunes Fettgewebe am Nacken, an den Schultern und am Rumpf bildet sich, damit der fröhliche Strampler nicht frieren muss. An den Augenlidern zeigen sich die ersten zarten Wimpern. Die Finger- und Fußnägel werden immer fester. Ihr Baby kann jetzt Temperatur, Druck, Schmerz und Licht wahrnehmen. Es kann aber vor allem schon recht gut hören. Die Lieder, die Sie jetzt singen oder hören, wird Ihr Kind niemals vergessen.

Woche 22

Mutter: Die Vorbereitung der Brüste auf das Stillen geht weiter: Rund um den Warzenhof zeigen sich kleine pickelartige Erhebungen (Montgomery-Drüsen). Diese Drüsen sondern fetthaltiges Pflegesekret für die Brustwarzen und den Warzenhof ab. Das hält die Haut geschmeidig und beugt Rissen und Verletzungen vor, wenn das Kind gestillt wird. Da die Schleimhäute noch immer sehr gut durchblutet sind, kann es leichter zu Nasen- oder Zahnfleischbluten kommen. Wenn der Rücken schmerzt, lassen Sie sich massieren, legen öfter entspannende Pausen ein, machen Gymnastik im Vierfüßlerstand oder Qi-Gong-Übungen. Da die Blutmenge im mütterlichen Kreislauf bis zur Geburt kontinuierlich ansteigt, kann Ihnen gelegentlich schwindlig werden. Wie gesagt: Nehmen Sie sich Zeit für Entspannung und gönnen Sie sich kleine Wohltaten.

Kind: Mittlerweile sind die Nieren voll funktionsfähig und produzieren von nun an Fruchtwasser, das bislang von der Plazenta kam. In jeder Woche nimmt das Flüssigkeitsvolumen um durchschnittlich 50 Milliliter zu. Aktuell sind es etwa 450 Milliliter. Fruchtwasser enthält Mineralstoffe, Zucker und Eiweiß. Das Baby nimmt häufig einen Schluck davon und bekommt immer wieder Schluckauf. Das trainiert die Zwerchfellbewegung. So werden die Funktionen der Nieren, des Darms und der Lunge gleichzeitig eingeübt. Das Fruchtwasser bleibt aber trotz der Ausscheidung von Urin und Stuhl immer steril. Darüber hinaus entwickeln sich Schweißdrüsen in der Haut, die für den späteren

Säureschutzmantel gebraucht werden. In den Achseln und in der Genitalregion zeigen sich Ansätze von Duftdrüsen. Das kleine Herz schlägt jetzt 120- bis 150-mal pro Minute. Besorgen Sie sich ein Stethoskop und verfolgen Sie den Rhythmus des neuen Lebens.

Status-Info Fötus: *Scheitel-Fersen-Länge 25 cm bis 26,5 cm • Gewicht 380 g bis 430 g*

Das ist jetzt wichtig

Schwangerenvorsorge

- 4. Termin: Arztbesuch zur Kontrolle: oraler Glukosetoleranztest (oGTT) nach Beratung
- 2. Ultraschall-Untersuchung: Beurteilung von Wachstum, Plazenta, Fruchtwasser, Organentwicklung, Fehlbildungsdiagnostik
- Scheidenflora: Milchsäurebakterien sind nützliche Helfer, die in der Scheide angesiedelt sind. Verzichten Sie aber bitte auf den in Joghurt getränkten Tampon. Er schadet mehr, als er Nutzen bringt. Bei der Vorsorge oder zu Hause mit einem pH-Wert-Teststreifen/-stäbchen (Apotheke) kann man feststellen, ob genügend Milchsäurebakterien vorhanden sind. Bei pH-Werten unter 4,7 ist alles in Ordnung. Bei Werten über 4,7 kann die Vaginalflora normalisiert werden (Verordnung durch Hebamme/Ärztin): Vorbeugung: Baumwollunterwäsche, pH-neutrale Waschlotion; Vorbeugung Pilzinfektion: Vaginalzäpfchen (Apotheke), Lapachotee (Getränk, Sitzbad)

Modisch schwanger

Shopping macht immer Spaß. Und es gibt durchaus schicke »Umstandsmode«. A- oder Empire-Kleider können Sie auch danach noch wunderbar tragen. Und Skinny-Jeans mit Baumwollbund erfüllen ihren Zweck nicht nur während der Schwangerschaft. Gleichermaßen sind Boyfriend-Shirt oder -Hosen schon lange in Mode. Stiefmütterliches Aussehen während der Schwangerschaft ist heutzutage passé. Wenn der Hosen- oder Rockbund zu eng ist, lassen Sie einfach die Knöpfe offen und binden sich ein schönes Tuch herum. Inzwischen gibt es keinen Grund mehr, sich während »anderer Umstände« nicht in Schale werfen zu können. Als Faustregel gilt: Sie brauchen je nach Anforderungen im Beruf und zu Hause wahrscheinlich mindestens vier Hosen, zwei Röcke, zwei Kleider, einige neue Oberteile und T-Shirts. Auch aus hygienischen Gründen sollten Sie sich für Baumwollunterwäsche entscheiden. Gegen hochwertige Seidenunterwäsche spricht ebenfalls nichts. Passt der BH noch? Mit flachen Schuhen, Sneakers, Ballerinas, Pantoletten und den guten alten Flip-Flops oder Gesundheitssandalen beugen Sie Rückenschmerzen vor. Sie werden bestimmt ein Lieblingsoutfit für die Schwangerschaft finden.

Ultraschall-Info

Die 2. Ultraschall-Untersuchung ist die aufwendigste Beurteilung des Entwicklungszustands Ihres Kindes. Sie kann bis zu 30 Minuten dauern, wobei der Schallkopf auf Ihrer Bauchdecke (Kontaktgel aufgetragen) bewegt wird. Nacheinander werden folgende Fragestellungen inklusive Fehlbildungsdiagnostik beantwortet:

Lage des Kindes, Anzahl der Kinder (Zwilling, Mehrling), Vitalität, kindliche Bewegungen, Lage der Plazenta, Gebärmutterhals, Fruchtwassermenge, Organentwicklung, Größe des Kindes, Kopfdurchmesser/-umfang, Hirnventrikel, Kleinhirn, Gesichtsprofil, Wirbelsäule, Arme und Beine, Oberschenkel-/Oberarmlänge, Hand-/Fußstellung, Lungenentwicklung, Zwerchfell, Herz (vier Kammern), Gefäßentwicklung (Aorta, Lungenarterie), Bauchumfang, Nieren, Harnblase, Ausschluss von Fehlbildungen am Bauch von Nierenbeckenerweiterung, Nierenzysten.

Es macht Ihnen wirklich nichts aus, dass Sie momentan manchmal etwas vergesslich sind oder sich nicht richtig konzentrieren können. Sie wissen, was im Leben zählt: Ihr Baby, sonst nichts!

»Eine kleine Nachtmusik«, »Isn't she lovely« oder »Für Elise«? Ihr Baby hat jetzt schon ein so gutes Gehör, dass es solchen unsterblichen Melodien gespannt und mit großem Interesse lauscht. Und die Lichtzeichen von Papas Taschenlampe werden mit zuckenden Augenlidern beantwortet.

Woche 23

Mutter: Vielleicht denken Sie auch darüber nach, wo und wie Ihr Kind zur Welt kommen soll. Sie können sich im Internet umsehen oder Info-Abende von Kliniken und Geburtshäusern besuchen. Die Blutüberfülle im Körper führt mitunter zu Schwindelanfällen, wobei Ihnen schwarz vor Augen wird. Legen Sie sich dann auf den Rücken mit den Füßen auf Kissen oder einer Lehne hochgelagert. Bewegen Sie die Füße im Sprunggelenk auf und ab und seitwärts. Das aktiviert die Waden-Muskel-Pumpe.

Kind: Die Haare und Augenbrauen werden dichter, die Rachenmandeln bilden sich, und das Innenohr ist so gut wie fertig. Das akustische Ambiente wird vom Konzert der Körpergeräusche der Mutter dominiert, vom schlagenden Herz, Gurgeln und Gluckern im Darm, vom zischenden Puls der großen Blutgefäße und der Nabelschnurgefäße – und von den melodischen Vibrationen Ihrer Stimme. Wenn Sie Ihren Sprössling für Mozart, Beethoven oder Stevie Wonder begeistern möchten, singen oder summen Sie einfach die Melodien mit. Später werden Sie Ihr eventuell ängstliches Kind mit diesen Songs auf wunderbare Weise beruhigen und in den Schlaf singen können. Ihr Baby hat jetzt fast schon regelmäßige Schlaf- und Wachphasen.

Woche 24

Mutter: Ihr Bauch fühlt sich wunderbar rund an, wenn Sie die Hände darauf legen und Ihr Glückskind spüren. Ihre Lebenslust wirkt ansteckend. Wie schön, wenn der Partner sein Ohr auf Ihren Bauch legt und das geheimnisvolle verborgene Lebewesen belauscht. Das festigt schon früh die Verbundenheit der zukünftigen kleinen Familie. Sie haben kaum noch irgendwelche lästigen Beschwerden, höchstens einen kleinen Pigmentfleck und ein Pickelchen da und dort. Sie genießen das Leben und gesundes gutes Essen, haben Lust auf Bewegung und sind kontaktfreudig. Nichts spricht gegen Mama-Shopping, eine kleine Reise oder ein Wellness-Wochende.

Kind: Wachstum und Gewichtszunahme! Ihr Kind wird größer und größer. Vor allem das Gehirn legt ordentlich zu. Der Kopfumfang beträgt etwa 22,5 Zentimeter. Die Regenbogenhaut des Auges ist voll entwickelt. Ihr Baby blinzelt bereits. Unter den geschlossenen Lidern sind Augenbewegungen erkennbar. Lichtreize lösen Reaktionen aus. Auf der Haut beginnt sich die Hornschicht zu bilden. Das Immunsystem wird durch die Produktion weißer Blutzellen weiter ausgebaut. Die Geschmacksknospen im Mund sind nun ausgereift. Das Baby kann die Geschmackswahrnehmung schulen, wenn es Fruchtwasser aufnimmt. Das Fruchtwasser enthält nun auch abgestorbene Zellen, Käseschmiere und Haare.

***Status-Info Fötus:** Scheitel-Fersen-Länge 28 cm bis 30 cm • Gewicht 480 g bis 630 g*

Das ist jetzt wichtig

Schwangerenvorsorge

Bei Tätigkeiten am Arbeitsplatz und im Haushalt sollten Sie Risiken für das ungeborene Kind vermeiden.

- Bewegen Sie sich grundsätzlich etwas langsamer und mit Bedacht. Vorsicht bei Treppenstufen!
- Keine Tätigkeiten mit Arm-über-Kopf-Bewegung, auf Stühlen oder Leitern.
- Keine schweren Kisten oder Gegenstände tragen.
- Heben und Tragen nur mit geradem Rücken und Kniebeugen, Gegenstände dicht am Körper.
- Exposition von Staub, Farben, Lacken, Lösungsmitteln und Klebstoffen vermeiden (Renovierung).
- Bei Arbeiten im Garten und im Haushalt immer Handschuhe tragen (Infektionsschutz).

Namensfindung: Anna und Luca?

Wie soll das Kind heißen? Keine einfache Sache. Viele Eltern bereuen später die Namenswahl. Lassen Sie sich Zeit – immerhin muss Ihr Nachwuchs damit leben. Der Nachname sollte bis zum 4. Monat nach der Geburt feststehen (Name der Mutter, des Vaters, Doppelname). Bis zu fünf Vornamen sind erlaubt. Achten Sie darauf, dass sich Vornamen gut abkürzen lassen, tun Sie Ihrem Kind diesen Gefallen. Hitliste: www.beliebte-vornamen.de.

Frühgeburt

In Deutschland gilt ein Baby ab der 24. Woche als überlebensfähig bzw. als Frühgeburt. Pro Jahr kommen hierzulande mehr als 60000 Babys zu früh zur Welt – Tendenz (international) steigend. Die Überlebensraten betragen etwa 50 Prozent (23. Woche) bis 98 Prozent (32. Woche).

Fehlgeburt
Die vorzeitige Beendigung der Schwangerschaft (Ausstoßung, Absterben) des Fötus mit einem Gewicht bis 500 Gramm (ca. 22. Schwangerschaftswoche) wird als Fehlgeburt bezeichnet. Eine Fehlgeburt kann viele (bekannte oder unbekannte) Ursachen haben oder spontan auftreten. Alarmzeichen oder Merkmal einer Fehlgeburt ist die vaginale Blutung (unterschiedlichen Grades). In der fortgeschrittenen Schwangerschaft weisen oft Wehen oder der Abgang von Fruchtwasser auf eine Fehlgeburt hin. Fehlgeburten sind nicht meldepflichtig.

Zerklage
Bei manchen Frauen ist das Bindegewebe so schwach ausgebildet, dass sich in der Schwangerschaft der Muttermund zu früh öffnen kann und eine Fehlgeburt droht. Eine solche Muttermundschwäche kann man mit einem Band (Zerklageband) behandeln, wenn die Fruchtblase intakt ist und noch keine Wehen eingesetzt haben. Der Eingriff ist ab der 15. Woche möglich. Unter Spinalnarkose wird dabei zwischen äußerem und innerem Muttermund ein Band um den Gebärmutterkanal gelegt und verknotet. Wenige Wochen vor dem Geburtstermin wird das Band gelöst. Risiken: vorzeitiger Blasensprung, Infektion, zu früh einsetzende Wehen.

★ 7. Monat ★

Etwa 300 Gramm Gewicht legen Sie jetzt jede Woche zu. Da Ihr Baby immer mehr Platz beansprucht, verschiebt sich einiges im Bauch. Am besten, Sie laufen so oft wie möglich barfuß, damit Sie gut geerdet bleiben und nicht die Bodenhaftung verlieren, weil sich Ihr Schwerpunkt verlagert hat. Allmählich wird es eng in Babys Fruchtwassermeer. Da spürt die Mama besonders kräftige Tritte. Auf dem Wochenplan stehen insbesondere die Weiterentwicklung der Wirbelsäule und der Lunge. Jetzt steht der Funktionskreis Lunge hoch im Kurs. Außerdem erhält der Fötus nun Leber-Qi von seiner Mutter. Damit werden seine Knochen geformt.

Ab dem 7. Monat sorgt der Lungenmeridian für den Fötus, er erhält Leber-Qi von seiner Mama, das für die Ausbildung der Knochen benötigt wird. Darüber hinaus begibt sich die Wanderseele Hun in den Körper beziehungsweise die Leber des Kleinen. Sie hat Yang-Qualität und entspricht dem westlichen Verständnis von Seele und Geist. Hun stellt einen Teilaspekt des Geistes Shen dar, der im Herzen verankert ist. Es heißt, dass die Wanderseele nach dem Tod noch etwas im Körper verweilt, ehe sie wieder mit Shen verschmilzt. Damit das Hun des ungeborenen Kindes unversehrt bleibt, sollte die Mutter Kummer vermeiden. Ansonsten wird dies sein Gemüt prägen, und es wird zeit seines Lebens zu Traurigkeit tendieren.

Laut chinesischer Lehre wird der Mutter außerdem ein trockener Raum zum Schlafen empfohlen. Schreien, Klagen oder Jammern und Bäder sollten vermieden werden. Gleiches gilt für kalte Speisen und Getränke. Ebenso ist auf ausreichend warme Kleidung zu achten.

Woche 25

Mutter: Der obere Gebärmutterrand hat sich bereits auf die Höhe zwischen Nabel und Rippenbogen hochgearbeitet. Dadurch werden innere Organe nach oben gedrückt. Das kann schon mal zur Kurzatmigkeit führen. Lieber eine Pause mehr einlegen und ausruhen. Die nunmehr beachtliche Vorwölbung des Bauches verlagert den Körperschwerpunkt nach vorn. Da gerät man leicht in Hohlkreuzposition, was die Bänder und die Muskulatur stark beansprucht. Ziehende Schmerzen im Rücken, Becken und Unterleib machen sich dann bemerkbar. Hier helfen

Yoga, Gymnastik und bewusste Haltungskorrekturen zwischendurch (Rücken gerade aufrichten). Die Haut an Bauch und Busen wird zunehmend gedehnt, was bei entsprechender Veranlagung ein paar Schwangerschaftsstreifen mehr zum Vorschein bringt. Durch die Blutfülle sind vor allem venöse Gefäße prall gefüllt. Das führt unter anderem auch zu Problemen am Handwurzelkanal (Karpaltunnelsyndrom).

Kind: Das Baby wird rundlicher, da sich mehr Fettgewebe bildet. Vor allem das Längenwachstum schreitet voran. Das zentrale Nervensystem, Gehirn und Rückenmark wachsen besonders stark in dieser Woche. Wirbelsäule und Rückenmark verlängern sich. Dabei wächst die Wirbelsäule schneller als das Rückenmark, das noch auf Höhe der Lendenwirbel endet. Ihr Baby ist jetzt schon fast ein kleiner Alleskönner: Es kann hören, Lichtreize wahrnehmen, schmecken, saugen und greifen, schlafen und wach sein. Es empfindet vielleicht schon Schmerzreize.

Woche 26

Mutter: Wenn Sie Schmerzen im Steißbeinbereich spüren, besonders im Sitzen oder beim Aufstehen, versuchen Sie es mit einem warmen Kamillen Sitzbad. Auch der Besuch beim Osteopathen oder Chiropraktiker, Akupressur, Qi Gong oder autogenes Training werden empfohlen. Gesunde ballaststoffreiche Ernährung beugt Verstopfung vor. Jedenfalls scheinen in dieser Woche mancherlei Unpässlichkeiten vorzukommen: Hautunreinheiten, Wadenkrämpfe, geschwollene Beine oder Kopfschmerzen. Kein Grund zur Beunruhigung. Dem Baby geht es gut.

Kind: Die Bewegungskoordination ist dank des konsequenten Trainings sehr beachtlich. Das Baby kann sogar die kleinen Zehen finden und festhalten. In der Lunge entwickeln sich Vorstufen von Lungenbläschen, in deren hauchdünnen Wänden sich ein weitverzweigtes Netz von feinsten Blutgefäßen (Kapillaren) ausbreitet. Spezialisierte Zellen in den Lungenbläschen beginnen damit, den lebenswichtigen Oberflächenfilm aus Surfactant-Substanz zu produzieren. Surfactant sorgt dafür, dass die Lungenbläschen beim Ausatmen nicht zusammenfallen. Frühgeburten müssen häufig künstlich beatmet werden und bekommen Surfactant als Medikament verabreicht. Das Wachstum und Bewegungstraining Ihres Babys geht weiter flott voran.

Status-Info Fötus: *Scheitel-Fersen-Länge 32 cm bis 34 cm • Gewicht 700 g bis 820 g*

Das ist jetzt wichtig

Schwangerenvorsorge

5. Termin: Arztbesuch zur Kontrolle. 3. Ultraschall-Untersuchung: Beurteilung von Wachstum, Plazenta, Fruchtwasser

Schöne Beine

In der Spätphase der Schwangerschaft müssen vor allem die Beine große Belastungen aushalten. Zum zunehmenden Körpergewicht kommt ein erhöhtes Blutvolumen hinzu, was vor allem den Venen zu schaffen macht: geschwollene Fußknöchel, Besenreiser und Krampfadern. Was tun?

- Legen Sie die Beine zur Entlastung so oft wie möglich hoch. Bewegen Sie die Füße im Sprunggelenk vor und zurück und lassen Sie sie kreisen (nach links und rechts).
- Länger stehen ist Gift! Die Bewegung der Beine unterstützt die Waden-Muskel-Pumpe beim Rücktransport von Venenblut in Richtung Herz. Rollen Sie die Zehen, bewegen und strecken Sie Fersen und Zehen im Sitzen und Stehen.
- Im Sitzen: Füße auf einen Hocker/Bücherstapel stellen, Beine nicht übereinander schlagen.

- Stützstrümpfe senken den Druck auf die Venen bei langem Sitzen (Auto, Flugzeug). Kompressionsstrümpfe gibt es in durchaus schicken Designs.
- Kneipp-Güsse mit kaltem Wasser, Wechselbäder aktivieren die Durchblutung an Füßen und Beinen, Barfußlaufen in taufrischem Gras wirkt sehr belebend.
- Massagen mit Bürste oder Luffa-Handschuh beinaufwärts werden empfohlen.
- Vitamin E: Knoblauch, Avocado, Oliven, Nüsse, Pinienkerne

Wadenkrämpfe

Wadenkrämpfe treten oft nachts auf und werden meist durch Magnesiummangel verursacht. Der Mineralstoffbedarf ist in der Schwangerschaft deutlich erhöht. Vollkornprodukte, Nüsse und Samen enthalten reichlich Magnesium. Fragen Sie Ihre/n Hebamme/Arzt, ob Sie ein Nahrungsergänzungsmittel einnehmen sollen. Beim Fußkrampf die Zehenspitzen kräftig körperwärts ziehen.

Plazenta

Der Mutterkuchen bildet sich während der Schwangerschaft, angedockt an die Gebärmutterwand. Sie versorgt das ungeborene Kind über die Nabelschnur mit Nährstoffen und wird bei der Geburt mit ausgestoßen. Die Plazenta liefert Sauerstoff, entsorgt Stoffwechselprodukte (Filterfunktion), produziert Hormone und ist eine Barriere zum Schutz vor Schadstoffen und Krankheitserregern (Plazentaschranke) – dies gilt allerdings nicht für Nikotin, Alkohol, Arzneistoffe und Drogen! Die Plazentazotten werden ständig von mütterlichem Blut umspült.
Im dritten Schwangerschaftsdrittel erreicht die scheibenförmige Plazenta maximale Leistungsfähigkeit. Sie hat dann

einen Durchmesser von 15 bis 20 Zentimetern, ist 4 bis 5 Zentimeter dick und wiegt 500 bis 600 Gramm. Etwa 30 Minuten nach der Entbindung wird die Plazenta von Hebamme/Arzt auf Vollständigkeit untersucht.

Ihr Kind wächst rasant, und Sie werden jede Woche um 400 bis 500 Gramm schwerer. Das drückt auf die Blase, leider. Da hauptsächlich Flüssigkeit eingelagert wird, könnte es zu Problemen mit den Venen kommen. Die gute Nachricht: Sie haben zwei Drittel der Schwangerschaft erfolgreich gemeistert.

Das Gewicht Ihres Sprösslings beträgt jetzt stolze 1000 Gramm, und er ist so groß wie eine Flasche Champagner. Die Lungenreifung und die Gehirnentwicklung gehen weiter. Ab sofort heißt es: Es werde Licht! Ihr Baby öffnet erstmals die Augen.

Woche 27

Mutter: Die Gebärmutter wandert nun in Richtung Rippenbogen und drückt auf das Zwerchfell. Venenprobleme wie Krampfadern oder Hämorrhoiden und Wassereinlagerungen (Ödeme) an den Beinen, Händen oder Handgelenk sind typische Beschwerden der späten Schwangerschaft. Für Ringe an den Fingern und Schuhe an den Füßen wird es eng. Und das Baby drückt ordentlich auf die Blase. Sie können kaum verhindern, dass beim Lachen oder Husten Urin abgeht. Das bekommen Sie nach der Geburt mit Beckenbodentraining und ein wenig Gymnastik schnell wieder unter Kontrolle. Sie fühlen sich jetzt wie eine behäbig watschelnde Ente. Hauptsache, Sie halten das Gleichgewicht.

Kind: Noch ist genügend Platz in der Fruchtblase, um Purzelbäume zu schlagen. Keine Angst, der kleine Turner wird die richtige Position für die Geburt bestimmt noch finden. Es beginnt nun die letzte Phase der vorgeburtlichen Lungenentwicklung, die bis zur 35. Woche weitergeht. Im aktuellen Stadium wird jedes Lungenbläschen mit ca. 1000 Kapillaren umsponnen. Nach der Geburt übernimmt dieses Kapillarnetz den Austausch von Sauerstoff (Einatmung) und Kohlendioxid (Ausatmung). Die komplette Lungenreife wird erst etwa ab dem 18. Lebensjahr erreicht. Im Moment wird die »Einatmung« von Fruchtwasser durch die Nasenflügel geübt.

Woche 28

Mutter: Lassen Sie sich von Ihrer Hebamme zeigen, wie Sie Ihr Baby ertasten können. Es wird sich über die Kontaktaufnahme freuen. In jedem Fall brauchen Sie und Ihr Kind jetzt eine gesunde, abwechslungsreiche und schmackhafte Ernährung, mit viel Eiweiß, Mineralstoffen und Vitaminen. Lassen Sie sich von Ihrem Partner mit einem Vier-Gänge-Menü verwöhnen. Nicht zu vergessen: Baby-Shopping! Die Erstausstattung Ihres Sprösslings steht auf der Tagesordnung. Ihre Hebamme wird Ihnen behilflich sein.

Kind: Mit der Lidmuskulatur kann das Baby nun die Augen öffnen und schließen oder blinzeln. Vor allem zur Schlafenszeit sind die Augenlider geschlossen. Man erkennt winzige Wimpern. Die Sicht ist noch reichlich verschwommen und Farbsehen erst zwei Monate nach der Geburt möglich. Ob Ihr Baby wirklich blaue Augen hat, können Sie erst nach einem Jahr beurteilen. Dann ist die Pigmentierung abgeschlossen. Man vermutet, dass das Baby sogar schon träumen kann. Das hat mit der Entwicklung des Gehirns zu tun, die gerade stattfindet. Groß- und Kleinhirn sind abgrenzbar, bilden Windungen und Vertiefungen. Dadurch vergrößert sich das Hirnvolumen, und die Schädelgröße bleibt im Normbereich.

***Status-Info Fötus:** Scheitel-Fersen-Länge 35 cm bis 36 cm • Gewicht 950 g bis 1050 g*

Das ist jetzt wichtig

Qi Gong und Gymnastik

Qi Gong oder Gymnastik hält den Körper beweglich, verbessert die Atmung und Sauerstoffversorgung, bringt den Kreislauf in Schwung, erfrischt und entspannt. Schließen Sie sich einer Trainingsgruppe an.

Venenprobleme und Ödeme

- Krampfadern: Progesteron macht die Venen dehnbarer, zugleich nimmt die Blutmenge zu. Der Blutrücktransport aus den Beinen ist dadurch erschwert. Es kommt leichter zu Krampfadern an den Beinen und in der Vagina. Abhilfe: langes Stehen/Sitzen vermeiden, Bewegung, Kompressionsstrümpfe, Kühlung, Beine hochlegen, Kneipp-Güsse
- Hämorrhoiden: Knotenförmige Gefäßerweiterungen am Darmausgang (Stuhl mit hellroter Blutauflagerung) treten in der Schwangerschaft, während der Geburt (Presswehen) und bei Verstopfung auf. Sie verschwinden später spontan. Abhilfe: ballaststoffreiche Ernährung, reichlich Flüssigkeitszufuhr, Kamille-Sitzbad (weitere Tipps gegen Hämorrhoiden finden Sie auf Seite 265ff.).
- Ödeme: Die Dehnbarkeit der Venen und die Blutfülle verlangsamen den Blutfluss, was Flüssigkeitseinlagerung in unteren Körperpartien begünstigt (Ödeme). Fußgelenködeme in der Schwangerschaft sind harmlos. Ödeme im Gesicht oder an den Händen (plus Kopfschmerz und Schwindel) können auf »Schwangerschaftsvergiftung« (Präeklampsie) mit Eiweißausscheidung (Urin-Teststreifen) hinweisen (weitere Tipps gegen Ödeme finden Sie auf Seite 292ff.).
- Karpaltunnelsyndrom: Durch die Blutfülle kann es eng werden in der sehnigen Hülle an der Innenseite des

Handgelenks, wo Sehnen und Nerven der Hand verlaufen. Druck auf Nerven verursacht Kribbeln oder Taubheitsgefühl an den Fingern und ziehende Schmerzen. Nach der Geburt verschwinden die Beschwerden spontan. Abhilfe: spezielle Schienung.

Gestationsdiabetes?

Tritt in der Schwangerschaft erstmals eine Zuckerstoffwechselstörung (Glukosetoleranzstörung) auf, spricht man von Schwangerschaftsdiabetes. Zur Diagnose wird ab der 24. Woche ein Zuckerbelastungstest (oGTT) durchgeführt. Nach der Geburt normalisiert sich der Zuckerstoffwechsel in der Regel wieder. Der Gestationsdiabetes ist eine der häufigsten Erkrankungen (knapp 4 Prozent der Schwangeren in Deutschland, 2010). Risikofaktoren sind Übergewicht, Alter über 30 Jahre, Diabetes-Veranlagung, exzessive Gewichtszunahme u. a.

Meist bemerkt man die Störung kaum. Hinweise gibt der Urin-Teststreifen. Durch Ernährungsumstellung (mehrere kleine Mahlzeiten, Vollkornprodukte, Low-Carb) und Bewegung normalisieren sich die Blutzuckerwerte meist spontan.

Präeklampsie?

Die sogenannte »Schwangerschaftsvergiftung« ist eine Bluthochdruckerkrankung in der Schwangerschaft. Kennzeichen sind Bluthochdruck, Eiweiß im Urin (Proteinurie) und Ödeme. Schwindel und Kopfschmerzen können hinzukommen. Präeklampsie kommt bei 5 bis 7 Prozent aller Schwangerschaften in Westeuropa vor. Risikofaktoren sind Bluthochdruck, Mehrlingsschwangerschaft, Alter über 35 Jahre, Fettleibigkeit, Parodontitis und Diabetes mellitus. Die Ursachen sind unbekannt. Nierenfunktionsstörungen stehen im

Vordergrund. Blutdruckmessungen und Urin-Tests sichern die Diagnose. Die gute Nachricht: Schwarze Schokolade (80 Prozent Kakao) senkt das Präeklampsie-Risiko.

Erstausstattung für das Baby
Langsam wird es Zeit, über die Ausstattung Ihres Babys nach der Geburt nachzudenken. Fragen Sie Ihre Hebamme oder informieren Sie sich im Schwangerschaftskurs, was Sie alles brauchen. Am besten, Sie machen sich eine Liste. Bei Winterbabys brauchen Sie zusätzlich wärmende Kleidung für draußen. Schlafplatz: Gitterbettchen, Beleuchtung, Babyfon u. a.; Pflege: Wickelkommode/-platz, Windeln, Tücher, Salben/Öle; Transport: Kinderwagen, Trage, Tuch, Tasche u. a.; Füttern: Fläschchen, Milchpumpe, Babynahrung u. a.

★ 8. Monat ★

Der Bauch wächst und wächst und wächst. Er ist kugelrund, mit dem Nabel im Zentrum. Der Darm fühle sich ein wenig in die Ecke gedrängt, und nachts suchen Sie länger nach der richtigen Schlafposition. Abwarten und Tee trinken.

Ihr Baby ist immer mit dabei! Alle Sinne sind begierig darauf, Eindrücke von innen und außen wahrzunehmen. Jetzt heißt es, sich eine wärmende Fettschicht zulegen, damit es in der neuen Welt nicht frieren muss. Allmählich wird es sehr eng in der Fruchtblase.

Der 8. Schwangerschaftsmonat steht ganz im Zeichen des Empfangens von Tu Jing, der Erde-Essenz. Der Fötus wird während dieser Phase vom Dickdarmmeridian versorgt, und die Mutter stellt ihm ihr Milz-Qi bereit, das die Entwicklung der Haut fördert. Darüber hinaus etabliert sich laut chinesischer Auffassung nun die Körperseele Po im Nachwuchs, die ihren

Sitz in der Lunge hat und in enger Verbindung zur Essenz der Nieren steht. Po birgt den Yin-Aspekt des Geistes Shen und steht im Gegensatz zu Hun nicht für den geistigen, sondern für den körperlichen Aspekt der Seele. Dieser wird mit physischen sowie instinktiven Kräften assoziiert.

Schwangere sollen Aufregung und Ärger vermeiden, sparsam mit ihrem Qi umgehen und Atemübungen machen (→ Seite 251). Außerdem sollten auf ihrem Speiseplan keine trockenen Speisen stehen, und die regelmäßige Einnahme von Mahlzeiten wird empfohlen. Von körperlichen Anstrengungen raten die chinesischen Gelehrten ab.

Woche 29

Mutter: Wenn es immer wieder mal leicht zieht im Unterleib, kein Grund zur Panik. Die Gebärmutter übt bereits die Wehentätigkeit (Übungswehen). Da die Gebärmutter jetzt eine beachtliche Größe erreicht hat und die Bauchorgane Platzprobleme haben, kommt es öfter zu Atemnot, Druck auf die Blase, Sodbrennen oder Darmträgheit. Das kennen Sie ja schon. Bewegung (soweit möglich) und Entspannung (wann immer nötig), gesunde Hausmittel und Optimismus helfen gegen Wehwehchen. Da die Gedanken bei Ihrem Kind sind, die Körperhaltung labil und Ihre Belastbarkeit reduziert ist, sollten Sie vor allem auf Unfallrisiken achten, zu Hause und unterwegs: Treppenstufen, am Steuer und in öffentlichen Verkehrsmitteln. Konzentrieren Sie sich, so gut es geht, auf mögliche Gefahrenquellen.

Kind: Die Vorliebe für Saugen und Schlucken ist unverkennbar. Training für die Stillzeit. Auch die übrige Muskulatur reift stärker heran, und die Lungenreifung macht Fortschritte bei der Bildung von Blutgefäßen und Surfactant-Substanz. Mittlerweile hat das Baby knapp ein Viertel des bis zur Geburt erforderlichen Körperfetts angesetzt. Bei Jungen wandert der Hoden weiter abwärts, und die Klitoris der Mädchen tritt stärker hervor. Die zentrale Steuerung der Körpertemperatur und Atmung funktionieren immer besser. Von der Plazenta bekommt der Fötus jetzt wichtige Abwehrstoffe zum Schutz vor Infektionen.

Woche 30

Mutter: Die richtige Schlafposition mit dem Kugelbauch zu finden ist gar nicht so einfach. Mit ein paar Kissen bekommen Sie das schon hin. Kräutertees und Einschlafrituale erleichtern den Weg ins Reich der Träume. Nehmen Sie Kontakt zu Ihrem Glückskind auf. Sprechen Sie mit ihm, streicheln Sie Ihren Bauch, singen Sie Ihr Baby und sich selbst in süßen Schlummer. Jeden Abend Nachtmusik: Das beruhigt den kleinen Akrobaten. Auch die Wirbelsäule und das Becken lockern sich zunehmend. Da können Rücken- und Steißbeinschmerzen auftreten. Achten Sie auf einen geraden Rücken, wenn Sie stehen. Lassen Sie sich vom Partner oder Therapeuten massieren, vom Osteopathen behandeln. Manchmal reicht eine Wärmflasche.

Kind: Fetteinlagerungen machen die Babyhaut glatter, und am Kopf sprießen echte Haare. Die Flaumbehaarung des Körpers verschwindet langsam. Es zeigt nun auch sein wunderschönes kleines Stupsnäschen. Mittlerweile hat die Milz die Blutbildung eingestellt, die vom roten Knochenmark übernommen wird. Fortan kümmert sich die Milz um Blutzellen-Recycling sowie die Produktion und Speicherung von Blutzellen (Makrophagen, Lymphozyten, Thrombozyten). Die Zahnknospen dringen tiefer in den Kiefer vor und die Milchzähne bilden erstmals kalkhaltiges Zahnbein. Am Zahnhals beginnt die Bildung von Zahnwurzeln. Außerdem werden die Knochen stärker. Noch bewegt sich das Baby in einem Liter Fruchtwasser. Und immer wieder heißt es: »Pssst, Baby schläft!« oder: »Spielen, turnen, sehen, lauschen!«

***Status-Info Fötus:** Scheitel-Fersen-Länge 37 cm bis 38 cm • Gewicht 1200 g bis 1350 g*

Das ist jetzt wichtig

Schwangerenvorsorge

- 6. Termin: Arztbesuch zur Kontrolle. Labor: Hämoglobin (Hb-Wert); falls erforderlich: Antikörpersuchtest und vorbeugend Anti-D-Immunglobulin; falls nötig: oraler Glukosetoleranztest (oGGT)
- Anmeldung für den Geburtsvorbereitungskurs

Erholsam schlafen

- Gleichen Sie (im Mutterschutz) Ihr Schlafdefizit tagsüber aus; seitliche Schlafposition mit Kissen zwischen den Beinen und unter dem Bauch
- Meditation, autogenes Training, Muskelentspannung, ein Abendspaziergang, Entspannungsbäder (Melisse, Baldrian, Passionsblume), Durchatmen am offenen Fenster und Schlafzimmerkühle helfen beim Einschlafen.
- 1 warmes Glas Milch mit Honig oder eine Tasse Kräutertee (Melisse, Hopfen oder Baldrian), leichte Mahlzeiten am Abend; keine Schlafmittel (Medikamente) oder Alkohol (mehr Tipps für einen erholsamen Schlaf finden Sie auf Seite 279ff.)

Fit mit Kugelbauch

Kondition ist immer gut: Radfahren, Walken oder Schwimmen. Wenigstens 10 Minuten pro Tag! Besonders empfohlen (da geburtserleichternd) wird das sogenannte Aqua-Fitnesstraining. Der Auftrieb im Wasser entlastet den Rücken, stärkt die Rumpfmuskulatur und stabilisiert die Körperhaltung. Aqua-Fitnesstraining können Sie wirklich bis zum Entbindungstermin praktizieren (Wassertemperatur nicht höher als 30 °C). Haben Sie das Meer oder einen Baggersee vor der Türe, ist das mehr als optimal!

Vorzeitiger Blasensprung?

Platzt die Fruchtblase, bevor regelmäßige Wehen einsetzen, spricht man vom vorzeitigen Blasensprung. Normalerweise setzen die Wehen ab der 38. Woche nach dem Blasensprung spontan ein. Reißt die Fruchtblase vorzeitig, verbessern sich die Lebenschancen des Kindes mit jedem Tag, den man abwartet (und nicht die Geburt einleitet). Allerdings steigt dann das Infektionsrisiko. Bei der Entbindung kommt ein Frühchen zur Welt.

Ursachen können schwaches Bindegewebe, eine aus der Scheide aufsteigende Infektion oder vorzeitige Wehen sein. Reißt die Fruchtblase ein, geht ein Schwall Fruchtwasser ab. Letzte Klarheit bringen der Ultraschall und ein Schnelltest beim Arzt. Es wird auch geprüft, ob eine Infektion vorliegt und ob das Kind wohlauf ist.

Ein Blasensprung erhöht immer die Infektionsgefahr, da sich Keime in der Gebärmutter einnisten können. Wenn die Nabelschnur vor dem Muttermund liegt, kann es zum Vorfall mit Einklemmungsrisiko kommen. Ein Blasensprung wenige Tage vor der Entbindung ist unproblematisch. Fehlt das Fruchtwasser mehrere Wochen, kann die Lunge nicht ausreifen. Fruchtwassermangel kann zur Bildung von Sichelfüßchen führen. Gibt es Anzeichen einer Infektion, muss die vorzeitige Entbindung eingeleitet werden.

Keine Eile! Es geht schön langsam weiter voran. Das Baby legt pro Woche bis zu ein Pfund Gewicht zu. Das heißt, Sie lassen sich bei allem, was Sie tun, viel Zeit und legen reichlich Ruhepausen ein, damit Sie keine Kopfschmerzen oder Schwindelanfälle bekommen.

Augen, Ohren und Nase sind schon fast so weit entwickelt, dass sie auch in der Außenwelt perfekt funktionieren würden.

Die Haut bereitet sich weiter auf ihre vielfältigen Aufgaben vor, und es geht in Riesenschritten auf die Geburt zu. In der Fruchtblase wird es enger und enger.

Woche 31

Mutter: In den letzten Wochen haben Sie bis zu zwei Kilogramm zugenommen. Da das Babywachstum im Vordergrund steht, ist die Schilddrüse jetzt besonders aktiv. Falls Sie eine Unterfunktion haben und Hormone einnehmen, wird die Schilddrüse jetzt noch häufiger vom Arzt kontrolliert. Dass der Stoffwechsel auf Hochtouren läuft, merken Sie an der ausgeprägten Schweißneigung. Mit Deodorant rücken Sie diesem Problem zu Leibe. Zudem steigt die Wahrscheinlichkeit für lästige Blähungen. Vermeiden Sie blähende Speisen. Gelegentlich helfen sanfte Bauchmassagen oder Kümmel-Zäpfchen.

Kind: Aus Platzmangel kauert das Baby bereits in der Fötusstellung mit angezogenen Beinen und verschränkten Ärmchen in seiner Fruchtwasserkugel. Das Kinn ist zur Brust hin geneigt. Das Baby hat möglicherweise noch nicht die richtige Geburtsposition (Schädellage) eingenommen. Macht nichts, kommt noch. Die fünf Schichten der Oberhaut (Epidermis) sind bereits vorhanden. Nur die Hornschicht ist noch ein wenig dünn. Die Lederhaut (Dermis) mit Tastkörperchen und Nerven, die mit der Unterhaut verbindet, ist so gut wie fertig, auch das einzigartige Papillenmuster der Finger- und Zehenkuppen.

Woche 32

Mutter: Passt Ihr BH noch? In jedem Fall fühlen Sie sich in locker bequemer Kleidung wohl in Ihrer Haut. Möglicherweise eine gute Gelegenheit, sich nach gut sitzender Unterwäsche umzusehen. Falls um diese Zeit ein roter flächiger Hautausschlag auftaucht, ist das kein Grund zur Besorgnis. Er verschwindet nach der Geburt wieder. Wenn Sie sich dennoch Sorgen machen, lassen Sie sich von einer/m Hebamme/Arzt beraten. Nicht zu vergessen: Ihr Kind freut sich, wenn Sie mit ihm sprechen, Ihren Bauch liebkosen, mit ihm »spielen«, nachspüren und sein Lied singen. Der Dichter Khalil Gibran (Khalil Gibran, Sämtliche Werke) drückt es so aus: »Das Lied, das ruhig im Herzen einer Mutter liegt, singt auf den Lippen ihres Kindes.«

Kind: Am Auge reifen die Sensorzellen (Fotorezeptoren) der Netzhaut (Retina). Auch der Pupillenreflex, die Einstellung der Irisblende (Regenbogenhaut), klappt schon. Die Ohrmuschel ist komplett ausgebildet. Es fehlen nur noch die Ohrläppchen. Und die Ohren befinden sich dort, wo sie sein sollten, seitlich am Kopf. Das Baby möchte jetzt vor allem in Ruhe weiter wachsen und mehr Gewicht zulegen - und sich »meditativ« darauf vorbereiten, das Licht der Welt zu erblicken.

Status-Info Fötus: *Scheitel-Fersen-Länge 40 cm bis 41 cm • Gewicht 1600 g bis 1800 g*

Das ist jetzt wichtig

Geburt: Wo und wie?

Fragen über Fragen: Wie lange wird die Geburt dauern? Werde ich Schmerzen haben? Wo und wie entbinden? Auch aus medizinischer Sicht ist die Geburt auf normalem Weg (vaginal) die bestmögliche Art zu entbinden.

- Kaiserschnitt: Auf den ersten Blick mag ein geplanter Kaiserschnitt vorteilhaft erscheinen: schnell, schmerzfrei, geschonter »Liebeskanal«. Vieles spricht dagegen. Der Kaiserschnitt ist kurz- und langfristig nachteilig: OP-Risiken, Infektionsrisiko, Narbe, Fehlgeburtsrisiko für Folgeschwangerschaften, häufiger Lungenfunktionsstörungen, Allergie-/Asthmaneigung – und Sie können Ihr

Glückskind länger nicht auf Ihren Bauch legen! Deshalb: Kaiserschnitt nur mit medizinischer Indikation!

- ★ Geburtsort: Sie entscheiden, wo Sie Ihr Kind zur Welt bringen möchten. Zu Hause, in der Klinik oder im Geburtshaus. Beraten Sie sich mit Ihrer Hebamme.
- ★ Hypnogeburt: Selbsthypnose (Autosuggestion) ebnet den Weg zur stressfreien, schmerzarmen und freudvollen Geburt. »Hypnobirthing« trainiert Tiefenentspannung, Angstfreiheit und das voll bewusste Geburtserlebnis. Es gibt entsprechende Kurse und Anleitungen zum Training (z. B. www.hypnobirthing.de).
- ★ Wassergeburt: Diese Option gibt es in Kliniken, Geburtshäusern und sogar für zu Hause. Es ist die für Mutter und Kind wohl sanfteste Art der Geburt: Wasserauftrieb, Ruhe, Geborgenheit, Sicherheit, Schmerzreduktion, kürzere Geburt, Dammschonung (z. B. www.wasserbabies.de).

Nestbau

Auf ein Neues: Baby-Shopping! Die Ausstattung des Kinderzimmers, ein Platz für die Babypflege, Schlafplatz, Kinderwagen, Tragen und Auto-Babyschale. Es gibt noch viel zu tun. Am besten surfen Sie erst einmal im Internet, um sich über die Angebote zu informieren: Babymöbel, Tapeten, Stoffe, Bodenbeläge, Beleuchtung, Spieluhren, Wickelauflagen, Kuscheltiere und süße Babysachen.

Übungswehen

Auch der Geburtsvorgang muss geübt werden. Schon ab der 20. Woche können solche Übungswehen auftreten. Das ist völlig normal. Ab der 36. Woche helfen Wehen mit, das Kind in die optimale Geburtsposition zu bringen, mit dem Kopf nach unten. Oft bemerken Sie die sanften Kontraktionen der Gebärmutter kaum, höchstens als leichtes Ziehen oder Spannungsgefühl. Gegen Ende der Schwangerschaft häufen sich kräftigere Vorwehen in immer kürzerem Abstand. Körperliche Anstrengung oder Lagewechsel stimulieren manchmal Vorwehen. Treten solche Kontraktionen regelmäßig auf, könnte es sich um vorzeitige Wehen mit Frühgeburtsrisiko handeln. Lassen Sie vom Arzt/Hebamme den Muttermund kontrollieren. Es gibt wehenhemmende Mittel.

Die entscheidende Wendung

Normalerweise dreht sich das Kind spätestens bis zur 36. Woche ganz von allein in die richtige Geburtsposition. Keine Angst, wenn es sich jetzt noch nicht in Schädellage befindet. Folgende Methoden zur Stimulation der Wendung sind sehr beliebt:

- Moxibustion: Eine glimmende Beifußkraut-Zigarre stimuliert 10 bis 20 Minuten lang den Akupunkturpunkt »Zhiyin« am kleinen Zeh (Hebamme/Heilpraktiker). Gemäß der Traditionellen Chinesischen Medizin ist dieser Punkt mit der Gebärmutter verbunden.
- Haptonomie: Häufiger Körperkontakt (Handauflegen, Berührung, Streicheln; Mutter/Vater) und Autosuggestion (Vorsatzformel: »Dreh dich, dreh dich …!«) stimulieren die Wendung.
- Lichtwende: Die Taschenlampe weist den Weg nach unten – vom oberen Bauchbereich bis hinunter zum Schambein (5 Minuten täglich). Das Baby folgt dem Lichtstrahl.
- Indische Brücke: 2-mal täglich Beckenhochlagerung im Liegen für 15 Minuten, die Beine ruhen auf der Sitzfläche eines Stuhls.

★ 9. Monat ★

Der »Höhepunkt« der Schwangerschaft: Die Gebärmutter liegt am Rippenbogen an. Wenn andere Schwangere größere oder kleinere Bäuche haben, sagt das gar nichts aus über die Größe des Babys. Der Bauchumfang wird durch den Körperbau und die Fruchtwassermenge bestimmt.

Bis zur Geburt wird Ihr Kind noch einmal kräftig Gewicht zulegen – bis zu 1,5 Kilogramm. Es ist jetzt mit allen Sinnen stets bei der Sache, egal was Sie tun. Wenn es laut wird, erschrickt es, und das kleine Herz schlägt schneller. Ihr Baby liebt die leisen Töne und Melodien Ihrer vertrauten Stimme. Gesangsstunde!

In dieser Phase sind die Nieren für den Nachwuchs zuständig, der nun auch die sogenannte Steinessenz (Shi Jing) von seiner Mutter empfängt. Sie fördert das Wachstum von Haut und Haar. Typischerweise treten während des 9. Schwangerschaftsmonats Kurzatmigkeit und Rückenschmerzen auf. Erstere ergibt sich in der Regel aus einer Qi-Stagnation im Unterleib. Sie lässt sich erfahrungsgemäß auf die wachsende Größe des Babys zurückführen und kann eine Disharmonie im Durchdringungsgefäß auslösen. Ebenso kommt es aufgrund des zunehmenden Körperumfangs des Sprösslings zu einer Qi-Stagnation im Rückenbereich, die dort Schmerzen hervorruft. Nieren-Yin Mangel intensiviert diese abermals.

Generell rät die TCM Schwangeren während dieser Phase, feuchte Häuser und das Tragen von enger Kleidung und Gürteln zu meiden. Hierdurch soll der Intellekt des Kindes günstig beeinflusst werden. Ebenso sollten sie weder extrem kalte oder extrem heiße Örtlichkeiten aufsuchen.

Woche 33

Mutter: Ist es Ihr erstes Baby, kann es sich schon in die Geburtsposition kopfunter gedreht haben. 96 Prozent aller Babys kommen so zur Welt. Sie merken es daran, dass Sie wieder leichter atmen können. Sie denken nun häufiger an die Geburt und die damit verbundene Trennung von Ihrem kleinen Mitbewohner im Bauch. Das kann schon mal die Stimmung trüben. Wenden Sie sich praktischen Dingen zu, die Freude machen: Wellness, Shopping und Co. Ihre Beweglichkeit ist eingeschränkt, und Sie müssen mit kleineren Beschwerden rechnen: Kreislauf-, Rücken-, Bauchproblemen und Schlafstörungen. Wenn Sie stillen möchten, sollten Sie nun täglich 450 Kalorien mehr aufnehmen (Gesamtbedarf knapp 3000 Kalorien).

Kind: Der kleine Kopf ist noch weich und verformbar. Er liegt nun tiefer im Becken. Die Schädelknochen sind noch nicht zusammengewachsen, was für die Passage durch den engen Geburtskanal sehr hilfreich ist. Das Baby schluckt bis zu drei Liter Fruchtwasser, um Magen, Darm und Blase zu trainieren. Es strampelt, lutscht am Daumen oder schläft. Und Sie merken schon, wie es sich auf Ihre Aktivitäten einstellt oder gar »mitmacht«. Fettpolster sorgen dafür, dass es dem Baby zunehmend warm »ums Herz« wird. Das Gehirn, vor allem die synaptische Vernetzung, ist jetzt so gut entwickelt, dass Informationen aller Sinne aufgenommen und verarbeitet werden. Bei der Geburt ist der Tastsinn am besten ausgebildet, und das Baby kann bis zu 20 Zentimeter weit sehen. Erste Erinnerungen werden gespeichert. Ihr Kind kennt nun Ihre Stimme und Ihren einzigartigen Duft ganz genau. Es besitzt ja ungefähr 30 Millionen Riechzellen!

Woche 34

Mutter: Da die Gebärmutter von unten auf den Magen drückt, essen Sie besser öfter kleine Portionen, damit Sie kein Sodbrennen bekommen. Ab und zu knackt und schnalzt es im Bauch, wenn sich das Baby bewegt und streckt. Kein Grund zur Besorgnis. Kribbeln und Empfindungsstörungen in der Beckengegend oder Schmerzen beim Gehen weisen auf die Ausschüttung des Hormons Relaxin hin, das die Knorpelverbindung der Schambeinäste auflockert. Jetzt ist Ihr Partner besonders gefragt. Er sollte Sie bestmöglich entlasten, Besorgungen und Aufgaben übernehmen und Sie verwöhnen. Machen Sie es sich zu Hause bequem. Meiden Sie unnötige Aufregung und Anstrengungen. Sie sind bald am Ziel.

Kind: Hauptbeschäftigung: Babyspeck ansetzen. Wach- und Schlafphasen wechseln sich nun einigermaßen regelmäßig ab. Die Lunge ist fast einsatzbereit. Und die Plazenta pumpt mit dem Blut große Mengen Calcium in den Körper des Babys, damit die Knochen stabiler werden. Versorgen Sie sich mit viel Milch und Milchprodukten. Die Fingernägel reichen mittlerweile über die Kuppen hinaus. Die Fußnägel sind 4 Wochen später so weit gewachsen. Das Baby kann sich jetzt sogar kratzen. Im Kopf formen sich die Nebenhöhlen der Atemwege, die Kieferhöhlen und Ausstülpungen der Siebbeinzellen. Das Wachstum dieser Strukturen wird erst mit dem 20. Lebensjahr abgeschlossen sein. Bei Jungen haben die Hoden ihre endgültige Position im Hodensack erreicht.

Status-Info Fötus: *Scheitel-Fersen-Länge 42 cm bis 44 cm • Gewicht 2000 g bis 2200 g*

Das ist jetzt wichtig

Schwangerenvorsorge

7. Termin: Arztbesuch zur Kontrolle. Labor: Hämoglobin (Hb-Wert); Hepatitis-B-Serologie (HbsAg). Jetzt beginnt der Mutterschutz.

Mama in spe

Im Wochenbett sind Sie rund um die Uhr mit Ihrem kleinen Wonneproppen beschäftigt. Hilfen im Haushalt, in der Küche und für die Wäsche wären hochwillkommen. Ist die

Mutter krank oder nach einer schwierigen Geburt kann man eine Familienpflegerin engagieren. Die Kosten übernehmen die Krankenkassen, wenn ein ärztliches Attest vorliegt. Informieren Sie sich zum Beispiel bei der Caritas, der Diakonie, den Johannitern oder pro familia.
Was die Küche betrifft, könnten Sie Speisen vorkochen und im Tiefkühlfach aufbewahren. Die Lebensmittel sollten wenigstens 2 Wochen reichen.
Der Klassiker für das Wochenbett ist die kräftige Hühnersuppe: 1 Suppenhuhn, Suppengrün, Ingwer, Lorbeerblatt, Sternanis, Einlage (Reis, Teigwaren), Salz, Pfeffer, Zitronensaft. Die Suppe eliminiert Kälte, löst Blutstagnationen, tonisiert Qi und Blut-Xue, stärkt die Mitte und hilft beim Aufbau der Nierenessenz. Hierdurch wirkt sie unter anderem der häufig eintretenden Niedergeschlagenheit nach der Geburt (postnatale Depression) entgegen. Weitere Ernährungstipps nach den fünf Elementen der TCM finden Sie auf Seite 238ff.

Papa in spe

Eine Befragung ergab, dass der beste stressreduzierende Faktor in der Schwangerschaft das Gefühl ist, dass sich die werdende Mutter auf ihren Partner verlassen kann. Für die Zukunft der Partnerin, des Kindes und der Familie haben Zuversicht, tagtägliche Geborgenheit, Verständnis und liebevolle Zuwendung des werdenden Vaters die allergrößte Bedeutung. Bitte, bitte, Papa, sei so lieb!

HELLP-Syndrom?

Das HELLP-Syndrom (Hemolysis, Elevated Liver Enzymes and Low Platelets) tritt ausschließlich bei Schwangeren auf (zweite Hälfte der Schwangerschaft) und ist eine schwere

Form der Präeklampsie unbekannter Ursache mit Blutgerinnungs-, Leber- und Nierenfunktionsstörungen. Ein bis zwei von 300 Schwangeren sind betroffen.
Anzeichen sind Bauchschmerzen, Ödeme (Arme, Beine, Gesicht), erhöhter Blutdruck, Eiweiß im Urin (Proteinurie), Übelkeit, Sehstörungen, Gelbsucht. Die Diagnose wird durch Laboruntersuchung bestätigt (Blutbild, Leberwerte).
Der Verlauf der Erkrankung ist kaum vorhersehbar. Das HELLP-Syndrom birgt für Mutter und Kind ein schweres, mitunter lebensbedrohliches Risiko. Engmaschige ärztliche Kontrollen und (falls möglich) konservative Behandlung sind erforderlich. Die Erkrankung kann sich spontan nach einigen Tagen vollständig zurückbilden.

Seit Beginn der Schwangerschaft haben Sie durchschnittlich 11 bis 14 Kilogramm zugenommen. Ihr Baby schiebt sich tiefer ins Becken. Es ist bald so weit. Es kann sich nur noch um Stunden und Tage handeln. Endspurt in das Leben draußen: Dafür muss das Baby vor allem die lebenswichtigen Reflexe für »suchen« und »saugen« trainieren. In den nächsten 5 Wochen werden noch einmal 1000 Gramm Babyspeck angesammelt. Alles ist bestens vorbereitet für die Abreise aus dem warmen behaglichen Ozean im Bauch der Mutter.

Woche 35

Mutter: Der Kreislauf muss jetzt Schwerstarbeit leisten. Das Blutvolumen hat sich um 25 Prozent vergrößert. Das Herz schlägt kräftig und schneller. Sie fühlen sich kurzatmig, und Ihre Blase steht unter Druck. Da werden selbst kleinste Besorgungen zur Tortur. Lassen Sie sich Zeit, legen Sie viele Pausen ein. Am besten, Ihr Partner übernimmt jetzt das Kommando im Haushalt. Manche Frauen fühlen sich großartig, topfit und kaum beeinträchtigt. Andere wünschen nichts sehnlicher, als die Geburt baldmöglichst hinter sich zu bringen.

Kind: Da es jetzt wirklich sehr eng ist in der Fruchtblase, spüren Sie deutlich Tritte in Magen und Leber, wenn das Baby Streckübungen vollführt. Es berührt überall die Wände der Gebärmutter. Die Fruchtblase birgt zu diesem Zeitpunkt etwa 1000 Milliliter Flüssigkeit. Die Menge des Fruchtwassers kann man mit Ultraschall kontrollieren. Das Fruchtwasser erneuert sich alle drei Stunden und ist demnach immer relativ frisch, obwohl sich darin viele Ausscheidungsprodukte befinden. In jedem Fall ist es immer steril. Das Baby öffnet die Augen, wenn es wach ist, und schließt sie, wenn es schläft. Funktionieren die Reflexe, wird das Baby nach der Geburt mit Wangenkontakt und geöffnetem Mund nach der Brustwarze, der Quelle der Muttermilch, suchen.

Woche 36

Mutter: 3 bis 5 Wochen vor der Geburt schiebt sich das Köpfchen Ihres Babys tiefer ins Becken. Dann kommt es zu Senkwehen. Sie treten unregelmäßig auf und sind manchmal schmerzhaft. Oft spüren Sie gar nichts, außer einem leichten Ziehen in der Leistengegend oder im Rücken und eine Verspannung im Bauch. Dann können Sie wieder besser durchatmen, und auch der Druck auf den Magen lässt nach. Allerdings wird es jetzt wieder für die Harnblase enger. Zur Vorbereitung der Geburt beginnen Sie mit der Massage des Damms, der zwischen Vagina und Anus liegt und bei der Geburt enorm beansprucht wird. Massieren Sie diese Region täglich 5 Minuten mit Öl. Dehnen Sie das Gewebe mit sanft streichendem Fingerdruck von den Schamlippen in Richtung Anus. Das macht das Gewebe deutlich elastischer und beugt einem Dammriss bei der Entbindung vor. Mitunter beult sich Ihr Bauch seltsam aus, wenn das Kind die Füße, Ellbogen oder Knie dagegendrückt. Eine gute Gelegenheit, um Ihr Baby von außen zärtlich zu streicheln.

Kind: Wenn das Baby jetzt zur Welt käme, könnte es bereits selbstständig Luft atmen. Die Flaumbehaarung (Lanugo) verschwindet. Auch die Käseschmiere löst sich auf, und rosa schimmernde Babyhaut kommt darunter zum Vorschein. Das Immunsystem ist noch unreif. Antikörper kommen von der Plazenta. Hormondrüsen wie die Schilddrüse, Bauchspeicheldrüse oder die Hirnanhangsdrüse arbeiten schon. Ihre Entwicklung wird erst im jungen Erwachsenenalter abgeschlossen. In dieser Woche bilden sich die Nebennierendrüsen. Sie teilen sich in eine Mark- und Rindenregion auf, die jeweils drei weitere spezielle Gewebeschichten haben. Zwei davon funktionieren schon.

***Status-Info Fötus:** Scheitel-Fersen-Länge 45 cm bis 47 cm • Gewicht 2500 g bis 2700 g*

Das ist jetzt wichtig

Schwangerenvorsorge

8. Termin: Arztbesuch zur Kontrolle. Labor: Abstrich (B-Streptokokken). Fragen Sie nach, ob das Köpfchen bei einem vorzeitigen Blasensprung den Geburtskanal »abdichtet«.

Abwarten und Tee trinken

Die Natur hat ihr eigenes Timing! Lassen Sie das freudige Ereignis entspannt auf sich zukommen. Das eigene Wohlbefinden im Auge zu behalten, ist das Beste, was Sie für Ihr Kind tun können: Lebensfreude, Optimismus, positive Grundstimmung, Yoga, Meditation, Entspannung, Spaziergänge, Wellnessbäder, Massagen, Musik, Partnerschaft und Liebe.

Die TCM schwört auf Kräuter und Kräutertees. Sie können den Stoffwechsel aktivieren, für schöne Haut sorgen (z. B. Kamille), bringen die Verdauung in Schwung (z. B. Anis,

Kümmel), wirken bei Hämorrhoiden (z. B. Hamamelis), stärken die Beinvenen (z. B. Kastanie, Steinklee) und die Gebärmutter (z. B. Himbeerblätter).

Papierkram

- Gespräch mit der Hebamme, Anlage des Schwangerschafts-/Geburtenverlaufsblatts (Partogramm); Attest über mutmaßlichen Geburtstermin für die Krankenkasse (Berechnung Mutterschaftsgeld)
- Anmeldung in der Geburtsklinik/-haus mit Aufklärungsgespräch und Ultraschall. Äußern Sie Ihre Wünsche und stellen Sie Fragen. Machen Sie sich mit dem Ambiente und Personal vertraut.
- Erstellen Sie Ihren persönlichen (schriftlichen) »Geburtsplan« und legen Sie ihn zu den Unterlagen dazu.
- Halten Sie zu Hause die wichtigsten Telefonnummern verfügbar: Partner, Taxi, Hebamme, Klinik, Freunde/Freundinnen, Haushaltshilfe, Notarzt.
- Unverheiratete: Vereinbarung des gemeinsamen Sorgerechts beim Jugendamt, Dokumentation der Vaterschaft
- Papiere: Versichertenkarte, Mutterpass, Personalausweis, Stammbuch, Ihre Geburtsurkunde (für Unverheiratete)
- Wie sind die Optionen für die Kinderbetreuung: Großeltern? Tagesmutter? Babysitter? Kinderkrippe?

★ 10. Monat ★

Es kann sich nur noch um Tage handeln. Die letzte Etappe der Schwangerschaft liegt vor Ihnen. Ihr Bauch hat jetzt einen beeindruckenden Umfang von fast 100 Zentimetern. Und manchmal verkrampft er sich und wird so hart, dass Sie schon nach Ihrer Kliniktasche greifen wollen. Fehlalarm: Übungswehen!

Ihr Baby liegt jetzt richtig, in Schädellage mit dem Kopf nach unten. Es ist nur noch eine Frage der Zeit, wann es sich auf den Weg ans Tageslicht machen wird. Mit jedem Tag mehr im Bauch der Mutter reift es weiter heran.

Während der letzten Schwangerschaftsphase umsorgt die Blase das ungeborene Kind, bei dem die Organe oder Zang-Fu, wie sie die Chinesen nennen, nun vollständig zusammenarbeiten. Die Zang-Organe werden mit Yin assoziiert. Zu ihnen zählen Milz, Leber, Herz, Lunge und Niere. Sie sind sowohl für die Bildung als auch für das Speichern und Transformieren der reinen Substanzen Qi, Blut-Xue und Jing (Essenz) ausschlaggebend. Auch die Leber wird ihnen zugeordnet und ist für die gleichmäßige Verteilung der Lebensenergie im Organismus zuständig. Ihren Gegenpol bilden die mit Yang in Verbindung gebrachten Fu-Organe. Diese bestehen aus Magen, Dickdarm, Dünndarm, Gallenblase, Blase und Dreifachem Erwärmer.

Außerdem ist der Geist Shen nun in voller Gänze präsent, das Baby nimmt seine Umgebung sowie die dortige Enge nun vollends wahr und speichert Erinnerungen daran ab. Die TCM empfiehlt Müttern, jetzt das Qi auf ihren unteren Dantian (drei Daumenbreit unterhalb des Nabels) zu lenken. Auf diese Weise sollen die mentalen Fähigkeiten des Kindes und sein Wachstum gefördert werden.

Woche 37

Mutter: Wahrscheinlich sind Sie jetzt ein wenig aufgeregt und fragen sich, ob das Kind wohl zum errechneten Termin kommen wird. Machen Sie sich nicht unnötig nervös. Die Natur kennt keine Statistiken. Vertrauen Sie Ihren Gefühlen und Instinkten. Das Baby bestimmt den richtigen Zeitpunkt, um auf die Welt zu kommen. Es kann schneller gehen oder auch einige Tage länger dauern. Nutzen Sie die Zeit für Ihr eigenes Wohlbefinden. Darüber freut sich auch Ihr Baby. Stehen fällt Ihnen jetzt immer schwerer, und Sie müssen für Besorgungen mehr Zeit einplanen.

Ein wenig Bewegung kann dennoch nicht schaden und dazu beitragen, die Geburt langsam anzubahnen.

Kind: Da das Baby nun »festsitzt« und sich kaum noch bewegen kann, beschäftigt es sich mit den kleinen Händen und übt den Greifreflex. Vor allem die Nabelschnur ist sehr interessant. Das Köpfchen befindet sich nun im kleinen Becken. Man muss einen Nabelschnurvorfall nicht mehr fürchten. Das Baby schläft viel und träumt von dem neuen Leben in der Außenwelt. Gelegentlich lässt es sich von einer Übungswehe der Gebärmutter sanft massieren.

Woche 38

Mutter: Bei der Vorsorgeuntersuchung überzeugen Sie sich davon, dass das Köpfchen bereits im Becken angekommen ist. Damit können Sie rechnen, wenn es Ihre erste Geburt ist. Nutzen Sie diese Tage zur eigenen Entspannung und für Unternehmungen, die Ihnen Freude machen. Am besten Ihr Partner oder die beste Freundin unterstützen Sie jetzt und entlasten Sie von anstrengenden Alltagsaufgaben. Nachts können Sie davon träumen, wie Sie Ihr Kind in den Armen halten. Weniger romantisch, dafür aber nützlich ist es, sich die Antragsformulare für Mutterschafts-, Erziehungs- und Kindergeld zu besorgen und in Ruhe auszufüllen (www.familien-wegweiser.de).

Kind: Die Knochen sind stärker geworden. Auch das Knochenmark ist weiter gereift. Es ist vor allem für die Blutbildung zuständig: rote Blutkörperchen (Erythrozyten), die Sauerstoff transportieren können, und weiße Blutkörperchen (Leukozyten), die zum Immunsystem gehören. An der körpereigenen Abwehr sind auch Organe des Lymphsystems (Lymphknoten, Thymus, Milz, Rachenmandeln) beteiligt. Um für die ersten neun Monate gerüstet zu sein, bekommt das Baby sämtliche Antikörper der Mutter über die Plazenta (»Nestschutz«).

Status-Info Fötus: Scheitel-Fersen-Länge 48 cm bis 49 cm • Gewicht 2900 g bis 3100 g

Das ist jetzt wichtig

Schwangerenvorsorge

9. Termin: Arztbesuch zur Kontrolle. Labor: Hämoglobin (Hb-Wert)

Mamas Tasche

- ★ Wenn es so weit ist, ist die Tasche für 3 bis 4 Tage in der Klinik mit dem Nötigsten griffbereit.

  Mama: T-Shirt/Nachthemd (Geburt), warme Socken, Bademantel, vier Schlafanzüge/Nachthemden, Trainings-Outfit, drei T-Shirts, Hausschuhe, Strümpfe/Socken, sechs Einmalslips, sechs größere Slips (Einlagen), zwei Still-BHs, Stilleinlagen, Einmalwaschlappen, Körperpflege (Duschgel, Seife, Cremes, Shampoo, Zahnbürste/-pasta u.a.), Snacks, Erfrischungen, Uhr/Wecker, Kleingeld/Kreditkarten, Kamera, Handy, Stift/Notizblock, Telefonnummern, falls nötig Medikamente

  Baby: Body, Hemdchen (langärmlig), Strampler, Mütze, Babydecke, Einmalwindeln
- ★ Die Klinik stellt meist alles außer Damenkleidung zur Verfügung. Babysachen für den Klinikaufenthalt müssen Sie nicht unbedingt mitnehmen. Für das Geburtshaus gibt es eine Taschen-Checkliste von der Hebamme.

Papas Tasche

Die Geburt des ersten Kindes sollte sich der Papa in spe nicht entgehen lassen. Es kann sich aber hinziehen! Besser man hat das Nötigste dabei: bequeme Kleidung zum Wechseln (T-Shirt, Hemd u.a.), Zahnbürste, Rasierer, Deo,

Haargel, Handy/Ladekabel, Kamera, Adressenliste (SMS), Snacks, Getränke (optional: 2 Sektgläser, alkoholfreies Getränk zum Anstoßen), Autokindersitz/Trage.

Kindslage

Ob das Baby richtig (mit dem Kopf nach unten) liegt, zeigen Ihre eigene Einschätzung, der Ultraschall und die Abtastung (sogenannte Leopold-Handgriffe). Keine Panik, etwa 93 Prozent aller Babys liegen richtig!

- Schädellage: normale, vertikale Lage mit dem Kopf nach unten
- Beckenendlage: abweichende, vertikale Lage mit dem Becken nach unten (Steißlage), bei 3 bis 5 Prozent der Geburten. Ab der 36. Woche ist die äußere Wendung möglich. Spontane Geburt ist möglich, wird aber nicht empfohlen. Kaiserschnitt wird kontrovers beurteilt.
- Quer-/Schräglagen: abweichende Lagen, bei etwa 1 Prozent aller Geburten. In mehr als 80 Prozent der Fälle kommt es zur spontanen Wendung in eine Längslage.

In Akupunktur ausgebildete Hebammen können die Lage auch durch Nadeln günstig beeinflussen (→ Seite 186ff.).

Nabelschnur-Blutspende?

Nach der Entbindung und Abnabelung wird die Nabelschnur nicht mehr gebraucht. Früher hat man sie dann einfach entsorgt. Man weiß heute, dass im Nabelschnurblut wertvolle Stammzellen enthalten sind, die bei Bluterkrankungen im Erwachsenenalter ein lebensrettendes Heilmittel sein können. Die Blutentnahme ist unabhängig vom Geburtsverlauf.

Wenn Sie spenden möchten, lassen Sie sich von der Hebamme oder dem Arzt informieren. Vor der Entnahme wird eine Beratung und Ihre Einverständniserklärung benötigt.

Zudem gibt es die Möglichkeit der Nabelschnurblutspende mit kostenpflichtiger Aufbewahrung nur für die eigene Familie durch private Blutbanken (z. B. www.vita34.de).

Mutterkuchen-Nosode?
Getrocknete pulverisierte Plazentasubstanz galt jahrhundertelang als Heilmittel gegen mancherlei Übel und wurde in Apotheken verkauft. Heutzutage kann man aus einem Stückchen Plazenta ein homöopathisches Mittel (Plazenta-Nosode) für das Baby herstellen lassen. Angebote gibt es bei Apotheken (z. B. www.placenta-nosode.de). Informieren Sie Ihre Hebamme, dass Sie die Plazenta behalten möchten. Auch in der TCM wird sie als Heilmittel eingesetzt. Ihr Geschmack ist süß und salzig. Sie spricht insbesondere Nieren, Lunge und Leber an und gilt als immunstimulierend. Darüber hinaus stärkt sie die Essenz Jing und tonisiert Yang sowie das Blut-Xue. Indikationen sind unter anderem Asthma, Impotenz, Unfruchtbarkeit, Schwindel, Tinnitus, Erschöpfung, geringe Libido, vorzeitiger Samenerguss, Menstruationsstörungen sowie mangelnde Milchbildung. Bei Yin-Mangel mit Hitzesymptomen ist sie kontraindiziert.

Es kann sich nur noch um Stunden handeln. Ihr Baby hat durch einsetzende Wehen entschieden, dass es jetzt geboren werden möchte. Sie erleben nun ganz bewusst das unbeschreibliche Wunder der Geburt. Schmerz und vollkommenes Glück, wenn Ihr Neugeborenes den ersten kleinen Schrei ausstößt.

Alles klar für den Start in ein neues Leben. Je länger das Baby im Bauch bleibt, desto besser wird die lebenswichtige Atmung funktionieren. Wie die kompakt eingerollte Knospe einer Seerose wartet das Baby den richtigen Zeitpunkt ab, um dann seine Blüte in voller Pracht zu entfalten.

Woche 39

Mutter: In den allermeisten Fällen kündigt sich die Geburt durch einsetzende Wehen an. Nur bei etwa jeder zehnten Schwangeren platzt zum Auftakt die Fruchtblase, und ein wenig Fruchtwasser geht ab. Dann rufen Sie Ihre Hebamme an, wenn es eine Hausgeburt sein soll, oder Sie lassen sich von Ihrem abrufbereiten Partner in die Klinik fahren. Tut sich noch nichts, kein Grund zur Sorge. Ihr Kind kommt, wann es kommen möchte. Bleiben Sie entspannt. Es hat durchaus Vorteile, wenn Sie die aufregende Zeit der Geburt und das Wochenbett ausgeruht und gelassen angehen. Abwarten und Tee trinken. Ihr Kind wird den richtigen Weg zur richtigen Zeit finden – ganz sicher.

Kind: Die Nebennieren produzieren mittlerweile Kortison zur Aktivierung der ersten Atemzüge. Flaumhaar fällt rascher aus. Das Baby trinkt reichlich Fruchtwasser mitsamt den Härchen und Hautzellen, was den Darminhalt vermehrt (Mekonium). Pechschwarzer Stuhl wird in den ersten Tagen nach der Geburt ausgeschieden. Die Käseschmiere ist fast verschwunden, und das schützende Fettpolster wächst weiter. Da es nun äußerst eng geworden ist, sind die Arme und Beine gekreuzt. Ab und zu muss sich das Baby strecken. Das spüren Sie dann ganz genau.

Woche 40

Mutter: Nur 3 bis 4 Prozent aller Babys kommen zum errechneten Geburtsdatum zur Welt, 25 Prozent davor und 70 Prozent danach! Vergessen Sie den Termin im Mutterpass. Wenn Ihre Schwangerschaft ohne Probleme weitergeht, darf es auch bis zu 10 Tage länger dauern bis zur Entbindung. Erst wenn es 12 bis 14 Tage mehr sind, sollten Sie über eine Geburtseinleitung nachdenken. Nutzen Sie die verbleibende Zeit zum Nestbau. Lassen Sie sich vom Partner verwöhnen. Das macht Freude und lenkt von beunruhigenden Gedanken ab. Jede Stunde, die Ihr Baby länger in Ihrem Bauch verbringt, trägt zur Ausreifung bei. Das Signal zum Aufbruch: Der Muttermund weitet sich und ein Schleimpfropf geht ab. Es kann sich nur noch um Stunden handeln, bis Sie überglücklich Ihr Kind im Arm halten.

Kind: Ihr Baby ist nun bereit für die letzte Etappe. Die platten Schädelknochen sind noch nicht verwachsen und leicht verschieblich. Das Köpfchen wird in jedem Fall den Geburtskanal passieren können. Kleine Spaziergänge tragen dazu bei, dass das Köpfchen noch tiefer rutscht. Die Lunge ist noch mit Fruchtwasser gefüllt. Während der Geburt wird es durch die Nase herausgedrückt. Das restliche Fruchtwasser wird von den Lungenkapillaren aufgenommen und über die Nieren und die Blase ausgeschieden. Und dann kommt der Moment, den Sie 40 Wochen lang herbeigesehnt haben: Die Lunge des Babys füllt sich mit Luft, der erste Atemzug und der erste kleine Schrei! Mama, ich bin da!

Status-Info Fötus: *Scheitel-Fersen-Länge 50 cm • Ihr Kind ist geboren! • Gewicht 3200 g, aktuelles Geburtsgewicht*

Das ist jetzt wichtig

Schwangerenvorsorge

10. Termin: Arztbesuch zur Kontrolle. Ultraschall-Untersuchung: Fruchtwasser

Papa auf Abruf

Die werdende Mama hat die Tasche gepackt. Der Papa in spe ist in »Rufbereitschaft«: Es sollte genug Benzin im Tank sein! Machen Sie sich über die Strecke und mögliche Ausweichrouten kundig. Und fahren Sie sanft, Sie wollen ja keine Sturzgeburt. Eine wärmende Decke im Auto mitnehmen, man weiß ja nie.

Geburtsvorbereitung

- ★ Dammpflege: Die Region zwischen Vagina und Anus ist unglaublich dehnfähig. Keine Sorge, da ist nichts zu eng! Dammrisse kommen vor, wenn es schnell geht oder das Baby ungünstig liegt. Man kann aber auch vorbeugen: täglich 5 Minuten mit Vitamin-E-reichem Öl (Aprikosenkern-/Weizenkeimöl) massieren oder ein Heublumen-Dampfbad nehmen.
- ★ Rasur: Das entscheiden Sie selbst. Aus medizinisch-hygienischen Gründen wird die Rasur nur noch bei einem Kaiserschnitt gemacht.
- ★ Akupunktur: Ein Angebot der Hebammen, das man selbst bezahlen muss. Erfahrungen belegen, dass Akupunktur die Geburt entspannter macht und verkürzen kann (um ca. zwei Stunden). Nadeln werden am Unterschenkel gesetzt und nach 20 Minuten entfernt (drei bis vier Behandlungen). Mehr Informationen hierzu finden Sie auf Seite 186ff.

Ideal zur sanften Geburt

Himbeerblätter wirken geburtsfördernd, verursachen keine vorzeitigen Wehen: 30 Gramm Himbeerblätter, 20 Gramm Frauenmantel, 20 Gramm Melisse, 10 Gramm Schafgarbe, mischen, 3 Teelöffel mit 0,5 Liter kochendem Wasser aufgießen, 10 Minuten ziehen lassen, abseihen, über den Tag verteilt trinken.

Geburtseinleitung

Wird der errechnete Geburtstermin überschritten und verläuft die Schwangerschaft weiterhin komplikationslos, kann man abwarten. Spätestens 12 bis 14 Tage nach dem Termin oder wenn das Kind sehr groß ist, muss die Geburt eingeleitet werden. Wie der Geburtshelfer die Geburt einleitet, hängt vom Wohlbefinden des Kindes und vom Status des Muttermundes ab (offen/geschlossen).

- Geschlechtsverkehr: Regelmäßiger Sex am Termin erhöht die Wahrscheinlichkeit, dass Wehen ausgelöst werden. Sex stimuliert die Ausschüttung des Wehenhormons Oxytocin, und Prostaglandine wirken schwach wehenauslösend.
- TCM-Methoden: Akupunktur/Reflexzonenmassage oder ein wehenförderndes Bad (Nelken, Zimt, Ingwer) können hilfreich sein (mehr Informationen zu Heilbädern finden Sie auf Seite 226ff.).
- Öffnung der Fruchtblase: Fruchtwasser geht ab, wobei durch die Volumenänderung Kontraktionen und Wehen stimuliert werden. Empfohlen bei Mehrgebärenden und geöffnetem Muttermund.
- Oxytocin-Infusion: wenn der Muttermund weich und leicht geöffnet ist. Eine kontinuierliche Überwachung der Herztätigkeit des Kindes (CTG) ist nötig.
- Prostaglandine (Gel, Pessar, Vaginaltablette) werden eingesetzt, wenn der Muttermund noch unreif ist. Wehen setzen nach ca. zwei bis drei Stunden ein. CTG wird alle zwei Stunden geschrieben. Behandlung in der Klinik nötig.

Ein Kind wird geboren

Die allermeisten Frauen bekommen Ihr Kind früher oder später in Bezug auf den errechneten Geburtstermin. Die bevorstehende Geburt kündigt sich meist durch eindeutige Zeichen an. Sobald sie auftreten, ist es endlich so weit! Und es dauert nicht mehr lange, bis Sie Ihr Baby in den Armen halten und sanft seine Stirn küssen.

Vertrauen Sie bei der Geburt Ihren Instinkten. Ihre Natur macht keine Fehler. Akzeptieren Sie nur Ratschläge, die Ihrem Bauchgefühl zusagen. Sie kennen Ihren Körper am besten und schaffen das bestimmt! Machen Sie sich keine Sorgen!

Die Startzeichen

Anzeichen für die Geburt sind Geburtswehen, der Blasensprung und manchmal eine kleine Blutung.

Geburtswehen

In der Regel kündigt sich die Geburt durch Wehen an. Sie können zunächst leichter sein und dann kräftiger 30 bis 40 Sekunden lang auftreten. Die Kontraktionen betreffen die gesamte Babykugel in Ihrem Bauch. Die Pausen zwischen den Kontraktionen verkürzen sich. Gute Wehentätigkeit können Sie fördern, wenn Sie Essen und Trinken nicht vergessen, sich abwechselnd bewegen und entspannen, das Wehenhormon Oxytocin durch Intimität und Geborgenheit stimulieren – und wenn Sie jede Menge Zeit und Geduld mitbringen. Kommen die Wehen regelmäßig alle 5 bis 7 Minuten, ist Zeit zum Aufbruch.

Blasensprung

Meistens erfolgt der Blasensprung mit Abgang von klarer, warmer Flüssigkeit. Hat das Kind bereits Stuhl (Kindspech, Mekonium) ins Fruchtwasser abgegeben, ist es grün verfärbt. Das Ereignis ist unspektakulär. 12 bis 18 Stunden später setzen die Wehen ein, und das Kind wird geboren. Notieren Sie den Zeitpunkt des Blasensprungs und die Farbe des Fruchtwassers. Informieren Sie Ihre Hebamme oder Geburtsklinik – jetzt ist ein Anruf fällig! Sie haben noch Zeit genug, keine Panik.

Zeichnungsblutung

Manchmal öffnet sich der Muttermund ein wenig. Dann kommt es zum Abgang von Schleim mit ein wenig Blut vermischt. Es ist aber unwahrscheinlich, dass Sie das Kind noch am selben Tag bekommen. Meistens dauert es noch einige Tage (oder gar Wochen).

Am Geburtsort

Bei einer Hausgeburt sollte die Hebamme so früh wie möglich gerufen werden. Sie kümmert sich um alles, was nötig ist. Und Ihr Partner darf Sie zur Geburtsklinik fahren. Er möchte ja bei der Geburt dabei sein. Sie verabschieden sich innerlich von Ihrem bisherigen Zuhause, in das Sie als Mutter einer Familie zurückkehren werden. Sie nehmen Ihren gepackten Geburtskoffer, und es geht los.

In der Klinik werden Sie von der diensthabenden Hebamme empfangen. Es folgen Aufnahmeuntersuchungen (Blutdruck, Puls, Temperatur, Urintest, Blutprobe, Bauchtastung, vaginale Untersuchung) mit Eintragung der Befunde im Partogramm, eine Ultraschall-Untersuchung und die Kontrolle des kindlichen Herzschlags mit der CTG-Wehenschreibung (Cardiotokografie), wobei man Ihnen zwei Elektroden auf den Bauch bindet. Dann können Sie in den Kreißsaal gehen. Bei normaler Geburt werden alle 30 bis 120 Minuten CTGs geschrieben.

In der Eröffnungs- und Austreibungsphase sowie nach Gabe von Wehenmitteln oder bei Problemen bleiben die CTG-Aufnehmer ständig am Bauch. Sorgen Sie dafür, dass in jedem Fall Ihr Partner oder ein(e) andere(r) Verbündete(r) an Ihrer Seite ist, damit Ihre Wünsche auch dann respektiert werden, wenn Sie mit unerwarteten Ereignissen vor Ort konfrontiert sind (fremde Personen/Personal, Örtlichkeit, drohende Komplikationen u. a.).

Der Weg in die Welt

Man unterscheidet bei der Entbindung eine Eröffnungs- und eine Austreibungsphase. Das Baby schiebt sich langsam im Geburtskanal abwärts und erblickt dann das Licht der Welt.

Laut TCM wird mit dem Geburtsprozess ein energetischer Wandel in Gang gebracht – bei Mutter und Kind. Eingeleitet wird durch das Nieren-Qi der Mutter, das ihr Energie für die kräftezehrende Geburt spendet. Auch das Ungeborene profitiert nun ein letztes Mal von dem vorgeburtlichen Qi der Mutter aus den Nieren.

Ebenso ist ein geringer Blutverlust vor, während und nach der Geburt kein Grund zur Sorge und ist vollkommen normal. Blut-Xue und Qi sind eng miteinander verbunden (→ Seite 15). Aus diesem Grund geht mit dem Blutverlust auch immer ein schwaches Qi einher. Neben Erschöpfung kann sich dann auch Frösteln bemerkbar machen. Letzterem kann und sollte durch Maßnahmen wie beispielsweise das Auflegen einer wärmenden Decke unbedingt entgegengewirkt werden, da Kälte eine Stauung von Blut-Xue sowie Qi verursachen kann und hierdurch Schmerzen intensiver werden. Packen Sie also Ihre Lieblingsdecke und flauschige Wollsocken ein, bevor es ab ins Krankenhaus geht.

Vielleicht fällt Ihnen auf, dass Sie ab dem Einsetzen des Geburtsvorgangs automatisch tiefer und effektiver als sonst atmen. Hierfür ist das Lungen-Qi im Oberen Erwärmer verantwortlich. Es löst diese Art der Atmung aus. Für die Kontraktionen der Gebärmutter zeichnen wiederum sowohl das Qi des Magens als auch jenes der Milz und der Leber im Mittleren Erwärmer verantwortlich.

Aber auch bei Ihrem kleinen Schatz tut sich energetisch einiges! Mit dem Beginn des Geburtsprozesses wird die körperliche und damit auch energetische Einheit zwischen ihm und Ihnen aufgelöst. Sobald er das Licht der Welt erblickt hat, entfaltet sich seine Lunge, und sein oberer Erwärmer wird aktiviert. Danach wird er im wahrsten Sinne des Wortes abgenabelt und die Nabelschnur durchtrennt, sein Mittlerer und Unterer Erwärmer werden aktiviert. Laut chinesischer Lehre hat er den Schwebezustand zwischen Raum und Zeit nach der Aktivierung der drei Erwärmer hinter sich gelassen, und ihn umgeben Vergangenheit, Gegenwart und Zukunft. Dabei verkörpert der Mittlere Erwärmer die Gegenwart. Sie ist bei dem Säugling besonders präsent, da sich derzeit sein Leben um Nahrungsaufnahme, Verdauung und das Geben und Empfangen von Liebe dreht.

Haarausfall nach der Niederkunft

Bei vielen Frauen setzt entweder unmittelbar nach der Niederkunft oder 90 Tage danach der Haarausfall ein. Auch der ein oder andere Zahn kann ausfallen. Grund hierfür ist die Tatsache, dass das Qi der Nieren Haare und Zähne kontrolliert. Durch den Geburtsvorgang wird es stark beansprucht, und es braucht Zeit, bis es wieder gestärkt ist. Erst dann erholen sich auch Haar und Zähne wieder.

Eröffnungsphase

Die spontane Geburt beginnt mit regelmäßigen Wehen. Durch Kontraktionen öffnet sich allmählich der Muttermund. Ist er auf ca. zehn Zentimeter aufgedehnt, passt das Köpfchen des Babys hindurch. Die Eröffnungsphase kann unterschiedlich lange dauern. Manchmal zieht sie sich beim ersten Kind 8 bis 12 Stunden hin.

Latenzphase

Bis zu acht Stunden nehmen die meist erträglichen Wehen an Häufigkeit und Länge zu: zunächst zwei bis drei Wehen alle 30 Minuten, dann alle 10 Minuten. Sie können einen Spaziergang machen oder ein entspannendes Bad nehmen.

Aktivphase

Diese Phase dauert nur wenige Stunden. Durch fortgesetzte Wehentätigkeit öffnet sich der Muttermund vollständig. Meist kommt es zum Blasensprung. Jetzt profitieren Sie vom Atemtraining aus der Geburtsvorbereitung (Veratmung von Wehen). Entspannen Sie sich, und schöpfen Sie neue Kraft in den Wehenpausen.

Übergangsphase

Durch die Kontraktionen dreht sich das Baby 90 Grad um die eigene Achse tiefer ins Becken. Der Beckeneingang ist queroval, der Beckenausgang längsoval. Kopf und Schulter passen in mehreren leichten Drehbewegungen optimal hindurch. Diese Phase dauert höchstens eine Stunde. Es kann jetzt schmerzhaft sein. Konzentrieren Sie sich auf die Atmung und die Pausen. Das Ende ist absehbar. Bis das Baby optimal liegt, pressen Sie noch nicht mit.

Schmerzlinderung

- Die TCM empfiehlt: Entspannung, Meditation und autogene Suggestion, Akupunktur
- Schulmedizinische Anwendungen: Krampflösende Medikamente wie Buscopan oder Scopolamin (Infusion, Zäpfchen), Schmerzmittel wie Opiate (Infusion), Periduralanästhesie (PDA), Schmerzmittel als Injektion am Rückenmark (Periduralraum)

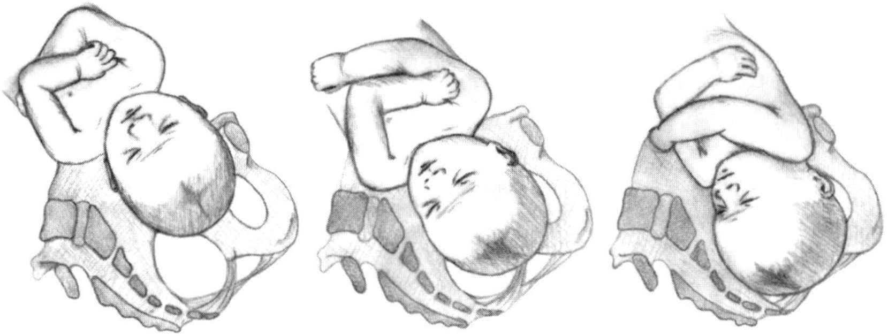

Übergangsphase 1 der Geburt: Das Köpfchen schiebt sich in den querovalen Beckeneingang.

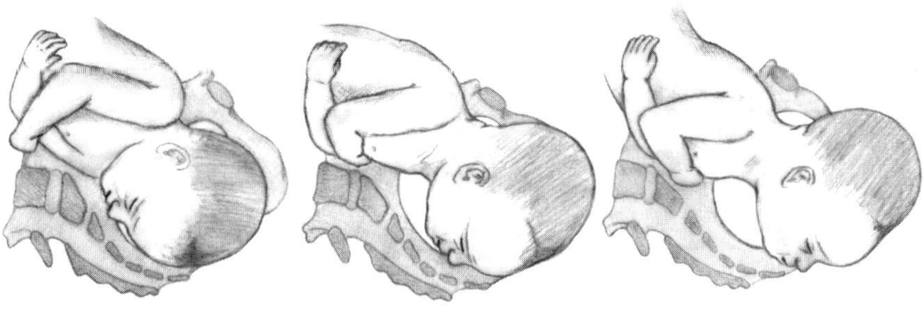

Übergangsphase 2 der Geburt: Das Köpfchen schiebt sich tiefer und dreht sich in den längsovalen Beckenausgang.

Austreibungsphase

Beim ersten Kind kann diese Phase bis zu zwei Stunden dauern, eine anstrengende Zeit für Sie und Ihr Baby. Die Wehen kommen alle 2 bis 3 Minuten, und das Kind drückt nach unten. Das Köpfchen des Babys füllt nun das Becken aus. Liegt es optimal, beginnt die Pressphase (beim ersten Kind 30 bis 40 Minuten). Endlich können Sie durch Pressen und nachfolgende Pausen aktiv mithelfen, dass das Kind seinen Weg findet. Mit fest abgestützten Füßen und entspannter Beckenmuskulatur schiebt sich das Kind leichter heraus. Sobald das Köpfchen sichtbar heraustritt, dreht sich das Baby schnell in Seitenlage zurück, und mit weiteren Wehen kommen die Schultern, schließlich der ganze Körper zum Vorschein. Sie haben mit maximaler Konzentration Ihr Kind geboren. Stille. Dann hören Sie die ersten Laute Ihres neugeborenen Babys. Einige Nachwehen befördern die an der Nabelschnur hängende Plazenta ans Tageslicht.

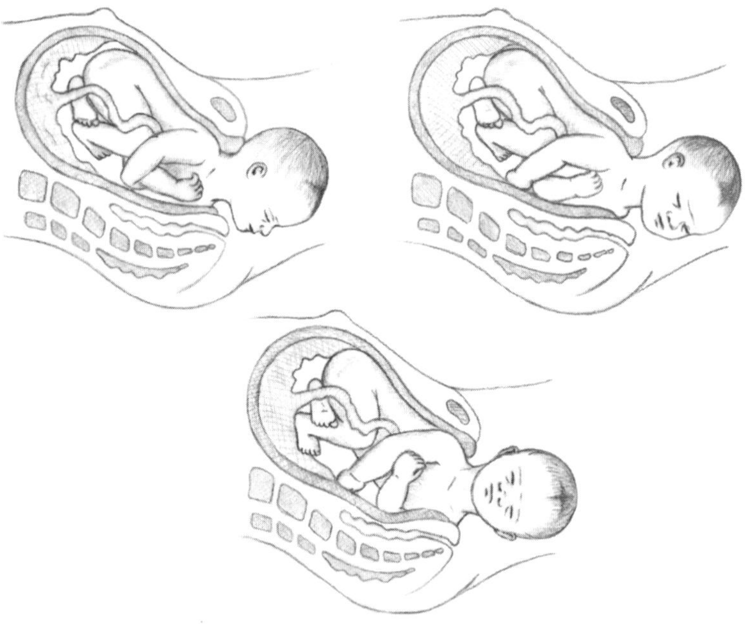

Austreibungsphase: Sobald das Köpfchen sichtbar ist, dreht sich das Baby in Seitenlage und wird geboren.

Geburtserleichterung

Die Geburt wird umso leichter sein, je besser Sie sowohl die Kraft der Wehen als auch die Entspannung und Ruhe dazwischen nutzen. Folgende Maßnahmen können die Geburt erleichtern:

- Bewusst tief und ruhig atmen, mit betonter Ausatmung
- Konzentriert ausruhen und entspannen
- Bewegung: herumgehen, stehen, abstützen, liegen, auf Pezziball oder im Vierfüßlerstand knien
- Geburtspositionen: Gebärhocker, hocken und hängen
- Dammschutz: aufrechte, den Beckenboden schonende Gebärpositionen (stehen, hocken, knien, Vierfüßlerstand); ein Dammriss verheilt besser als ein Dammschnitt, der nur im äußersten Notfall mit Ihrem Einverständnis durchgeführt werden darf (Episiotomie).

Kaiserschnitt

Am schönsten ist es, wenn das Baby auf natürlichem Weg geboren wird. Doch manchmal muss aus den verschiedensten Gründen bei der Geburt nachgeholfen werden – mit einer Geburtszange, einer Saugglocke oder mit einem Kaiserschnitt.

- Laut TCM geraten Mutter und Kind bei einem Kaiserschnitt in eine Art energetischen Schockzustand. Darüber hinaus stört die hierdurch verursachte Narbe den Energiekreislauf erheblich, da im Zuge des Schnitts zwischen vier und sechs Meridiane (Konzeptionsgefäß, Durchdringungsgefäß/Chong Mai, Niere, Leber, Magen und eventuell die Milz) durchtrennt werden.

  Zwar versucht der Körper der Frau, die energetische Blockade bestmöglich zu kompensieren, allerdings ist hierfür ein immenser Energieaufwand nötig. In Folge des energetischen Ungleichgewichts treten dann in der Regel mit Leere und Fülle assoziierte Beschwerden wie etwa Schlafstörungen oder Kopfschmerzen auf. Aus diesem Grund muss die Balance der Lebensenergie Qi bereits vor dem Eingriff (sofern dieser geplant ist) und auch danach nach allen Kräften durch entsprechende TCM-Maßnahmen wie Akupunktur oder Qi Gong stabilisiert und gefördert werden.

- Wenn bereits im Vorfeld – nach gründlicher Aufklärung durch den Gynäkologen/Anästhesisten – entschieden wurde, dass ein Kaiserschnitt erforderlich ist, lassen Sie der betreffenden Hautregion eine besonders intensive Pflege zukommen. Stellen Sie sich innerlich auf den Eingriff und die Lokalnarkose der unteren Körperhälfte ein. Die Operation ist schmerzfrei, da Sie eine Spinalanästhesie (PDA) bekommen (Vollnarkose nur im Notfall). Erzählen Sie Ihrem ungeborenen Kind davon, wie es auf die Welt kommen wird. Bestehen Sie darauf, dass Ihr Partner (am Kopfende der Mama stehend) bei der Geburt dabei sein darf.
- Man entfernt die Schamhaare, Sie bekommen Thrombosestrümpfe und die Spinalanästhesie. Der Bauch wird desinfiziert und ein Blasenkatheter gelegt. Dann werden als Sichtschutz Tücher in Hüfthöhe angebracht. Wirkt die Narkose, erfolgt der Längshautschnitt knapp über der Schambeinfuge (ca. zehn Zentimeter). Unterhautfettgewebe und Muskelfaszie werden nur in der Mitte durchtrennt. Mit der Hand dehnt der Chirurg die Bauchdecke und öffnet dann die Gebärmutter mit einem queren Schnitt. Der Geburtshelfer hebt das Kind aus der Gebärmutter. Die Plazenta wird gelöst und entnommen, die Wunde vernäht. Der Eingriff dauert 20 bis 30 Minuten.
- Begrüßen Sie Ihr Baby und genießen Sie den wichtigen Hautkontakt, wenn nichts dagegen spricht. Erklären Sie vor der Operation, dass Sie dies auf jeden Fall möchten. Noch besser wäre es, wenn Sie sich Ihr Kind nackt auf Ihren nackten Oberkörper legen lassen. Fehlender Hautkontakt unmittelbar nach der Geburt kann traumatisierend wirken für Mutter und Kind!

Nach der Geburt

Willkommen in der Welt, kleines Baby! Feucht und vom Fruchtwasserduft umweht liegt das Baby auf Ihrem nackten Körper. Herz und Kreislauf arbeiten, Blut erreicht die entfaltete Lunge, die nun mit der Atmung Sauerstoff aufnimmt. Die Nabelschnurgefäße hören jetzt auf zu pulsieren. 2 bis 3 Minuten nach der Geburt ist der beste Zeitpunkt zur Durchtrennung der Nabelschnur (Abnabelung). Das kann Ihr Partner übernehmen.

Schon 20 bis 30 Minuten später sucht das Baby auf Ihrem Bauch nach Mamas Milchquelle. Biologisch und psychisch ist dies ein entscheidender Moment, der die Beziehung von Mutter und Kind von Anfang an festigt. Darüber hinaus macht sich das zuvor sterile Baby mit den Keimen der Mutter, mit ihrem »Stallgeruch« vertraut. Der Grundstein für die Gesundheit im späteren Leben wird gelegt. Zudem unterstützt das Saugen an der Brust die Ablösung der Plazenta mit den Nachwehen. Die Nachgeburt wird dann noch auf ihre Vollständigkeit untersucht. Nach der Geburt wird Ihr Baby (auf Ihrem Bauch liegend) zum ersten Mal untersucht (U1).

Erstuntersuchung

Apgar-Test

Mithilfe dieses Bewertungssystems werden fünf Aspekte des Babys jeweils mit 0 bis 5 Punkten bewertet: Aussehen (Hautfarbe), Herzschlag, Muskeltonus, Reflexe/Reaktionen, Atmung. Bei 9 bis 10 Punkten ist das Baby optimal lebensfrisch, bei 0 bis 2 Punkten handelt es sich um einen schweren Depressionszustand.

pH-Wert

Mit Blut aus der Nabelschnur wird der pH-Wert bestimmt, um eine Sauerstoffunterversorgung bei der Geburt zu erkennen. Ein pH-Wert von 7,3 oder höher ist optimal, unter 7,0 kritisch (Übersäuerung).

Reifezeichen

Mit dem Petrussa-Score beurteilt man die Reifezeichen: Haut (Farbe, Faltenbildung), Brustwarze (Drüsengewebe), Ohr (Knorpelbildung), Fußsohle (Faltenbildung), Geschlechtsorgane (Hodenstand, Schamlippen). Der Kinderarzt wird die Herztöne und die Lunge abhören sowie in Bezug auf Fehlbildungen oder Geburtsverletzungen untersuchen (U1).

Prophylaxe

- Als Vitamin-K-Prophylaxe bekommt Ihr Baby 2 Milligramm Vitamin K in den Mund geträufelt (Wiederholung bei der Untersuchung am dritten Tag bei der U2). Vitamin K wird für die Blutgerinnung gebraucht und schützt vor Blutungen.
- Die Augen-Prophylaxe mit Silbernitrat (Schutz vor Augeninfektion) wird nur mit Einwilligung der Eltern durchgeführt (Nebenwirkung: Bindehautentzündung).
- Blutgruppe/Körperdaten: Wenn Sie rhesus-negativ sind oder Blutgruppe 0 haben, wird die Blutgruppe Ihres Kindes nach Blutentnahme bestimmt. Das Baby wird gewogen, Kopf und Körper werden abgemessen.

Wochenbett

Nach drei Tagen in der Geburtsklinik und weiteren Untersuchungen für Mutter und Kind sind Sie endlich mit Ihrem Wonneproppen wieder zu Hause angekommen. Alles ist vorbereitet: der Schlaf- und Wickelplatz, jede Menge Babysachen und erstes Spielzeug. Ein neues Leben als Familie liegt vor Ihnen, Sie sind stolze Eltern eines kleinen Jungen oder Mädchens. Jetzt beginnt Ihre Zeit als Wöchnerin und die Stillzeit, die mindestens 6 Monate dauern sollte. Als Mutter sind Sie zunächst voll beschäftigt und rund um die Uhr für Ihren Nachwuchs zuständig. Und schon wenige Monate später sieht man Ihrem Körper die Strapazen, die er aushalten musste, nicht mehr an. Als ob nichts gewesen wäre. Topfigur und topfit!

Eine Woche mit Baby

Vom ersten Lebenstag an erleben Sie die enorme Lernfähigkeit und grenzenlose Neugier Ihres Babys hautnah mit. Es ist mit allen Sinnen unterwegs: sehen, hören, schmecken, riechen, fühlen. Mama und Papa liebkosen Ihr Kind so oft wie möglich. Vollkommenes Glück, eine Liebesbeziehung mit starker Bindung von Eltern und Kind (»Bonding«) bahnt sich an. Sie fühlen sich selbst so, als wären Sie neugeboren. Ihr Kind ist das Schönste und Großartigste, was Sie jemals erlebt haben!

Die Rückbildung der schwangerschaftsbedingten Veränderungen setzt langsam ein. Gelegentlich spüren Sie noch Nachwehen, und die Brüste sind voll und ganz auf die Milchproduktion eingestellt. Langsam verlieren sie auch die Flüssigkeit, die sich in Ihrem Körper angesammelt hatte. Da kommen Sie öfter ins

Schwitzen und haben ungewöhnlich häufigen Harndrang. Die Gebärmutter verkleinert sich zunehmend, und der Wochenfluss wird schwächer und schwächer. In der 6. Woche ist er dann ganz verschwunden.

Bei Ihrem Baby bemerken Sie anfangs Hautveränderungen oder Hautausschläge und eine harmlose Gelbsucht. Es trainiert bereits wichtige Reflexe, die später gebraucht werden: den Schreck-(Moro-)Reflex, den Greif-, Steh-, Schreit-, Kriech-, Such- und den Saug-Schluck-Reflex. Dennoch leiden Sie manchmal an trüber Stimmung und Ihnen ist zum Heulen zumute. Dann hat Sie der Baby-Blues erwischt (postpartale Depression). Er hält sich hoffentlich nicht allzu lange.

Ein Monat mit Baby

Ihr Körper fühlt sich mittlerweile fast wieder ganz normal an. Und die Figur hat vom regelmäßigen Beckenbodentraining profitiert. Jetzt kommen die Bauchmuskeln dran. Die Schwangerschaftsstreifen sind schon fast verblasst. Wenn der Wochenfluss aufhört, könnten Sie vielleicht sogar wieder Sex haben. Beim Kinderarzt ist die U3-Untersuchung fällig.

Ihr Kind entwickelt sich prächtig. Es übt gerade die Körperbalance im Liegen, wenn es strampelt und die Gliedmaßen ausstreckt. Mit Ihrer Hilfe wird es auch bald den schweren Kopf aufrecht halten können. Ob es wirklich blaue Augen hat? Es ist unbeschreiblich schön, wenn es selig lächelnd schlummert. Das Baby profitiert am meisten, wenn Sie es nur dann füttern, wenn es hungrig ist - nicht »nach der Uhr«. Es hat jetzt noch 5-mal täglich Stuhlgang. Alles in allem ein 24-Stunden-Job für die Mutter. Anstrengend ist darüber hinaus, dass das Baby jetzt anfängt zu schreien - bis zu drei Stunden täglich und ausgerechnet zwischen 19 und 23 Uhr. Mehrere kleine Trinkeinlagen abends helfen mitunter. Singen Sie Ihrem Glückskäfer sein Wiegenlied aus der Schwangerschaft vor!

Drei Monate mit Baby

Die Gebärmutter hat jetzt die ursprüngliche Größe zurück: von einem Kilogramm bei der Geburt auf 65 Gramm Normalgewicht. Am Muttermund bildet sich wieder ein Schleimpfropf, der eine Empfängnis verhindert. Von der Scheide aus betrachtet erscheint die zuvor runde Muttermundöffnung nun länglich. Alle Gedanken der Mama richten sich auf das Wohlbefinden des Babys – voll konzentriert im Hier und Jetzt. Das muss der Partner akzeptieren. Da bleibt mitunter der Sex auf der Strecke – oder liegt es am Schlafdefizit der Vollzeitmama? Wenn es dennoch einmal klappt, achten Sie auf Verhütung und befragen Sie Ihren Arzt diesbezüglich (z. B. Spirale ab der 8. Woche Stillzeit oder Minipille). Und Sie arbeiten mit Rückbildungsgymnastik weiter daran, bald wieder Ihre Wunschfigur zu erreichen.

Achten Sie darauf, gut und gesund zu essen und ausreichend Flüssigkeit aufzunehmen. Alkohol ist nach wie vor tabu, eine Tasse Kaffee aber erlaubt (zu viel Koffein macht Ihren Sprössling unruhig!). Beim Kinderarzt ist die U4-Untersuchung fällig (erste Impfung?).

In dieser Entwicklungsphase trainiert das Baby vor allem die Basisfunktionen des Bewegungsapparats. Strampeln hilft dabei, in Rückenlage in der Mitte stabil zu bleiben, um die Arme und Beine frei bewegen zu können. Es gelingt bald, den Kopf stabil mittig zu halten, was eine faszinierende Perspektive auf das Bewegungsspiel der Hände und Finger eröffnet. Ja, die Hände sind das Lieblingsspielzeug des kleinen Stramplers. Es geht vor allem um die Koordination der Bewegungen von Hand zu Hand, von Hand zu Mund und von Hand zu Auge zu Mund. Der Kopf kann zur Seite gedreht werden, und es gibt nichts Spannenderes, als sich mit dem Spiel der Finger zu beschäftigen.

Da die Bauchmuskulatur zunehmend kräftiger wird, schafft es das Baby, die Füße von der Unterlage abzuheben und sie genau zu studieren. Die Fingerchen erforschen nun die Beschaffenheit der winzigen Zehen. Manchmal presst das Baby die Fußsohlen auf die Unterlage und bringt so den Rumpf in Bewegung. Es schlängelt, kreiselt und kippt den kleinen Körper zur Seite.

Ihr Baby liebt Musik! Sanfte Melodien und Rhythmen kennt es ja schon aus seiner ozeanischen Zeit im Mutterleib. Zuhören und »mitreden«, darum geht es jetzt auch. Es gluckst und gurrt und brabbelt und quietscht - und es schenkt Ihnen sein schönstes Lächeln. Hier kommt die allumfassende unermüdliche Neugier zum Vorschein: Alles ist interessant, alles will gelernt werden. Wenn Sie sich mit Ihrem Wonneproppen beschäftigen, sprechen Sie zu ihm, beschreiben Sie mit Worten, was Sie gerade tun, singen Sie Lieder und sagen Sie Verse auf. Rezitieren Sie die Worte mit rhythmischen Betonungen, wenn Sie Ihr Baby wickeln, füttern oder baden. Ihr Kind liebt den melodiösen Klang Ihrer Stimme. Es gibt nichts Schöneres auf der Welt und noch so viel zu lernen!

Sechs Monate mit Baby

Nach sechs Monaten ist Ihr Body wieder perfekt in Form. Verbliebenem Schwangerschaftsspeck rücken Sie mit kohlenhydratbewusster Vollwertkost und einem moderaten Bewegungsprogramm zu Leibe. Dann passt die Lieblingsgarderobe wieder wie angegossen. Das Baby wird weiter gestillt, kann aber schon Pulvermilch-Beikost bekommen.

Mittlerweile schafft es Ihr Baby schon fast, die Kopfhaltung zu kontrollieren. Es spielt mit den Händchen und Füßchen, probiert alles aus, was man mit dem Körper machen kann. Es lernt, am Boden zu rollen, zu kreiseln, herumzurobben und zu kriechen, rutscht, schiebt und schlängelt, greift und begreift. Und manchmal hört man es glucksen, brabbeln, gurren und schnalzen. Irgendwann später ist es dann so weit. Völlig überraschend wie aus heiterem Himmel spricht Ihr Kind die ersten Worte: »Mama! Papa!«

Sanfte Wege zu mehr Balance

Die TCM fokussiert wie die westliche Medizin während der Schwangerschaft nicht nur das Wohlbefinden der werdenden Mutter, sondern auch jenes des ungeborenen Kindes. Mithilfe eines geeigneten Alltagsregimes, entsprechender Ernährung und anderer Maßnahmen werden Gesundheit und Wohlbefinden beider gewährleistet.

Zu diesem Zweck werden Gesundheitsmaßnahmen wie Akupunktur, Massagen, Meditation und Qi Gong, Phytotherapie (innerliche und äußere Anwendungen wie zum Beispiel Kräutertees oder Heilbäder) und Diätetik eingesetzt.

Akupunktur

In der Schwangerschaft stellt die oberste Priorität die Rücksichtnahme auf das ungeborene Kind dar. Aus diesem Grund sollten werdende Mütter möglichst auf Medikamente verzichten. Bei einigen Beschwerden kann die Akupunktur Abhilfe schaffen. Ebenso ist die geburtsvorbereitende Akupunktur bei unauffälligem Schwangerschaftsverlauf eine sinnvolle Ergänzung in der Betreuung von Schwangeren. Das »Nadeln« vertreibt nicht nur Sorgen und Ängste, da es eine entspannende Wirkung entfaltet, sondern soll den Geburtsvorgang durchschnittlich von zehn auf acht Stunden verkürzen und die Geburt erleichtern, sofern mit der Behandlung in den letzten vier Schwangerschaftswochen begonnen wurde. Darüber hinaus können Geburtsschmerzen mittels Akupunktur gelindert werden. Auch nach der Geburt kann sie mit der Dammnaht assoziierte Schmerzen reduzieren und innerhalb von ein bis zwei Sitzungen Milchfluss fördern.

Die Traditionelle Chinesische Medizin löst bei der Akupunktur und ihrem Teilbereich, der Moxibustion, energetische Störungen über bestimmte Reizpunkte auf der Haut, die mit den Meridianen verbunden sind, und harmonisiert so das Qi. Auf diese Weise werden die Selbstheilungskräfte aktiviert, und die Patientin erlangt wieder ihre energetische Balance zurück.

Die Kunst des Nadelns

Die Akupunktur ist eine jahrtausendealte chinesische Heilmethode, die in der Lehre von Yin und Yang wurzelt. Mittels feiner Nadeln wird durch die Anregung von Reizpunkten eine therapeutische Wirkung erzielt. Hierbei werden insgesamt 360 anerkannte Reizpunkte bedient, die auf den Haupt- oder Sondermeridianen sitzen. Daneben gibt es einige Extrapunkte, die je nach Krankheitsbild ebenfalls gestochen werden können. Durch die Nadelung wird der Qi-Fluss der jeweiligen Meridiane gezielt harmonisiert. Darüber hinaus werden durch Akupunktur die Freisetzung von Glückshormonen sowie die Produktion körpereigener Morphine (schmerzstillende Stoffe) angeregt.

Akupunktur kann bei nahezu allen Beschwerden und Erkrankungen Abhilfe schaffen. Besonders bewährt hat sich der Einsatz bei Atemwegserkrankungen wie Asthma, Heuschnupfen oder akuter Nasennebenhöhlenentzündung. Daneben lassen sich bestimmte chronische Erkrankungen, Schmerzen, neurologische und hormonelle Störungen, Migräne, Schlafstörungen, stressbedingte Beschwerden wie Tinnitus, Augenerkrankungen, muskuloskeletale Erkrankungen und gastrointestinale Erkrankungen hervorragend mit der fernöstlichen Nadelkunst therapieren. Auch die geburtsvorbereitende Akupunktur wird im Westen immer beliebter.

Durchschnittlich dauert eine Akupunktursitzung etwa 30 Minuten. Zur Verwendung kommen feine Nadeln, die meist aus Gold, Silber oder Stahl gefertigt sind. Diese werden in schnellen Bewegungen in die Haut gestochen.

Einige Krankheitsbilder erfordern eine beruhigende und andere wiederum eine stimulierende Wirkung. Dämpfend wirken mehrere Nadeln (maximal werden 16 Nadeln empfohlen, in Sonderfällen kann diese Vorgabe auch nach Abwägen des Akupunkteurs überschritten werden). Bei Schwangeren sollte die Zahl der Nadeln allerdings maximal acht betragen. Durch die Verwendung weniger Nadeln wird wiederum eine stärkende Wirkung erzielt. Generell gilt es, bei der Behandlung von schwangeren Frauen die Stärke der Stimulation möglichst gering zu halten.

Darüber hinaus ist darauf hinzuweisen, dass von der Behandlung bestimmter Punkte während der Schwangerschaft unbedingt abgesehen werden muss. Sie werden lediglich bei verzögerter oder schwieriger Geburt angewendet.

- Punkte, die sich im Bereich des unteren Abdomens sowie im Lendenbereich befinden - insbesondere BL 31 - Shangliao und BL 32 - Ciliao
- BL 60 - Kunlun
- BL 67 - Zhiyin
- DI 4 - Hegu
- GB 21 Jianjing
- MI 6 - Sanyinjiao
- EX-LE 11 - Duyin

Darüber hinaus sollen nachfolgende Punkte nicht in Kombination angeregt werden:

- BL 60 - Kunlun und MI 6 - Sanyinjiao
- DI 4 - Hegu und MI 6 Sanyinjiao
- LE 3 Taichung und MI 6 Sanyinjiao

Akupunkturbehandlungen können nur durch einen erfahrenen TCM-Arzt oder anderes entsprechend geschultes medizinisches Personal ausgeführt werden. Eine Selbstbehandlung von Laien ist nicht möglich. Gleiches gilt für das unterstützende Teilgebiet Moxibustion.

Hinweis

Sofern Mutter und Kind gesund sind, spricht nichts gegen eine Akupunkturbehandlung. Allerdings sollten Sie diese im Vorfeld dennoch mit Ihrem Gynäkologen absprechen. Ebenso sollte ausschließlich ein erfahrener Akupunkteur aufgesucht werden. Bei der Nadelung von Punkten über dem wachsenden Uterus ist äußerste Vorsicht geboten. Von einer Aktivierung hormonell wirkender oder wehenstimulierender Punkte wird in der Schwangerschaft abgeraten. Ebenso dürfen die in der jeweiligen Schwangerschaftsphase beanspruchten Meridiane nicht genadelt werden (→ Seite 86 ff.). Akupunktur ist außerdem bei Hauterkrankungen (z. B. Ekzeme) an den lokalen Einstichstellen, Nervenerkrankungen (z. B. Sensibilitätsstörungen), schweren psychischen Erkrankungen (z. B. Psychosen) oder Epilepsie kontraindiziert.

Heilende Moxakegel

Die Moxibustion ist eine Wärmebehandlung und hat ihren Ursprung in der kälteren Bergregion Nordchinas. Sie fällt in den Bereich der Akupunktur und wird gemeinsam mit ihr angewendet. Dabei wird glimmendes Moxakraut (Artemisia vulgaris, auch Beifuß) in Form von sogenannten Moxakegeln (oder Moxazigarren) abgebrannt, die auf einer Akupunkturnadel befestigt werden. Die Wärme dringt über die Nadeln in die Tiefe des jeweiligen Akupunkturpunktes und breitet dort ihre heilende Wirkung gezielt aus. Teilweise werden in China die Kegel direkt auf der Haut abgebrannt. Jedoch besteht hierbei große Verbrennungsgefahr, weshalb diese Anwendung nur selten zum Einsatz kommt.

Neben der wohltuenden Wärme entfalten auch die heilenden Substanzen des Beifuß eine günstige Wirkung. Moxibustion regt die Organfunktionen, den Stoffwechsel und die Durchblutung des Gewebes an. Außerdem wirkt die Maßnahme immunstärkend. Vor allem Kältekrankheiten können mithilfe von Moxibustion gelindert werden. Indikationen sind unter anderem Bronchitis, Asthma, Kältegefühl, niedriger Blutdruck, Schwindel und Depression. Bei Schwangeren ist sie neben den genannten Indikationen auch bei einer Fehllage des Kindes, Brechreiz, Anämie, Ödemen oder Mangelgeburten hilfreich. Dennoch sollte die Behandlung mit dem Moxakraut nur angewendet werden, wenn diese unbedingt erforderlich ist, da sie innere Hitze fördert und Frauen währen der Schwangerschaft ohnehin zu innerer Hitze neigen.

Hinweis

Auch hier gilt: Behandlungen während der Schwangerschaft sollten vorher mit dem behandelnden Therapeuten und/oder einem Gynäkologen abgesprochen werden. Die Kontraindikationen entsprechen jenen der Akupunktur.

Lagekorrektur mit Akupunktur und Moxibustion

Im Normalfall befindet sich das Kind im Mutterleib in Schädellage (auch Kopflage). Hier liegt der Fötus mit dem Kopf nach unten in Längsrichtung. Bei einer fetalen Lageanomalie liegt eine Steißlage oder Querlage (auch Beckenendlage) des Kindes vor. In diesen Fällen ist eine vaginale Geburt häufig nicht durchführbar, und das Kind muss per Kaiserschnitt zur Welt gebracht werden.

Allerdings beinhalten sowohl die Kaiserschnittendbindung als auch die Steißlagengeburt potenzielle Risiken. Aus diesem Grund wird häufig zuvor der Versuch einer Lagekorrektur durch äußere Wendung unternommen. Daneben lässt sich das Kind in den letzten zwei Schwangerschaftsmonaten risikoarm mithilfe von Akupunktur- und Moxibustionsbehandlungen häufig von der Steiß- bzw. Querlage in die Schädellage bringen.

Nach Ansicht der TCM wird die Uterusmuskulatur durch die Reizung des Punktes BL 67 – Zhiyin und die damit einhergehende Anregung des Qi erregt. Dabei strömt das Qi vom Reizpunkt aus über den Blasenmeridian zur Gebärmutter und anschließend zu den Nieren. Hierdurch werden die Nieren gestärkt, was eine Erregung der uterinen und kindlichen Bewegungen herbeiführt.

Für die Spontanwendung wird der Punkt BL 67 – Zhiyin (im äußeren Nagelwinkel des kleinen Zehs) während der 33. und 36. Schwangerschaftswoche stimuliert. In der Regel werden vier Sitzungen durchgeführt. Zwischen den einzelnen Sitzungen sollten jeweils zwei behandlungsfreie Tage liegen.

Während der Behandlung nimmt die Patientin in der Regel eine Knie-Ellenbogen-Position ein. Bei der klassischen Akupunktur wird BL 67 – Zhiyin an beiden Füßen mit je einer Nadel für 20 Minuten gestochen. Bei der Moxibustion werden der Reizpunkt des linken Fußes sowie des rechten nacheinander für jeweils 10 Minuten erwärmt. Daneben besteht auch die Möglichkeit, die gegenüberliegenden Reizpunkte alternierend für insgesamt 20 Minuten anzuregen. Bei vorzeitigen Kontraktionen sowie nach Vollendung der 36. Schwangerschaftswoche wird zur Vermeidung von Komplikationen von einer Reizung des Punktes abgesehen.

Laut diverser Publikationen zum Thema stellt die Moxibustion für diesen Zweck die Anwendung der Wahl dar und scheint eine intensivere Wirkung bei dieser Indikation zu besitzen. Akupunktur sowie Moxibustion sollten ausschließlich in Absprache mit dem Gynäkologen und durch qualifiziertes medizinisches Personal erfolgen. Eine Selbstbehandlung ist ausgeschlossen.

Heilende Massageanwendungen

Ihren Ursprung soll die Massage im Osten Afrikas und in Asien haben. So beschreibt der Gelbe Kaiser bereits 2600 v. Chr. spezielle Massagehandgriffe. In China wird die Massage seit jeher in Kombination mit anderen Behandlungstechniken zur Heilung eingesetzt.

Sie lösen nicht nur Verspannungen, reduzieren Kopfschmerzen, Schlafstörungen, fördern die Durchblutung, verringern Wassereinlagerungen, sorgen für eine bessere Hautelastizität und entlasten beanspruchte Gelenke. Darüber hinaus tragen sie zur Klärung der Körpersäfte bei. Durch spezielle Massagetechniken werden die Lymphdrüsen stimuliert und damit der Abfluss der angestauten Schlacken geöffnet. Außerdem wird durch Massagen der gesamte Körper belebt und Stress abgebaut.

Beim Gang in einen Massagesalon sollte der Masseur unbedingt darauf hingewiesen werden, dass eine Schwangerschaft vorliegt, da Massagen verschiedene Vorgänge im Organismus auslösen. Zum einen verändert sich mit der Schwangerschaft die Physiologie der Frau, und ein Masseur muss entsprechend darauf eingehen. Außerdem sollten einige Druckpunkte nicht aktiviert werden, da diese beispielsweise eine wehenfördernde Wirkung besitzen.

Einige Salons besitzen zwar spezielle Massageliegen für Schwangere, die auf Höhe des Bauches eine Aussparung haben. Ihr Gebrauch ist dennoch nicht empfehlenswert, da sich hierbei Druck auf die Gebärmutter und das Kind ergeben kann. Schließlich ist jeder Körper anders. Im zweiten und dritten Semester empfiehlt es sich zudem nicht, längere Zeit auf dem Rücken zu liegen. Grund hierfür ist das Risiko für das Vena-cava-Kompressionssyndrom (auch Hypotensives Syndrom oder Cava-Syndrom). Bei dieser Schwangerschaftskomplikation tritt eine Kreislaufstörung der Mutter durch Druck des Kindes in der Gebärmutter auf die untere Hohlvene (Vena cava inferior) auf. Dabei wird der

Blutfluss zum Herzen beeinträchtigt. Deshalb ist die Seitenlage die Position der Wahl während einer Schwangerschaftsmassage. Bei Bedarf kann ein Lagerungskissen zum Einsatz kommen und den Komfort erhöhen. Alternativ bietet sich auch eine Massage in Sitzhaltung an.

Ebenso sollte der Bauchbereich während der Behandlung ausgespart werden. Hier bietet sich vielmehr eine sanfte Einölung an, die neben ihrer feuchtigkeitsspendenden Wirkung auch einen Wohlfühleffekt auf das ungeborene Kind und die werdende Mutter hat. Zudem fördert sie die Elastizität der Haut.

In der Regel werden bei den zahlreichen Massageformen, die es weit und breit gibt, ganze Körperpartien behandelt, geschoben und geknetet. Eine Ausnahme bildet die Akupressur. Sie zielt auf die Anregung einzelner Reizpunkte mithilfe von unterschiedlichen Massagetechniken ab. Zu den heilenden Massagetherapieverfahren der TCM gehört zudem die Tuina-Massage. Allerdings scheiden sich die Geister darüber, ob sie sich für Schwangere eignet oder nicht. Fest steht, dass im Grunde alle Massageformen während dieser besonderen Lebensphase der Frau für sie und ihr ungeborenes Kind wohltuend sind, sofern diese entsprechend auf die Schwangerschaft abgestimmt werden. Das kann aber nur ein Profi! Begeben Sie sich deshalb nur in geschulte Hände!

Aber auch während der Geburt oder danach können Massagen eine günstige Wirkung entfalten, da hierdurch eine schmerzlindernde und wohltuende Endorphinausschüttung in Gang gesetzt wird.

Neben der Einölung lassen sich auch einige Massageanwendungen wie etwa eine sanfte Bauchmassage bedenkenlos selbst anwenden. Sie ist wie eine Auszeit, die nur für Sie und Ihr Baby bestimmt ist. Auch der werdende Papa kann daran teilhaben und sich einbringen. Dann ist es ein noch schöneres Erlebnis, das zusammenschweißt. Ab der 20. Schwangerschaftswoche reagieren einige Babys sogar auf die liebevollen Berührungen während der

Massage mit Strampeln oder anderen Bewegungen. Allerdings sollten Sie in den letzten zwei bis drei Schwangerschaftswochen vor dem errechneten Geburtstermin besonders sanft vorgehen und bei Neigung zu vorzeitigen Wehen vollends davon absehen.

Die Trockenbürstenmassage sollte unbedingt Teil Ihres Beauty- und Gesundheitsprogramms sein, da sie nicht nur unliebsamen Dehnungsstreifen vorbeugt, sondern auch eine potente gesundheitsfördernde Wirkung bereithält.

Gezielte Aktivierung von Druckpunkten

Die Basis der Akupressur bildet die Lehre der Akupunktur. Wie diese zielt sie darauf ab, den Lebensenergiefluss zu harmonisieren. Sie wird vorbeugend und zur Behandlung von bestehenden Beschwerden eingesetzt. Dabei werden die einzelnen Punkte gedrückt oder geklopft. Akupressur kann wie die Akupunktur eine dämpfende (sedierende) sowie eine anregende (tonisierende) Wirkung haben. Sie eignet sich hervorragend zur Selbstbehandlung für einige Beschwerden.

Eine Akupressurbehandlung reduziert Schmerzen, sorgt für eine bessere Durchblutung in den akupressierten Bereichen und optimiert den Stoffwechsel. Aufgrund der verbesserten Blutversorgung kommt es zu einer Wärmeentwicklung. Diese fördert die Entspannung und beruhigt ebenfalls die Nerven. Darüber hinaus werden die Ausscheidung von Schlacken und der Lymphfluss aktiviert.

Hinweis

Nicht nur während der Schwangerschaft, sondern auch bei Herz-Kreislauf-Erkrankungen, Bluthochdruck, bakteriellen Infektionen oder infektiösen Hauterkrankungen sollten Sie die Behandlung immer vorher mit einem TCM-Arzt abklären. Ebenso wird bei Schwangerschaft vom Gebrauch einer Akupressurmatte abgeraten, da hierbei mehrere Punkte aktiviert werden - darunter auch solche, die sich als ungünstig während einer Schwangerschaft erweisen wie beispielsweise wehenfördernde Reizpunkte.

Techniken

Es gibt verschiedene Druckbewegungen und Grifftechniken, die ausschlaggebend für den Erfolg einer Behandlung sind. Bevor man mit der Druckpunktmassage beginnt, sollte man sich darüber im Klaren sein, ob man die Punkte anregen oder dämpfen möchte.

Anzeichen für einen Energiemangel sind chronische Beschwerden. In solchen Fällen empfiehlt sich eine Anregung. Hierfür massieren Sie den entsprechenden Punkt mit mittelstarkem Druck im Uhrzeigersinn.

Leiden Sie hingegen unter akuten Problemen, ist dies meist auf einen Energieüberschuss zurückzuführen. Eine leichte Druckmassage gegen den Uhrzeigersinn hat eine sedierende Wirkung und hilft Ihnen, die überschüssige Energie auszuleiten.

- Drücken: Mit festem Hautkontakt drückt man entweder mit dem Daumenballen oder mit mehreren Fingern gleichzeitig einen Akupunkturpunkt. Dabei beginnt man mit einem sanften Druck, der langsam stärker wird.
- Reiben: Die Haut wird mit dem Daumen oder der Handfläche sanft gerieben, bis sie sich erwärmt.
- Kneten: Die Muskulatur wird mit dem Daumen oder den Fingern gezupft, bewegt oder geknetet.
- Klopfen: Am Ende einer Behandlung erfolgt die Klopf-Technik. Dabei wird mit der Seitenfläche des kleinen Fingers geklopft. Alternativ kann diese Technik auch mit der Seitenfläche der geballten Faust durchgeführt werden.

Das gilt es, beim Akupressieren zu beachten:

- Die Selbstbehandlung sollte in einem ruhigen und gelüfteten Raum erfolgen.

- Es empfiehlt sich eine Behandlung von 3 bis 5 Minuten für jeden Punkt.
- Die Akupressur sollte am besten 2-mal täglich durchgeführt werden.
- Treten infolge der Akupressur Schwindelgefühle oder Kopfschmerzen auf, sollte die Behandlung abgebrochen werden und Rat von einem TCM-Arzt bzw. Akupresseur eingeholt werden.
- Wehenfördernde Punkte dürfen auf keinen Fall bearbeitet werden.
- Gleiches gilt für Punkte, die sich im Bauchbereich befinden.
- Die Akupressur wird in der Seitenlage oder im Sitzen durchgeführt.

Im Selbsthilfeteil (→ ab Seite 249 ff.) erfahren Sie, welche Reizpunkte sich bei den jeweiligen schwangerschaftsspezifischen Indikationen bewährt haben.

Selbstmassage

Bevor Sie mit der Selbstmassage beginnen, ziehen Sie sich lockere Kleidung an und tragen keine Schuhe. Führen Sie die Massage am besten auf einem bequemen Stuhl sitzend aus. Es empfiehlt sich ein wohltemperierter Raum (etwa 24 °C). Wenn Sie sich gleich morgens nach dem Aufstehen massieren, starten Sie positiv in den Tag. Verwenden Sie ein Kräuteröl, das Ihnen zusagt für die Massage.

Zärtliche Bauchmassage

Am besten führt man die Bauchmassage ab dem Anfang der Schwangerschaft 2-mal pro Tag durch. Zur Anwendung kommen dabei neben den liebenden Händen wohltuende Massageöle. Sie versorgen die Haut mit pflegenden Substanzen und versprühen einen angenehmen Duft.

Sie können zwischen zwei Techniken wählen – je nachdem, wie weit Ihre Schwangerschaft fortgeschritten ist.

Zupfmassage

- Träufeln Sie etwas Massageöl in Ihre Hand und verteilen Sie es zärtlich auf Ihrem Bauch.
- Greifen Sie nun mit dem Daumen und den restlichen Fingern eine kleine Hautpartie am Außenrand des Bauches, und heben Sie diese vorsichtig an, bis sie aus den Fingern gleitet. Bearbeiten Sie so die gesamte Bauchpartie und massieren Sie stets in Richtung Nabel. Sparen Sie dabei die Zone um das Schambein herum aus. Ansonsten würden Sie die Gebärmutter unnötig reizen.
- Wenn Sie damit fertig sind, streichen Sie liebevoll mit kreisenden Bewegungen im Uhrzeigersinn über den Bauch.

Streichmassage

Mit fortschreitender Schwangerschaft wird der Bauch zunehmend straffer, und die Zupfmassage lässt sich nicht mehr ohne Weiteres durchführen. Kein Problem! Dann wird eben gestreichelt!

- Träufeln Sie etwas Massageöl in Ihre Hand und verteilen Sie es zärtlich auf Ihrem Bauch.
- Massieren Sie jetzt Ihren Bauch mit Ihrer Handfläche. Dabei führen Sie sanfte streichende Bewegungen im Uhrzeigersinn um den Nabel herum aus. Vermeiden Sie festen Druck und lassen Sie den Bereich um das Schambein herum aus.

Entspannende Brustmassage

Empfindliche und spannende Brüste können sehr unangenehm sein. Insbesondere während Schwangerschaft und Stillzeit kommt dies in der Regel vor. Eine Massage kann hier insofern viel bewirken, indem sie den Abtransport der Gewebsflüssigkeit stimuliert.

- Geben Sie etwas Massageöl in Ihre Hände und reiben Sie es darin warm. Dann massieren Sie jede Brust mit Ihren Fingerspitzen in kleinen Kreisen. Beginnen Sie dabei an der Außenseite, und arbeiten Sie sich so zu den Brustwarzen hervor.

Hinweis

Schwangere sollten sowohl die Brustwarze als auch den Warzenhof nicht massieren. Bei einer Stimulation der Brustwarzen setzt der Körper das wehenfördernde Hormon Oxytocin frei. Ebenso sollte die Massage nicht zu lange ausgeführt werden, da es sonst zu einer Kontraktion der Gebärmutter kommen kann.

- Nun aktivieren Sie den Abtransport der Gewebsflüssigkeit, indem Sie mit den Fingerspitzen in kreisenden Bewegungen die Außenseiten der Brust bis hin zu den Achselhöhlen massieren.

Pflegende Po-, Hüft- und Oberschenkelmassage

Die unliebsamen Schwangerschaftsstreifen machen sich auch gern an Hüfte, Po und Oberschenkeln breit. Um dem entgegenzuwirken und diese Areale zu straffen, lohnt sich regelmäßiges Massieren.

- Geben Sie etwas Massageöl in Ihre Hände und reiben Sie es darin warm. Dann massieren Sie den Po mit den Fingerknöcheln mithilfe von schiebenden kreisförmigen Bewegungen von unten nach oben.
- Jetzt sind Hüfte und Oberschenkel dran. Einfach von unten nach oben weitermassieren.
- Wenn Sie möchten, können Sie die genannten Bereiche auch zusätzlich zupfen.

Massageöle

Wohlduftendes Massageöl macht die Haut geschmeidiger und fördert zusätzlich die Entspannung - beispielsweise wirkt Zitronenöl stimmungsaufhellend, und Orangenöl belebt. (Weitere Hinweise zur Wirkung von einzelnen ätherischen Ölen finden Sie auf Seite 228 f.) Testen Sie vor der Massage die Verträglichkeit der Öle (in 1-prozentiger Verdünnung) in Ihrer Armbeuge, um allergische Reaktionen zu vermeiden.

Generell gilt: Für Massagen wird 0,3 bis 5 Prozent ätherisches Öl in fettem Pflanzenöl (Trägeröl) verwendet. Sie können auch fertige Massageöle benutzen. Achten Sie dabei auf beste Qualität.

Wichtiger Hinweis zur Verwendung von ätherischen Ölen während der Schwangerschaft

- Sichern Sie sich vor der Verwendung von ätherischen Ölen ab, dass diese unbedenklich für Sie sind – selbst wenn diese nicht in der nachfolgenden Liste auftauchen.
- Generell sollten schwangere Frauen auf Öle mit anregenden und durchblutungsfördernden Wirkeigenschaften verzichten, da sie vorzeitige Wehen verursachen können.
- Manche Ölzubereitungen weisen oftmals eine besonders hohe Wirkstoffkonzentration auf. Aus diesem Grund ist die Verwendung so mancher Kräuter wie beispielsweise Basilikum, Fenchel, Anis oder Zimt als Küchengewürz unbedenklich, aber bei ihren ätherischen Ölen liegt eine Kontraindikation vor.
- Sollte Ihnen ein Duft unangenehm erscheinen, lassen Sie lieber die Finger davon. Er wird Ihnen dann auch keinen Wohlfühleffekt bringen. Ebenso sollten Sie ätherische Öle nicht während der Schwangerschaft anwenden, sofern Sie unter Asthma, einer gestörten Nieren- beziehungsweise Schilddrüsenfunktion oder Diabetes leiden. Gleiches gilt bei Problemen mit dem Blutdruck. Bei anhaltenden Beschwerden oder unerwünschten Nebenwirkungen sollten Sie unbedingt einen Arzt aufsuchen.

Diese Öle sind für Sie während der Schwangerschaft tabu:

- Anisöl
- Basilikumöl
- Eisenkrautöl
- Estragonöl
- Fenchelöl
- Flohminzöl
- Gewürznelkenöl
- Kamillenöl
- Kampferöl
- Kardamomöl
- Liebstöckelöl
- Melissenöl
- Muskatöl
- Oreganumöl
- Pfefferminzöl
- Rosmarinöl
- Salbeiöl
- Schafgarbenöl
- Schopflavendelöl
- Thujaöl
- Thymianöl
- Wacholderöl
- Zedernöl
- Zimtöl

Trockenbürstenmassage

Durch das sogenannte Trockenbürsten werden die Ausleitungsorgane entlastet, da das Lymphsystem aktiviert wird. Dies führt zu beschleunigtem Abtransport von Schadstoffen und deren anschließender Ausscheidung. Darüber hinaus regt Trockenbürsten den Kreislauf und den Hautstoffwechsel an, härtet ab, belebt und fördert die Durchblutung. Vor allem in der Schwangerschaft stellen durchblutungsfördernde Maßnahmen einen wichtigen Teil der täglichen Hautpflege gegen Dehnungsstreifen dar. Trockenbürsten ist außerdem besonders empfehlenswert bei Kreislaufproblemen, Frösteln, kalten Händen und Füßen. Zudem hilft es gegen Cellulite.

Wichtiger Hinweis: Bei Hautleiden sowie ausgeprägten Krampfadern sollten Sie vom Trockenbürsten absehen. Partien mit Besenreisern (blauen Äderchen) oder verletzte Hautbereiche sollten beim Bürsten ausgespart werden.

Anwendung

Die Trockenbürstenmassage hat eine anregende und vitalisierende Wirkung, weshalb man sie besser morgens nach dem Aufstehen anwendet. Bürsten Sie Ihre Haut täglich vor dem Duschen oder Baden sorgfältig mit leichtem Druck. So starten Sie fit in den Tag und wirken Erschöpfung entgegen.

- Beginnen Sie mit dem Bürsten am äußeren rechten Fuß. Bürsten Sie dann in kreisenden Bewegungen weiter aufwärts in Richtung Oberkörper. Nun bürsten Sie entlang der Innenseite des rechten Fußes wieder in Richtung Rumpf. Vergessen Sie dabei nicht, auch den Po-Bereich sorgfältig zu bearbeiten.
- Wiederholen Sie die Anwendung am linken Bein.
- Jetzt widmen Sie sich Ihren Armen: Beginnen Sie mit der Bürstenmassage am rechten Handrücken, und bürsten Sie über die Armaußenseite bis hinauf zur Schulter. Danach arbeiten Sie sich von der Handinnenseite ebenfalls bis zur Schulter hinauf.
- Wiederholen Sie die Anwendung an Ihrem linken Arm.
- Sparen Sie bei Schwangerschaft den Bauch aus und setzen Sie die kreisenden Massagebewegungen einfach wieder ab dem Brustansatz fort. Massieren Sie dann die Brüste sorgfältig

Kleine Bürstenkunde

- Verwenden Sie keine Bürsten mit besonders harten Borsten. Beim Trockenbürsten wird ein mechanischer Reiz auf die Haut ausgeübt, der zu einer Rötung führt. Allerdings sollte es dabei nicht zu Striemen oder Kratzern kommen. Wenn dies doch vorkommt, sollten Sie unbedingt zu einer weicheren Bürste greifen.
- Besonders effektiv ist die Anwendung einer sogenannten Klosterbürste. Sie wurde bereits im Mittelalter von Mönchen und Nonnen eingesetzt. Das Spezielle an dieser Art Bürste ist die Kupferlegierung der Borsten, die eine besonders belebende und erfrischende Wirkung haben soll. Die Legierung erzeugt

beim Bürsten einen winzigen Energiefluss auf der Haut, der in den bearbeiteten Regionen für Entspannung und Revitalisierung sorgt. Klosterbürsten sind in Reformhäusern, Apotheken und Bürstenfachgeschäften erhältlich.

- Für das Gesicht benutzt man am besten eine spezielle Gesichtsbürste. Sie erhalten sie in Reformhäusern, Apotheken oder Drogerien.

Meditation und Entspannung

Meditation und Entspannungstechniken wie beispielsweise autogenes Training harmonisieren das Qi und wirken ganzheitlich. Sie beeinflussen nicht nur die Qualität, sondern auch die Länge des Lebens. Mit Meditationen halten Sie den Geist fit, sie spenden innere Ruhe und Gelassenheit und stärken das Immunsystem. Darüber hinaus steigern sie die Selbstwahrnehmung und helfen, bewusster zu leben.

Die Atmung spielt beim Entspannen eine wichtige Rolle und nimmt wie im Qi Gong eine zentrale Stellung ein. Durch sie werden wertvolles Qi aufgenommen, Blockaden gelöst und Körperfunktionen optimiert. Mithilfe einer bewussten Atmung lässt sich das körperliche, geistige und emotionale Wohlbefinden günstig beeinflussen.

Meditationstipps für Anfänger

- Die Meditationsdauer beträgt in der Regel bei Einsteigern zwischen 15 und 20 Minuten.
- Meditieren Sie regelmäßig, denn so lernen Sie Schritt für Schritt loszulassen.
- Sorgen Sie für Ruhe während der Meditation, und eliminieren Sie alle Störfaktoren. Schalten Sie beispielsweise Ihr Handy

aus, ziehen Sie den Stecker des Festnetztelefons, und suchen Sie sich einen ruhigen Platz in Ihrem Zuhause, an welchem Sie niemand stört!

- Eine angenehme Atmosphäre begünstigt die Meditation. Zünden Sie ein Räucherstäbchen mit einem wohlduftenden Aroma oder eine Duftlampe an.
- Ziehen Sie zum Meditieren lockere und leichte Kleidung an.
- Wählen Sie eine angenehme Position. Meditationen im Liegen (auf dem Rücken) oder Sitzen eignen sich besonders für Anfänger.

Daoistische Meditation

Die Daoistische (auch Taoistische) Meditation entstammt, wie die Bezeichnung bereits andeutet, dem Daoismus. Neben dem Konfuzianismus und dem Buddhismus wirkte sich der Daoismus entscheidend auf China aus. Seine Ursprünge werden in das 4. Jahrhundert vor unserer Zeitschreibung datiert. Das fundamentalste Werk hierzu ist das DaodeJing (Tao Te King). Die Schrift wird dem sagenumwobenen Laotse zugeschrieben, der im 6. Jahrhundert v. Chr. gelebt haben soll und dessen Biografie bis heute umstritten ist.

Gemäß daoistischer Vorstellung ist der Mensch neben Himmel und Erde Teil einer kosmischen Ordnung, die sich durch fortwährenden Wandel auszeichnet. Dabei wirken sich die den Makrokosmos lenkenden Urkräfte ebenfalls auf den Mikrokosmos des Menschen aus. Gemäß Laotse ist der Quell körperlicher Gesundheit die Harmonie zwischen Mensch und Natur.

Bei der Meditation des »inneren Lächelns« wird nach und nach ein Lächeln in alle Organe geschickt, was diese harmonisiert und entspannt. Auch Ihr ungeborenes Kind wird davon profitieren. Darüber hinaus wird das Gefühl für den Körper und dessen einzelne Strukturen und den Sprössling in Ihnen sensibilisiert. Auf diese Weise lassen sich körperliche wie auch emotionale Störungen leichter aufdecken und entsprechend beheben. Verdrängtes kommt zum Vorschein und wird aufgelöst. Die Meditation reinigt auf körperlicher und seelischer Ebene.

Bei der Daoistischen Meditation wird eine stille Umgebung empfohlen, was bedeutet, dass auf Meditationsklänge verzichtet werden sollte. Die Offenbarung liegt nach Laotse nämlich in der Stille. Der Meditierende hört tief in sich hinein und ergründet die einzelnen Phänomene seines Körpers.

Und so geht's:

- Nehmen Sie eine entspannte Haltung ein. Sie können ebenso liegen wie sitzen oder stehen. Schließen Sie nun Ihre Augen, und atmen Sie tief und langsam durch die Nase ein und aus.
- Nun sollte sich ein Lächeln auf Ihrem Mund abzeichnen, schicken Sie dieses vor Ihrem geistigen Auge vom Scheitelpunkt des Schädels hinab zu Ihren Augen und Ohren. Es durchströmt dort sämtliche Strukturen, wärmt sie und entspannt diese Region.
- Lassen Sie die Atmung weiterfließen. Fühlen Sie, wie das Lächeln von den Augen und Ohren aus durch offene Strukturen Nase und Mund durchdringt. Es verbindet die beiden Augenbrauen miteinander, gelangt vom Oberkiefer bis zum Unterkiefer, passiert dabei die Zunge und das Zungenbein und durchzieht die Wangen. Genießen Sie das entspannte Gefühl.
- Das Lächeln breitet sich gleichzeitig auch nach hinten aus und strömt in den Nacken.
  Es durchflutet die Kehle von allen Seiten und gelangt dabei in die Lymphknoten, Stimmbänder und Schilddrüse. Wenn Sie ein gelöstes Gefühl in diesem Bereich empfinden, schicken Sie das Lächeln weiter auf die Reise.
- Es wandert in die Brustregion, trifft dort auf das Herz. Pure Liebe, Mitgefühl und Lebensfreude verbreitet es dort. Über die Adern gelangt dieses Lächeln selbst in die kleinsten Körper-

zellen. Spüren Sie, wie sich Ihr Körper mit jedem Herzschlag mehr und mehr damit anfüllt.

- Senden Sie nun ein Lächeln in Ihre Lunge. Dort ist der Sitz von Trauer und Sorge. Sobald diese Emotionen mit Ihrem Lächeln in Berührung kommen, lösen sich diese auf. Die Lunge kann jetzt das Qi wieder besser austauschen und regulieren. Mit jedem Atemzug wird fortan Zuversicht und Freude verbreitet.
- Lassen Sie das Lächeln weiter in die Leber wandern. Dabei spüren Sie, wie es auf seinem Weg dorthin die Rippen des Rippenbogens durchströmt. Ärger und Wut werden aus der Leber vertrieben, und Freude kehrt hier ein, um Platz für gute Energien zu schaffen.
- Weiter geht es zu den Nieren. Angst und Furcht werden vertrieben und ausgeleitet, während Besonnenheit und Herzensgüte nun in diesem Organ thronen.
- Das Lächeln nimmt auf seinem weiteren Weg einen Abkömmling der Besonnenheit mit und bringt ihn zur Milz, wo er das Grübeln beschwichtigt und Zuversicht Einzug halten lässt.
- Führen Sie das liebevolle Lächeln in die Sexualorgane. Es durchströmt sie, erfüllt sie mit positiver Energie und löst alle dortigen Blockaden auf.
- Das Lächeln tritt nun seine Rückreise an, durchquert abermals alle organischen Strukturen, bis es wieder an seinem Ausgangspunkt, dem Schädeldach, angekommen ist. Von dort aus hüllt es Ihren gesamten Körper mit positiver Energie ein und schützt Sie vor negativen Einflüssen von außen. Nehmen Sie einige tiefe Atemzüge, und spüren Sie diesen kraftvollen Mantel, der sie umgibt.
- Öffnen Sie zum Schluss langsam die Augen, und kehren Sie behutsam wieder von Ihrer Entdeckungsreise zurück. Spüren Sie noch einige Minuten nach, und betrachten Sie ruhig Ihre Umgebung. Sie werden feststellen, dass Sie diese nun viel intensiver und wärmer wahrnehmen als vor der Meditation.

Autogenes Training

Prinzipiell stammt das autogene Training (AT) zwar nicht aus dem Repertoire der TCM, dennoch ist es eine hervorragende Entspannungstechnik.

Das autogene Training ist eine auf Autosuggestion (Selbsthypnose) beruhende Entspannungsmethode. Der Begriff »autogen« ist dem Griechischen entlehnt und bedeutet sinngemäß »selbst erzeugt«. Der Berliner Psychiater Johannes Heinrich Schultz hatte diese Methode aus der Hypnose entwickelt und stellte sie erstmals 1926 vor. Das autogene Training ist heute weltweit als Entspannungsmethode und psychotherapeutisches Verfahren anerkannt. Autogenes Training ist völlig unabhängig vom kulturellen Umfeld und der Weltanschauung.

Im autogenen Training erreicht man den Zustand der konzentrativen Selbstentspannung durch regelmäßige Konzentrationsübungen in Entspannungshaltung, im Liegen oder Sitzen. Die Grundstufe umfasst Übungen zur Muskel- und Gefäßentspannung sowie Organübungen, die Herz und Atmung betreffen. Im Übungsverlauf kommt es zu einer beruhigend wirkenden vegetativen Umschaltung, die sich von den Gliedmaßen ausgehend über den ganzen Körper ausbreitet (Generalisierung).

Im Zustand entspannter Wachheit erleben AT-Übende in der Grundstufe Schwere, Wärme, Atem- und Herzrhythmus, Bauchwärme und Stirnkühle. Von entscheidender Bedeutung ist, dass die Erlebnisse autogen bleiben, also ohne fremdhypnotischen Beitrag ganz allein vom Übenden autosuggestiv erzeugt und durch Rücknahme wieder beendet werden.

Eine Übung dauert anfangs nur etwa 3 Minuten. Regelmäßiges Training 2- bis 3-mal täglich wird empfohlen. Das autogene Training kann fast überall und jederzeit bei Bedarf zur Selbstentspannung benutzt werden.

Die Grundstufe ist die am häufigsten praktizierte Form des autogenen Trainings. In der Regel besteht die Grundstufe aus sieben Übungen, die nacheinander ausgeführt werden.

Und so geht's:

1. Ruheübung: Schließen Sie die Augen, gehen Sie in sich und sagen: »Ich bin ganz ruhig, nichts kann mich stören.« Wiederholen Sie diese Formel im Geiste einige Male.
2. Schwereübung: Sie bleiben nach wie vor liegen und sagen: »Meine Arme und Beine sind ganz schwer.« Wiederholen Sie diese Formel im Geiste einige Male. Sie werden merken, wie Ihre Gliedmaßen von einem Gefühl der Schwere durchdrungen werden.
3. Wärmeübung: In diesem Teil wird die Durchblutung der Gliedmaßen gefördert. Sagen Sie mehrmals hintereinander: »Meine Arme und Beine sind ganz warm.«
4. Atemübung: Diese Übung steigert die Entspannung und besteht aus einer gezielten Konzentration auf den Atem. Sagen Sie: »Mein Atem fließt ruhig und gleichmäßig.« Wiederholen Sie diese Formel im Geiste einige Male. Atmen Sie während der Durchführung allerdings nicht gezielt länger ein und aus. Überlassen Sie die Regulierung des Atemrhythmus Ihrem Körper, und lassen Sie Ihren Atem frei fließen.
5. Herzübung: Sie konzentrieren sich auf Ihren Herzschlag. Sagen Sie sich mehrmals: »Mein Herz schlägt ruhig und regelmäßig.«
6. Sonnengeflechtsübung: Diese Übung zielt auf das Bauchzentrum ab. Hierfür sagen Sie sich: »Mein Leib wird strömend warm.« Wiederholen Sie diese Formel im Geiste einige Male.
7. Kopfübung: Dieser Teil stimuliert die Konzentration und belebt. Sagen Sie mehrmals: »Der Kopf ist klar, die Stirn ist kühl.«
8. Zum Schluss sprechen Sie erneut im Geiste zu sich selbst »Arme fest! Tief Luft holen! Augen auf!« Dann öffnen Sie die Augen, strecken sich und schließen das autogene Training damit bewusst ab.

Am besten lernen Sie diese Technik, wenn Sie sich einer Trainingsgruppe unter fachmännischer Leitung anschließen.

Heilgymnastik

Qi Gong ist Meditation, Heilgymnastik und Kampfsport zugleich. Es spendet Ruhe, beschwingt die Seele und kräftigt den Körper. Während der Schwangerschaft sorgt das Ausüben der chinesischen Bewegungstherapie für Wohlbefinden. Sie soll sogar Schmerzen während der Eröffnungsphase mildern und Geist und Seele der Gebärenden beruhigen. Auch nach der Niederkunft kann damit Stress wirksam abgebaut werden. Außerdem fördert Qi Gong die Konzentration und verhilft zu mehr Ausgeglichenheit und Leichtigkeit. Auf körperlicher Ebene beeinflusst es Organe, Hirnfunktion, Immun-, Blutgefäß- und vegetatives Nervensystem sowie das endokrine System günstig und stärkt Haut, Sehnen und Knochen. Durch regelmäßiges Training nimmt man schließlich den eigenen Körper besser und vor allem anders wahr.

Neben diesen allgemeinen Wirkungen lässt sich durch bestimmte Übungen gezielt das Qi in spezifischen Körperbereichen stimulieren und in Balance bringen. Auf diese Weise können die Selbstheilungskräfte bei einigen Indikationen noch intensiver aktiviert werden. Beispiele hierfür sind unter anderem Verdauungsbeschwerden, Schlafstörungen und viele mehr (→ Selbstbehandlungsteil ab Seite 249 ff.).

Der Begriff »Qi Gong« umschreibt nicht wie häufig fälschlicherweise angenommen nur eine bestimmte Form der chinesischen Heilgymnastik, sondern steht für alle heilgymnastischen Übungen, die der Aktivierung der Lebensenergie Qi dienen. Tai Ji Quan ist also ebenso Qi Gong wie das duftende Qi Gong.

Generell wird zwischen dem Qi Gong der Bewegung und dem Qi Gong der Atmung unterschieden. Ersteres zeichnet sich durch fließende und geschmeidige Bewegungen aus, wodurch der Geist-Shen sowie das körperliche Qi in Balance gebracht werden. Hingegen wird beim Qi Gong der Atmung die innere Bewegung durch besonders bedachtsam und langsam ausgeführte

Bewegungen gefördert. Hier steht, wie die Bezeichnung bereits vermuten lässt, insbesondere die Atmung im Fokus. Beim Qi Gong werden unterschiedliche Atemtechniken eingesetzt. Für den Anfang genügt es, zwei davon zu beherrschen: das natürliche Atmen und das Qi-Atmen.

Und so geht's:

- Beim natürlichen Atmen wird über die Nase geatmet, und der Mund bleibt geschlossen. Während des Einatmens hebt sich das Zwerchfell, und der Bauch wölbt sich leicht. Bei der Ausatmung strömt die Luft aus der Nase, und der Bauch wird schließlich wieder flach.
- Beim Qi-Atmen lässt man die Luft langsam durch die Nase in den Körper strömen. Dabei zieht sich das Zwerchfell leicht nach unten, und die Bauchmuskeln werden dadurch reflexartig etwas angespannt. Währenddessen breitet sich die Lebenskraft Qi im gesamten Körper aus. Beim Ausatmen verlässt verbrauchtes Qi den Körper über die Nase. Dabei entspannen sich die Bauchmuskeln wieder.

Qi Gong

Das duftende Qi Gong (auch Xianggong) ist erst seit 1988 bekannt, fand jedoch seitdem eine schnelle Verbreitung im Reich der Mitte. Nach den Übungen soll man wie ein Baby nach Milch duften.

Die Bewegungsabläufe sind auch für absolute Laien leicht nachvollziehbar und lassen sich spielend in den Alltag integrieren – z. B. beim Warten auf den Bus oder vor dem morgendlichen Duschbad. Während bei traditionellen Qi-Gong-Übungen in der Regel eine bestimmte Vorstellung vor dem geistigen Auge visualisiert werden muss, ist das hier nicht nötig. Darüber hinaus lässt man den Atem einfach frei nach dem eigenen Rhythmus fließen und muss ihn nicht gezielt den Bewegungen anpassen.

Es empfiehlt sich, 2-mal täglich für 15 bis 20 Minuten das Duftende Qi Gong zu üben. Jede Übung sollte mindestens 36- und höchstens 54-mal praktiziert werden. Zu Beginn einer Trainingseinheit wird das Qi geweckt. Dies geschieht jeweils mit der Ausgangsposition (→ Seite 211). Darauf folgen - je nachdem, ob Sie viel oder wenig Zeit haben - eine oder mehrere Übungen. Das Training wird stets mit der Abschlussübung (→ Seite 219) beendet. Sie schließt den Energiefluss.

Diese Dinge sollten Sie beachten:

- Achten Sie auf langsame und fließende Bewegungen.
- Atmen Sie immer durch die Nase ein und aus. Beachten Sie dabei auch die Atemtechniken auf Seite 251.
- Üben Sie nicht 20 Minuten vor oder nach den Mahlzeiten, bei Sonnen- und Mondfinsternis, während eines Gewitters, bei schlechter Witterung im Freien (starker Wind, Regen, Nebel) oder an schmutzigen Orten. Auch sollten Sie das duftende Qi Gong weder in Einöden noch in Friedhöfen durchführen. Ebenso wenig eignen sich Räume mit Klimaanlagen oder Ventilatoren.
- Sollten Sie schlechte Laune haben, zornig sein oder angetrunken sein (das sind Sie hoffentlich niemals während der Schwangerschaft oder Stillzeit), ist vom Duftendem Qi Gong abzuraten.
- Wenn Sie in der Gruppe üben, ist das Energiefeld manchmal besser und stärker. Außerdem ergänzen sich in einer gemischten Gruppe die Yin- und Yang-Energien der beiden Geschlechter sehr gut.
- Sollten während des Ausführens der Übungen Körperreaktionen wie Gähnen, Schwitzen, Zittern, Tränenfluss, Aufstoßen oder Blähungen auftreten, müssen Sie sich keine Gedanken machen. Das ist sogar gut und nützlich. Sie befreien Ihren Körper von angestauten Giften und Beschwerden.

Und so geht's:

Ausgangsposition

Stehen Sie aufrecht und entspannt. Ihre Füße befinden sich parallel und in schulterbreitem Abstand zueinander. Sie sind locker, und auf Ihren Lippen zeichnet sich ein zufriedenes Lächeln ab. Blicken Sie geradeaus, und atmen Sie gleichmäßig ein und aus. Während Ihre Handflächen zueinander zeigen, öffnen Sie Ihre Hände 5- bis 10-mal vor der Brust.

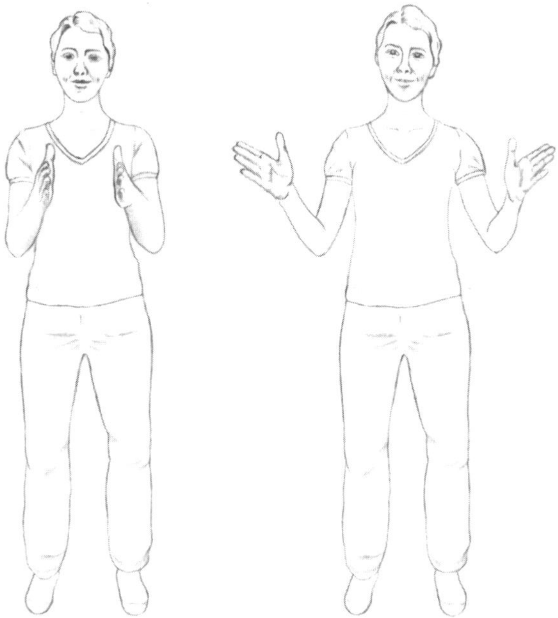

Himmel und Erde nach links drehen

Ihre Handflächen zeigen mit einem Abstand von etwa 20 Zentimetern zueinander. Zeichnen Sie mit Ihren Händen eine Ellipse gegen den Uhrzeigersinn. Dabei wandern Ihre Hände für die lange Seite von rechts nach links, und die kurze Seite wird von oben nach unten geformt. Wiederholen Sie die Übung 36-mal!

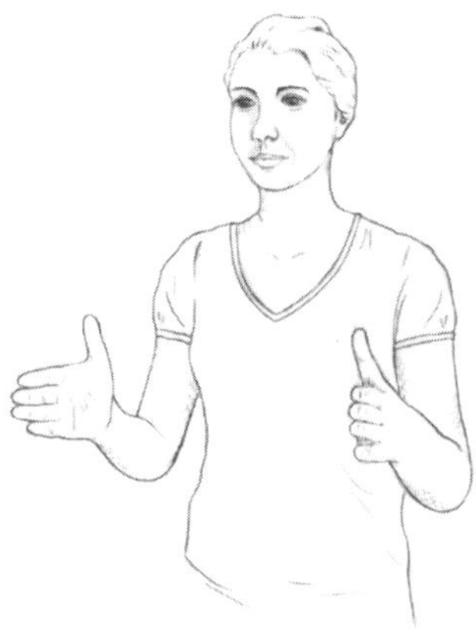

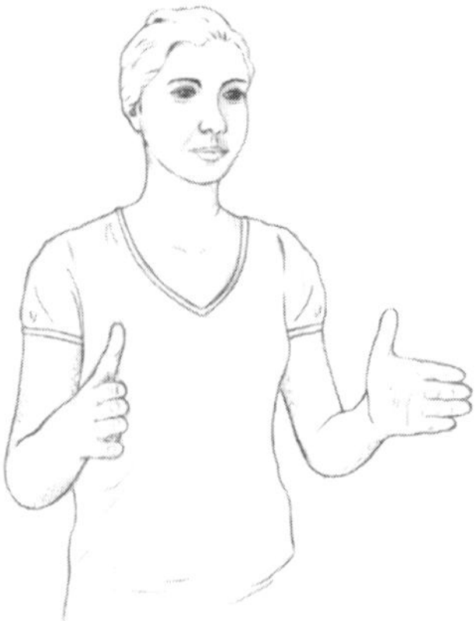

Himmel und Erde nach rechts drehen

Ihre Handflächen zeigen mit einem Abstand von etwa 20 Zentimetern zueinander. Zeichnen Sie mit Ihren Händen eine Ellipse im Uhrzeigersinn. Dabei wandern Ihre Hände für die lange Seite von rechts nach links, und die kurze Seite wird von oben nach unten geformt. Wiederholen Sie die Übung 36-mal.

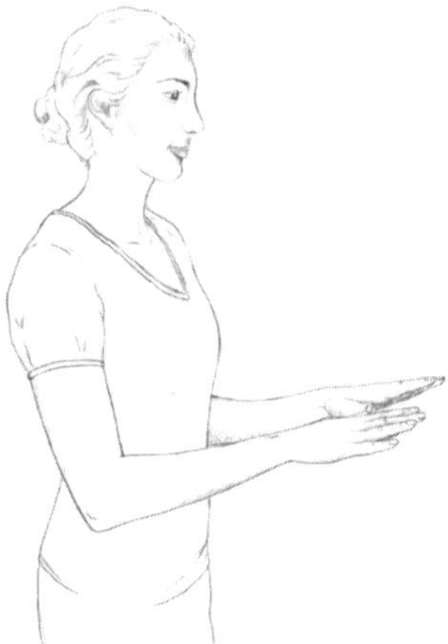

Bodhisattwa spielt chinesische Zitter

Ihre Handflächen sind zum Boden ausgerichtet, dabei zeigen die Fingerspitzen nach vorn. Führen Sie die Hände auf Brusthöhe, und winkeln Sie die Arme leicht an. Öffnen Sie nun die Hände 36-mal vor Ihrer Brust. Dabei zeigen die Fingerspitzen nach außen.

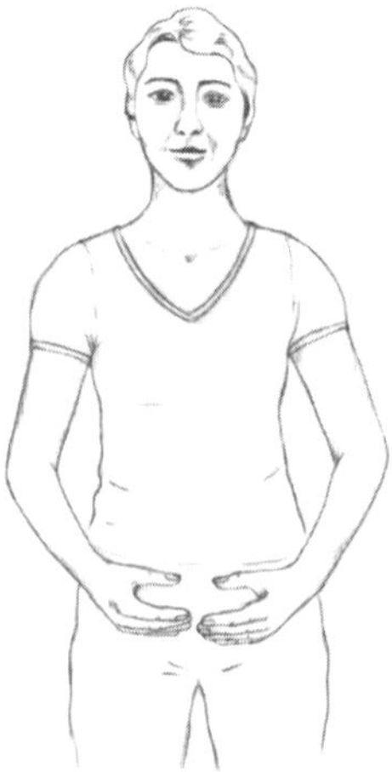

Buddhistische Strahlen erleuchten die Augen

Halten Sie Ihre Hände vor dem Bauch. Formen Sie mit Ihrer rechten sowie linken Hand einen Entenschnabel. Die Fingerspitzen zeigen zueinander. Führen Sie die Hände langsam von unten nach oben, bis zu den Augen. Denken Sie sich, Sie drücken dabei die Luft nach oben. Wiederholen Sie die Übung 36-mal.

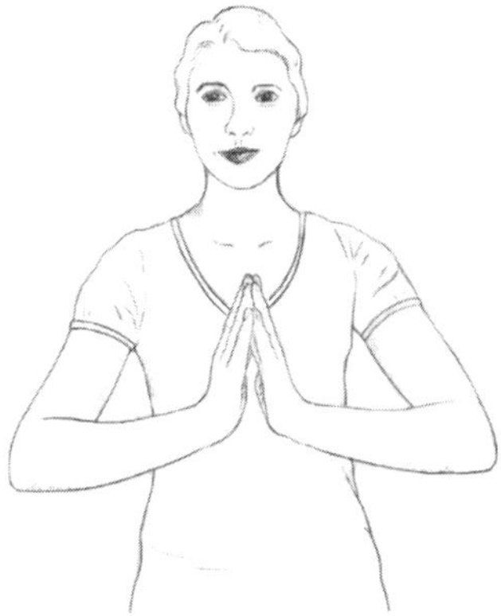

Jade-Phoenix nickt mit dem Kopf

Legen Sie Ihre Hände aneinander. Dabei bleibt zwischen den Fingern ein Hohlraum, und sie zeigen nach oben. Führen Sie nun die zusammengelegten Hände 36-mal ruhig nach vorn unten und wieder nach oben.

Die Luft ist erfüllt vom Duft der buddhistischen Pagode

Öffnen Sie die Hände 5-mal vor Ihrer Brust. Ziehen Sie langsam zwei konvexe Linien nach oben und nach unten. Führen Sie dabei zuerst die Hände nach oben zu den Schultern und dann nach unten zur Taille.

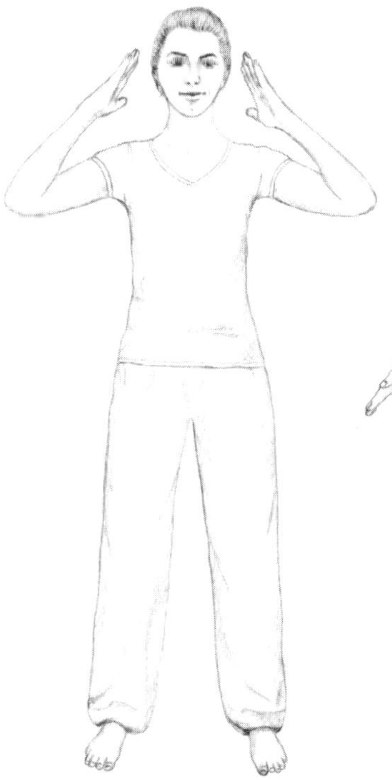

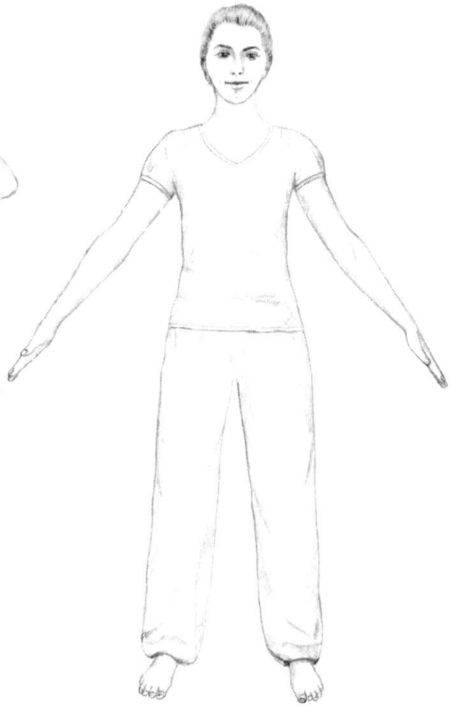

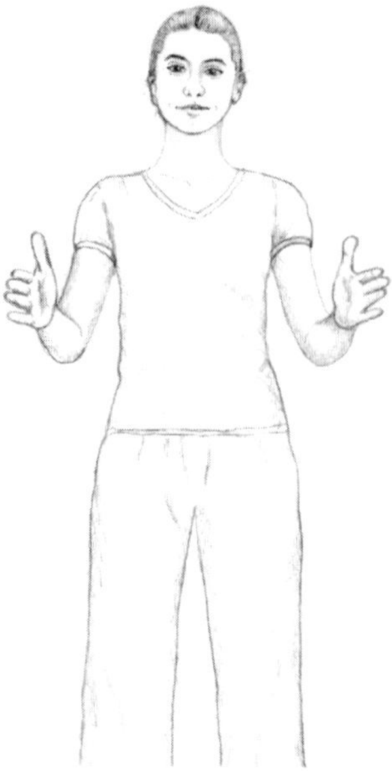

Die Luft ist erfüllt vom Duft der chinesischen Pagode

Ihre Handflächen zeigen mit einem Abstand von etwa 20 Zentimetern zueinander. Dabei sind die Fingerspitzen nach vorn ausgerichtet. Ihre Arme sind leicht angewinkelt und zeigen nach vorn. Nun öffnen Sie Ihre Hände 5-mal vor der Brust.

Eine Essschale in zwei Teilen

Ihre Handflächen zeigen nach oben und die Fingerspitzen sind nach vorn ausgerichtet. Winkeln Sie Ihre Arme leicht an, und führen Sie diese auf Brusthöhe. Öffnen Sie nun die Hände 36-mal vor der Brust.

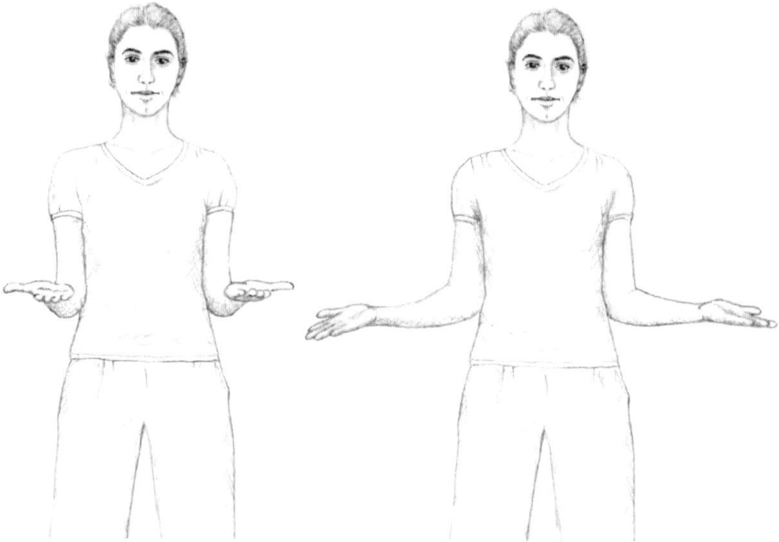

Die Ruder bewegen, um das Meer zu überqueren

Ihre Handflächen sind zum Boden ausgerichtet und die Arme sind leicht angewinkelt. Halten Sie Ihre Hände auf Brusthöhe, und greifen Sie mit den Händen nach unten. Ziehen Sie nun die Hände wie beim Rudern zum Körper. Wiederholen Sie die Übung 36-mal.

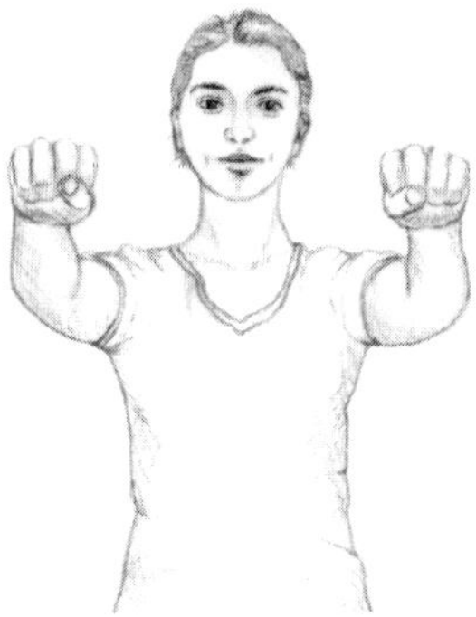

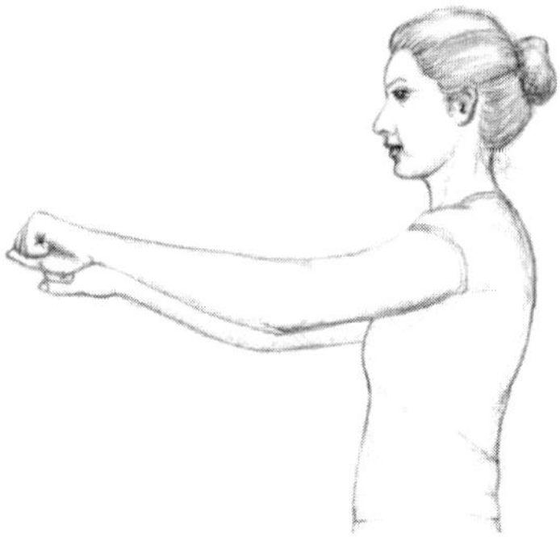

Bodhi-Dharma schaukelt das Boot

Ihre Handflächen zeigen zum Boden. Schieben Sie nun Ihre rechte Hand in Brusthöhe etwa zehn Zentimeter über die linke. Schwingen Sie Ihre Hände dann abwechselnd nach links und rechts, als ob sie ein schaukelndes Boot wären. Wiederholen Sie die Übung 36-mal.

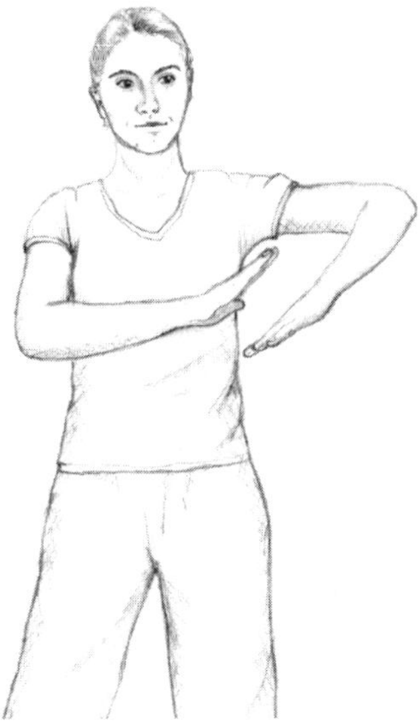

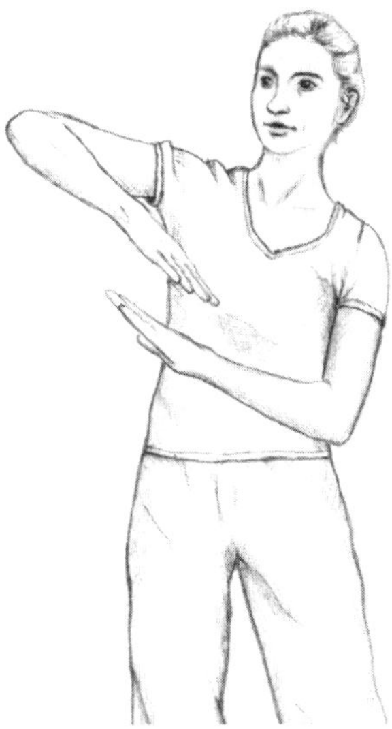

Der goldene Drache schwingt seinen Schwanz

Halten Sie Ihre Hände auf Brusthöhe, die Arme sind dabei leicht angewinkelt. Legen Sie Ihre Hände aneinander. Dabei bleibt zwischen ihnen ein Hohlraum. Heben Sie die Finger leicht an, sodass sie etwas nach oben zeigen. Schwingen Sie die Hände 36-mal nach links und 36-mal nach rechts.

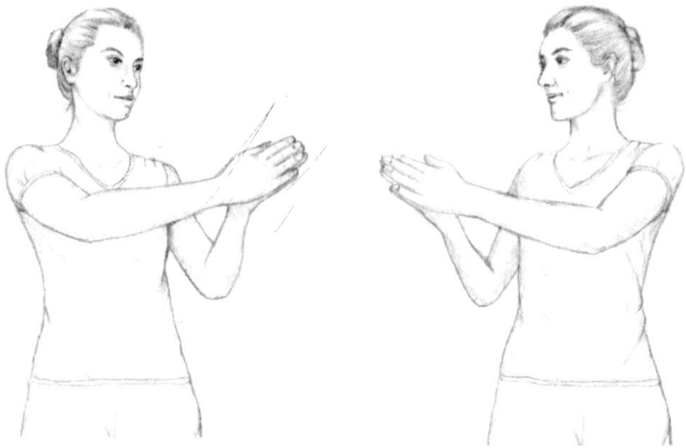

Lotusblätter wiegen sich im Wind

Ihre Handflächen zeigen mit einem Abstand von etwa 20 Zentimetern zueinander. Dabei sind die Fingerspitzen nach vorn ausgerichtet. Schwingen Sie Ihre Hände abwechselnd nach links und rechts - wie Blätter, die sich im Wind wiegen. Wiederholen Sie die Übung 36-mal.

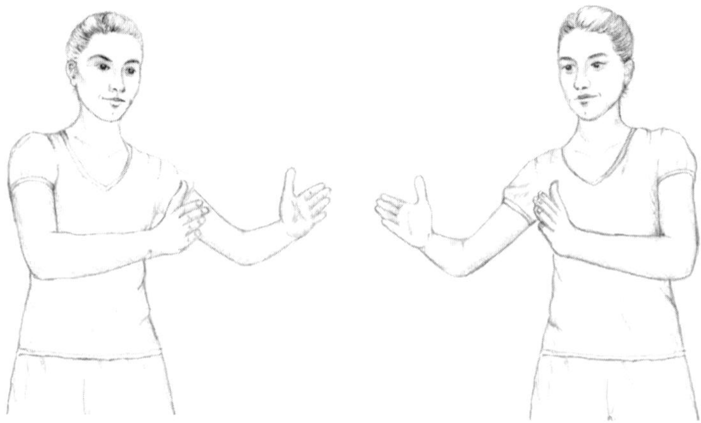

Buddhistischer Wind bläst in die Ohren

Heben Sie die Hände vor den Bauch, dabei zeigen Ihre Handflächen zueinander. Drücken Sie die Luft mit den Händen von unten nach oben in die Ohren. Wiederholen Sie die Übung 36-mal.

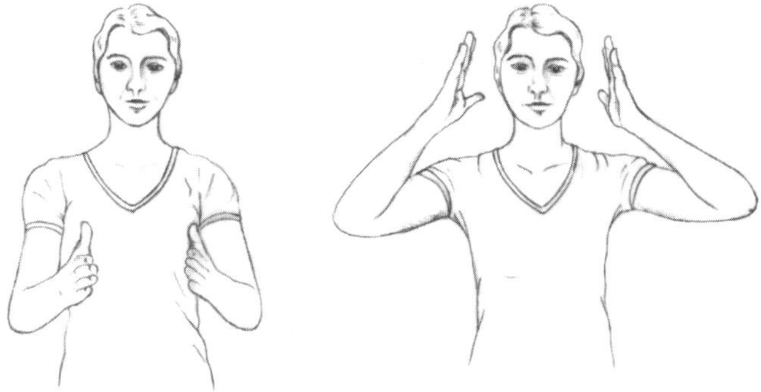

Das Rad des Dharma dreht sich immer

Ihre Handflächen sind nach unten gerichtet. Dabei befindet sich die rechte Hand in Höhe der Brust. Zehn Zentimeter darunter positionieren Sie die linke. Zeichnen Sie nun mit beiden Händen eine Ellipse, indem Sie die Hände abwechselnd in einer kreisenden Bewegung nach vorne strecken. Wiederholen Sie die Übung 36-mal.

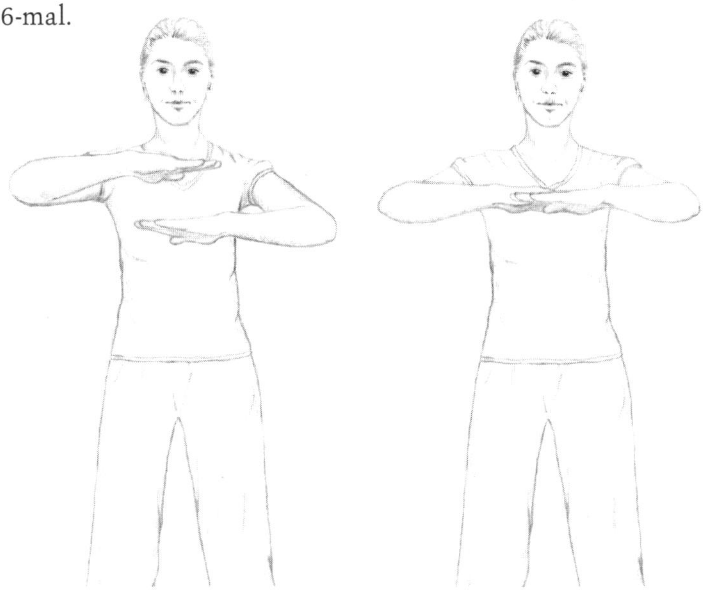

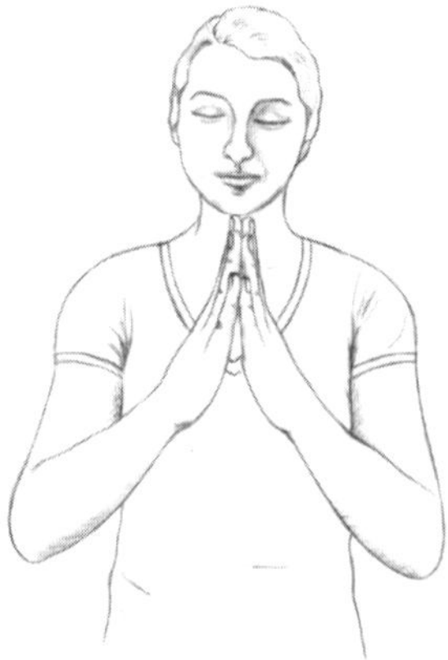

Der Jünger betet zu Buddha

Legen Sie die Hände aneinander. Dabei bleibt zwischen den Handflächen ein Hohlraum. Ihre Finger sind nach oben gerichtet. Heben Sie die Hände zur Brust, und halten Sie diese Position für eine Minute.

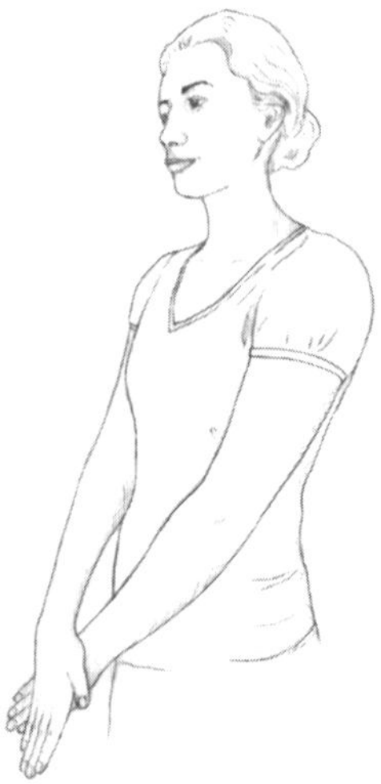

Die Hände kreuzend schwingen

Sie überkreuzen die ausgestreckten Arme vor Ihrem Körper. Dabei befindet sich die linke Hand innen und die rechte außen. Öffnen Sie die Hände nun vor dem Bauch, und kreuzen Sie diese anschließend wieder. Wiederholen Sie die Übung 23-mal.

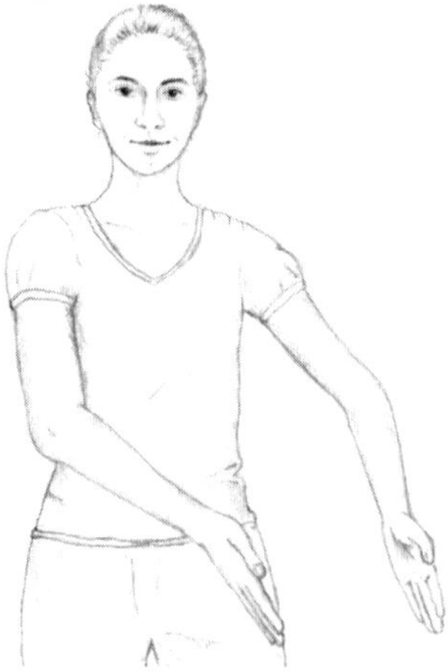

Die fliegende Fee streut Blumen

Ihre Handflächen zeigen mit einem Abstand von etwa 20 Zentimetern zueinander. Dabei sind die Finger zum Boden gerichtet. Schwingen Sie nun die Hände vor dem Bauch nach links und rechts. Ihr Körper schwingt über die Hüften mit. Wiederholen Sie die Übung 36-mal.

Abschlussübung

Senken Sie nun die Hände, und ballen Sie diese halb zu Fäusten. Heben Sie die Hände auf Schulterhöhe, und atmen Sie durch die Nase ein. Senken Sie die Hände, und strecken Sie die Finger, atmen Sie durch den Mund aus. Reiben Sie am Ende die Hände, und »waschen« Sie sich das Gesicht mit ihnen.

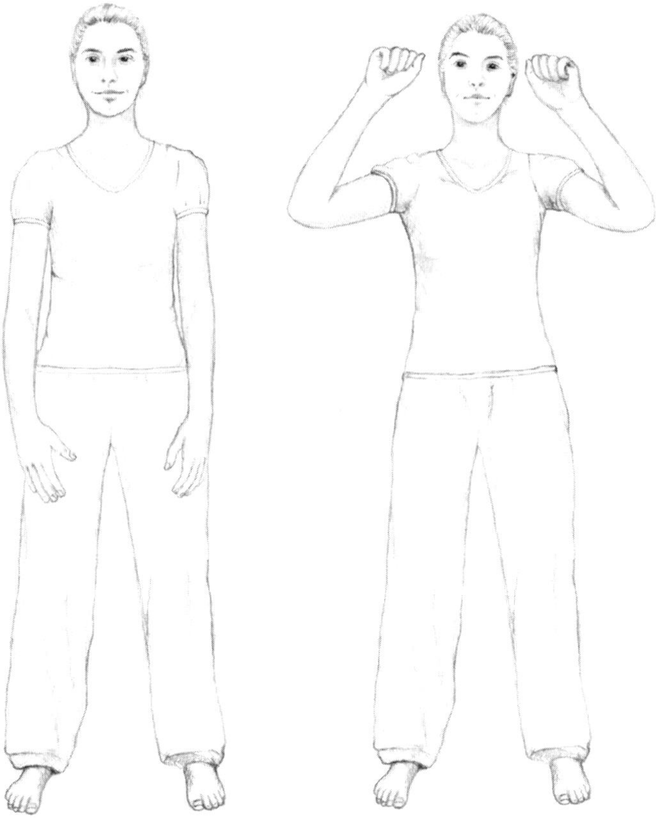

Die Übungen aus dem Qi Gong sind allgemein heilsam, weil sie das Qi harmonisieren und so die Gesundheit fördern. Sofern Schwangerschaft und Stillzeit ohne Komplikationen verlaufen, können Sie die Übungen ohne Bedenken ausführen.

Tai Ji Quan

Die Basis des altchinesischen Tai Ji Quan bildet die Verteidigungstechnik des Kung Fu, deren wesentlicher Bestandteil neben den körperlichen Aspekten ebenso wie beim Qi Gong Meditation ist.

Tai Ji Quan vitalisiert Körper, Geist und Seele, spendet Lebensfreude und fördert die Gesundheit.

Mit der Gründung der Volksrepublik China im Jahre 1949 wurde Tai Ji Quan, das auch Schattenboxen genannt wird, zum Volkssport erhoben und ist im Westen inzwischen auch nicht mehr unbekannt.

Die »sanfte« Kampfkunst trug in der Vergangenheit viele Namen, ehe sich die Bezeichnung Tai Ji Quan etabliert hat. Ruanshou (weiche Hand), Changquan (lange Faust) oder Mianquan (baumwollene Faust) sind nur einige Beispiele. Zieht man die Bedeutung der Worte näher in Betracht, fällt auf, dass sie alle etwas Sanftes oder Weiches umschreiben, das der kraftvollen Faust entgegensteht. Die Bezeichnungen spiegeln also das Dualismus-Prinzip wieder, das auch in der praktischen Ausübung des Schattenboxens seinen Ausdruck findet und sich aus den nachfolgenden gegensätzlichen Elementen zusammensetzt: Stille (Jing), Bewegung (Dong), weich (Rou) und hart (Gang). Bereits in den klassischen Schriften des Tai Ji Quan steht geschrieben, dass »Bewegung Yang, Stille Yin hervorbringt«.

Es existieren verschiedene Stile des Tai Ji Quan. Sie ergänzen und befruchten sich gegenseitig: der Chen-, der Yang-, der Wu-, der Hao- und der Sun-Stil. Obgleich ihre Ausprägungen unterschiedlich sind, verbinden sie harmonische Bewegungen bei gleichzeitiger Stabilität und Balance.

Die sogenannte Peking-Form gliedert sich in 24 Folgen. Es handelt sich dabei um eine kurze Form, die im Gegensatz zu den langen relativ einfach zu erlernen und deshalb auch für Anfänger geeignet ist. Trotzdem ist die Anleitung eines erfahrenen Tai-Ji-Lehrers von großer Bedeutung. Erkundigen Sie sich am besten bei Ihrem Heilpraktiker und/oder TCM-Arzt nach einer guten Adresse.

Ansonsten bieten sich für Einsteiger zu Hause die im Folgenden vorgestellten Grundübungen an. Sie harmonisieren allesamt das Qi und empfehlen sich als effektive Zusatzmaßnahme bei allen Beschwerden und Erkrankungen. Aber auch beim Tai Ji Quan sind bei bestimmten Indikationen spezifische Übungen angezeigt, die die Therapie noch effektiver gestalten. Sie finden diese bei den jeweiligen Beschwerden und Krankheiten im Selbsthilfeteil separat erörtert.

Trainieren Sie zu Beginn am besten täglich in 2 Einheiten von jeweils 10 Minuten. Dabei sollten Sie nachfolgende Empfehlungen beherzigen:

- Bei Krankheit lassen Sie das Training lieber sein und setzen es erst fort, wenn Sie sich wieder wohlfühlen.
- Achten Sie immer auf frische Luftzufuhr. Noch besser ist es, wenn Sie im Freien trainieren.
- Tragen Sie bequeme Kleidung, und verzichten Sie auf Schuhe.
- Der Ursprung jeder Bewegung ist in den Füßen, wird von den Hüften gelenkt und wirkt durch die Finger. Alle Bewegungen sollten langsam und fließend ausgeführt werden. Bewegt sich ein Teil des Körpers, ruht der andere. Stellen Sie sich während der Übungen vor, alles Schwere sinkt nach unten in den Boden.

Sofern Schwangerschaft und Stillzeit ohne Komplikationen verlaufen, müssen Sie bei diesen Übungen nichts Besonderes beachten und können die Bewegungen ohne Bedenken ausführen. Es gibt keine Risiken, die Übungen dienen dem allgemeinen Wohlbefinden.

Und so geht's:

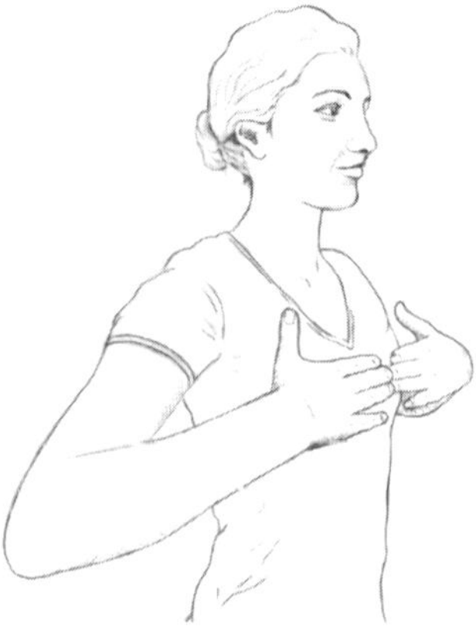

Ausgangsposition

Sie stehen aufrecht und gerade. Ihre Füße sind hüftbreit auseinander, und die Fußspitzen zeigen leicht nach innen. Ihre Knie sind einwärts gedreht und leicht gebeugt. Verlagern Sie Ihr Körpergewicht auf den vorderen Teil Ihrer Füße. Ihre Arme hängen locker seitlich herab, und Sie blicken nach vorn. Der Hals ist gestreckt und das Kinn leicht eingezogen. Sie atmen tief und gleichmäßig.

Führen Sie nun die Fingerspitzen und Ihre Hände zueinander, bis der Abstand etwa 10 Zentimeter beträgt. Ihre Hände sind ganz locker. Dabei weisen die Handflächen zum Körper und befinden sich etwa auf Brusthöhe. Schließen Sie die Augen und verharren Sie 5 bis 10 Minuten in dieser Position. Konzentrieren Sie sich auf Ihre Atmung.

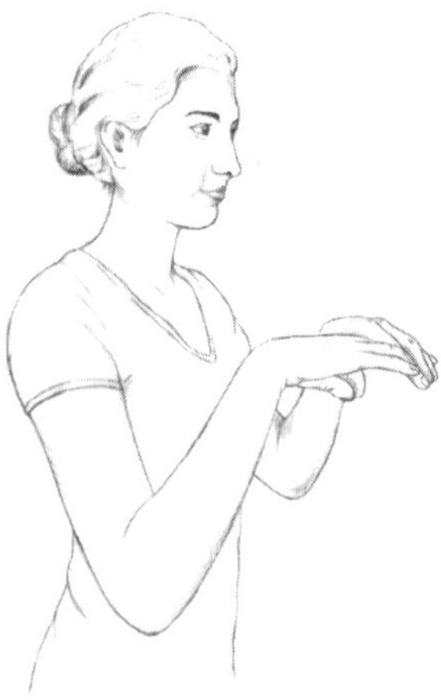

Das Qi wecken

Begeben Sie sich in die Ausgangsposition. Bewegen Sie Ihre Arme behutsam nach vorn, bis sie auf Schulterhöhe angelangt sind. Strecken Sie die Ellenbogen dabei nicht durch. Die Hände hängen zunächst entspannt nach unten. Strecken Sie Ihre Hände nun ganz langsam aus. Senken Sie ruhig die Ellenbogen. Dadurch ziehen Sie die Handgelenke zum Körper. Die Hände sind entspannt und angewinkelt. Anschließend gleiten Ihre Unterarme und Hände langsam wieder in die Ausgangsposition zurück.

Halte die Erde

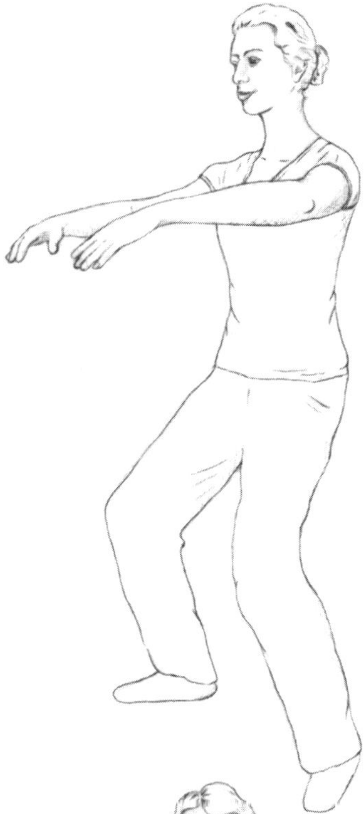

Begeben Sie sich in die Ausgangsposition. Erweitern Sie den Abstand zwischen Ihren Füßen, bis Sie in die Grätsche kommen. Achten Sie dabei darauf, dass Ihr Oberkörper weiterhin aufrecht ist. Beugen Sie Ihre Knie im rechten Winkel an. Ziehen Sie die Hüfte ein wenig nach vorn. Ihr Gewicht ruht gleichmäßig auf beiden Füßen. Heben Sie Ihre Arme ein wenig seitlich an. Sie bilden nun einen leichten Bogen. Ihre Handflächen sind zum Boden ausgerichtet. Sie atmen langsam und gleichmäßig ein und aus. Dann nehmen Sie wieder die Ausgangsposition ein. Stehen Sie so etwa 5 Minuten lang.

Halte den Himmel

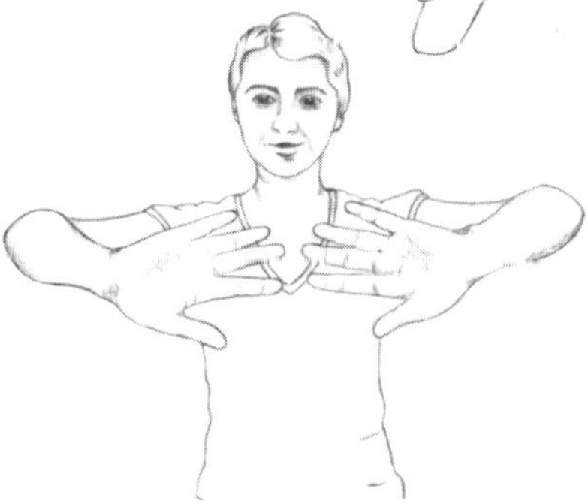

Begeben Sie sich in die Ausgangsposition. Ihre Finger formen verschränkt eine Schale vor dem Unterleib. Dabei weisen Ihre Handflächen nach oben. Ruhig und gleichmäßig bewegen Sie Ihre Arme vor Ihrem Körper nach oben. Die Hände drehen sich so, dass die Handflächen nach vorn ausgerichtet sind. Die Finger bleiben verschränkt. Wenn die Arme über dem Kopf beinahe ausgestreckt sind, bleiben Sie einige Atemzüge lang in dieser Position.

Senken Sie schließlich Ihre Hände über dem Kopf ein wenig ab. Führen Sie danach Ihre Arme in einem weiten Bogen auseinander. Ihre Hände sind dabei abgewinkelt. Wenn Sie die Schulterhöhe erreicht haben, strecken Sie die Handgelenke leicht durch.

Wolkenhände

Begeben Sie sich in die Ausgangsposition. Sie drehen Ihren Kopf leicht nach links, das Gewicht lagert auf dem linken Bein, und die rechte Ferse hat keinen Bodenkontakt. Nun weisen die Handflächen nach vorn, die Ellenbogen sind leicht gebeugt, und Sie heben die linke Hand von innen nach außen auf Augenhöhe. Die rechte Hand wird unter dem Ellenbogen des linken Arms geführt. Sie ist dabei nach oben ausgerichtet.

In einer fließenden halbkreisförmigen Bewegung bewegen Sie sich von links nach rechts. Ihr Blick orientiert sich dabei immer mehr nach rechts, indem Sie Ihren Kopf langsam nach rechts drehen, und Sie verlagern das Gewicht auf das rechte Bein, während sich die linke Ferse vom Boden löst. Sie führen die Bewegung fort, bis sich die rechte Hand auf Augenhöhe befindet und ihre Handfläche nach außen weist. Die linke Hand ist inzwischen unter dem rechten Ellenbogen angekommen und zeigt nach oben.

Wiederholen Sie die Übung etwa 36-mal und beenden Sie den Übungszyklus, indem Sie wieder die Ausgangsposition einnehmen.

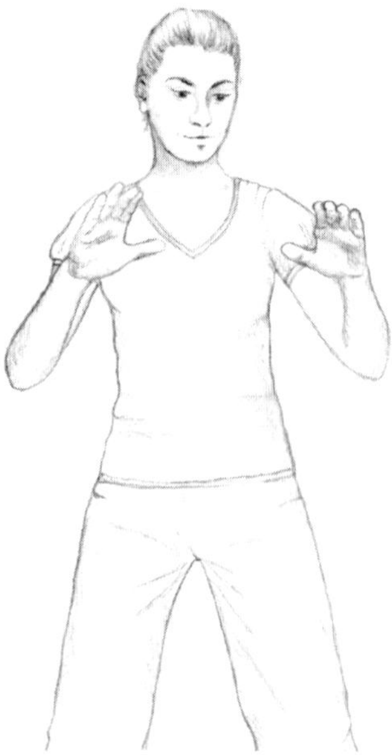

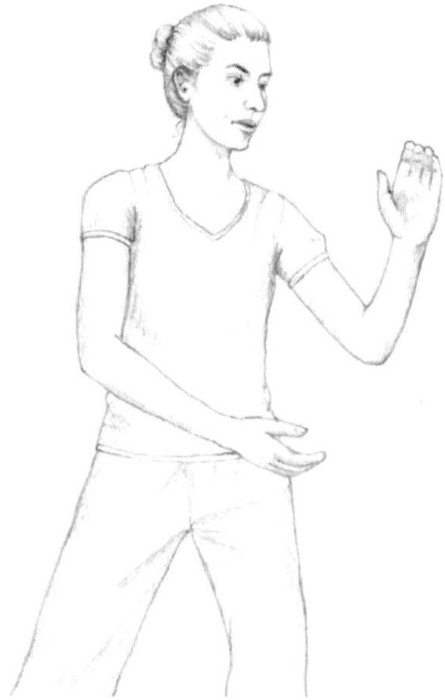

Gehen

Begeben Sie sich in die Ausgangsposition.

Führen Sie die Arme auf Schulterhöhe vor sich. Dabei sind die Handflächen zum Boden ausgerichtet. Lassen Sie Ihre Hände locker und entspannt. Jetzt verlagern Sie Ihr Körpergewicht behutsam auf dem rechten Fuß. Heben Sie anschließend Ihren linken Fuß. Die Ferse verlässt zuerst den Boden. Platzieren Sie den Fuß langsam etwa eine Fußlänge breit weiter vorn. Setzen Sie dabei zuerst mit der Ferse auf. Nun verlagern Sie das Gewicht vorsichtig auf den linken Fuß. Ihr Oberkörper befindet sich weiterhin in einer aufrechten Haltung. Heben Sie Ihren rechten Fuß langsam an. Zeitgleich führen Sie Ihre Arme über den Kopf. Dabei zeigen Ihre Handflächen immer noch nach unten und bilden eine Art Dach über Ihrem Kopf. Mit einer kreisförmigen Bewegung ziehen Sie nun Ihren rechten Fuß ganz ruhig am linken vorbei und setzen ihn vor sich mit der Ferse auf. Sie verlagern gemächlich Ihr gesamtes Körpergewicht auf den rechten Fuß.

Wiederholen Sie die Bewegungsabläufe und beenden diesen Abschnitt der Übung, indem Sie wieder die Ausgangsstellung einnehmen.

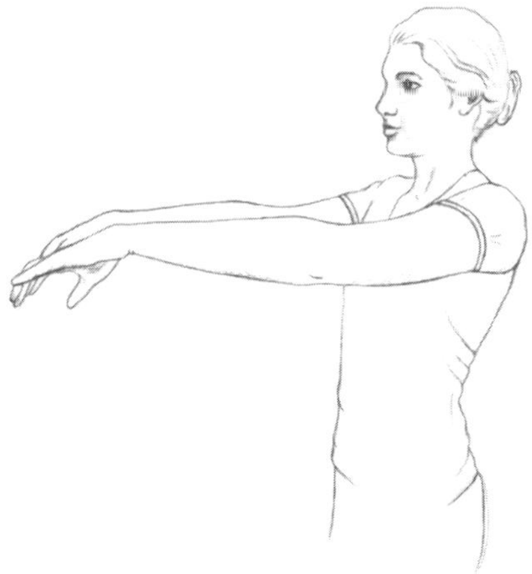

Führen Sie die einzelnen Bewegungsabläufe nun rückwärts aus. Wiederholen Sie die Übung insgesamt 8-mal.

Badekuren

Wasserkuren werden in der TCM bereits seit Jahrtausenden angewendet - ob im alten China oder Indien, im antiken Griechenland oder Rom. Die Heilwirkung von Wasser wird seit jeher geschätzt. Sie müssen nicht unbedingt in ein Heilbad pilgern, um eine Badekur zu machen.

Nutzen Sie einfach Ihr heimisches Bad, um von der heilenden Badewirkung zu profitieren. Sie können den Wellness- und Gesundheitsfaktor zusätzlich steigern, indem Sie Kräutersud, ätherische Öle, Blüten oder Mineralstoffe in Ihre Badewasser geben. Sie verwöhnen nicht nur mit ihrem angenehmen Duft, sondern punkten zudem mit ihren heilenden Eigenschaften - für Körper, Geist und Seele!

Kräuterheilbäder

Auch im alten China wusste man, dass ein Kräuterheilbad mehr bot als Reinigung. Es führt zu Entspannung und dient einer erneuten Energiezufuhr. Kräuterheilbäder wirken positiv auf den Energiekreislauf und können präventiv, also auch bei bereits bestehenden Erkrankungen eingesetzt werden. Sie stärken das Immunsystem, lindern unter anderem Schlafstörungen, innere Unruhe, Stress, Muskelschmerzen, Verspannungen, Erkältungen, Gelenkschmerzen und Rheuma. Sie sind ideal zur Vorbeugung von Infekten.

Die heilenden Effekte werden durch die Wirkeigenschaften der Kräuter herbeigeführt. Ihre ätherischen Öle werden nicht nur über die Haut aufgenommen, sondern auch durch die Dämpfe inhaliert.

Verwenden Sie deshalb nur qualitativ hochwertige ätherische Öle oder Kräuter aus biologischem Anbau, und sehen Sie unbedingt von fertigen Badezusätzen ab. Sie enthalten häufig synthetische Duftstoffe und waschaktive Substanzen.

Die Bäder können warm oder kalt sein. Üblich sind Ganz-, Teil- oder Sitzbäder. Bei chronischen Erkrankungen eignen sich vor allem Ganzkörperbäder.

Grundrezept für Ölbäder

2 Esslöffel Öl pro Vollbad in eine Tasse geben, mit 5 bis 10 Tropfen ätherischem Öl mischen und dem wohltemperierten Badewasser zufügen. Generell wird während der Schwangerschaft zum sparsamen Einsatz von ätherischen Ölen geraten. Einige Öle sind in niedriger Dosierung völlig unbedenklich, können jedoch bei hoher Dosierung eine ungünstige Wirkung für Mutter und Kind entfalten.

Grundrezept für Badesud aus getrockneten/frischen Kräutern

1 bis 2 Handvoll Kräutermischung in 3 Liter Wasser geben, 15 Minuten lang zugedeckt kochen lassen und den Sud dem wohltemperierten Badewasser zufügen.

Hinweis: Damit Sie optimal vom Heilbad profitieren können, sollten einige Punkte beachtet werden:

- Achten Sie darauf, dass die Wassertemperatur 37 °C nicht übersteigt.
- Die Badedauer beträgt maximal 20 Minuten.
- Fügen Sie dem Heilbad kein Schaumbad hinzu.
- Es ist sinnvoll, die Verträglichkeit der dem Heilbad hinzugefügten natürlichen Öle in 1-prozentiger Verdünnung in Ihrer Armbeuge zu testen, um allergische Reaktionen zu vermeiden.
- Achten Sie auf ausreichende Luftzufuhr. Öffnen Sie deshalb das Badezimmerfenster oder die Badezimmertür einen Spalt.
- Legen Sie sich vor dem Baden ein Handtuch zurecht, das Sie zu einer Kopfstütze rollen und beim Baden einfach unter den

Nacken legen können. So beugen Sie Verspannungen im Nackenbereich vor.

- Tupfen Sie sich nach dem Heilbad nur sanft trocken. So bleiben die wertvollen ätherischen Öle aus dem Badewasser auf der Haut erhalten.
- Nach einem Heilbad bietet sich eine entspannende Massage (→ Seite 192 ff.) an.
- Wenden Sie Parfums, Cremes und andere konventionelle Pflegeprodukte - wenn überhaupt - erst einige Stunden nach dem Bad wieder an.
- Setzen Sie die Entspannung auch nach dem Heilbad fort, und vermeiden Sie nervenaufreibende Aktivitäten.

Wichtig: Bei erhöhtem Blutdruck ist von Temperaturen über 37 °C abzuraten. Denn je wärmer das Bad ist, desto anstrengender ist es für das Herz.

Kleine Kräuterkunde

Generell gelten die Eigenschaften der ätherischen Öle auch für getrocknete bzw. frische Heilkräuter. Beachten Sie bitte unbedingt die Hinweise zu den während der Schwangerschaft kontraindizierten ätherischen Ölen auf Seite 238.

- Bergamotte wirkt stimmungsaufhellend.
- Eukalyptus wirkt anregend, aufmunternd und konzentrationsfördernd, öffnet die Atemwege und weitet die Bronchien.
- Johanniskraut schafft Abhilfe bei Schmerzen, Krämpfen, Depression und beruhigt.
- Kamille beruhigt und wirkt krampflösend, lindert Erkrankungen und Entzündungen im Anal-/Genitalbereich, fördert die Wundheilung und hilft bei bakteriellen Hauterkrankungen. Bei Schwangerschaft ist es in geringer

Dosierung unbedenklich (5 Tropfen pro Wanne). Von höheren Dosierungen sollte abgesehen werden.

- Lavendelöl fördert die Entschlackung, Zellerneuerung und Durchblutung.
- Limette lindert Angstzustände, Antriebsschwäche, Depressionen, Konzentrationsstörungen, Schmerzen, exzessives Schwitzen und Stress.
- Mandarine sorgt für seelische Balance und fördert einen erholsamen Schlaf.
- Orange wirkt stimmungsaufhellend, baut Stress ab und entspannt die Muskulatur.
- Rose wirkt Nervosität entgegen und hellt die Stimmung auf.
- Sandelholz entspannt, hilft gegen Schlaflosigkeit, belebt und hilft bei depressiven Verstimmungen.
- Vanille beruhigt und wirkt Antriebslosigkeit entgegen.
- Zitrone steigert die Konzentration, stärkt das Gedächtnis, belebt und erfrischt.

Basenheilbäder

Basenbäder enthalten gesundheitsfördernde Badezusätze aus Mineralstoffen, Basen oder hochwertigen Salzen. Sie reduzieren Anhäufungen von Säureschlacken sowie Toxinen und leisten so einen wertvollen Beitrag zur Entsäuerung. Darüber hinaus sind sie ein wahres Schönheitselixier, da diese Art der Heilbäder die Haut nicht nur mit jeder Menge Feuchtigkeit versorgt und sie geschmeidig macht, sondern zusätzlich vor der großen Belastung durch den wachsenden Babybauch schützt und unschönen Schwangerschaftsstreifen vorbeugt. Nicht zu unterschätzen ist auch ihre entspannende Wirkung, sodass man mit ihnen ideal den Tag ausklingen lassen kann.

Grundrezept für Basenbäder mit Ölzusatz

100 Gramm Natron pro Vollbad mit 5 bis 10 Tropfen ätherischem Öl in das wohltemperierte Badewasser geben.

Neben den üblichen Hinweisen zu Heilbädern (→ S. 226 ff.) gibt es bei Basenbädern zusätzlich nachfolgende Punkte zu beachten:

- Die Badetemperatur sollte etwa 37 °C betragen.
- Das Badewasser sollte nach der Hinzugabe des Natronzusatzes einen pH-Wert von 8,5 bis 9,0 haben. So entsäuert es am effektivsten. Um dies zu kontrollieren, können Sie einen pH-Teststreifen verwenden. Sollte der angezeigte pH-Wert zu gering ausfallen, geben Sie einfach noch ein wenig Basenbadzusatz ins Wasser, bis der optimale Wert erreicht ist.
- Fügen Sie dem Basenbad kein gewöhnliches Schaumbad hinzu, denn dies kann zu Wechselwirkungen und Hautreizungen führen. Als ergänzender Badezusatz zum Natron empfehlen sich ätherische Öle in Bio-Qualität. Sie sorgen nicht nur für ein angenehmes Badeerlebnis, sondern besitzen auch bestimmte Wirkeigenschaften, die einen günstigen Einfluss auf das Wohlbefinden haben.
- Nehmen Sie sich eine Flasche carbonatreiches stilles Wasser oder einen basischen Tee mit an die Badewanne, denn ein Basenbad kann leicht durstig machen.
- Es wird eine Badezeit von etwa 45 Minuten empfohlen, da die Säureausscheidung über die Haut erst nach 30 Minuten einsetzt.
- Tupfen Sie sich nach dem Natronbad nur sanft trocken. So fördern Sie auch außerhalb der Badewanne in den nächsten Stunden noch das Ausleiten der Säuren über die Haut.
- Nach einem Natronbad bietet sich eine Massage an. Hierzu am besten ein biologisches Kokosöl oder eine basische Körperlotion verwenden. Beides ist in gut sortierten Apotheken erhältlich. Konventionelle Produkte sind hier nicht geeignet, da sie

Wechselwirkungen herbeiführen können und beispielsweise ein Säurestau entstehen kann. Wenden Sie Parfums, Cremes und andere konventionelle Pflegeprodukte deshalb erst einige Stunden nach dem Bad wieder an.
- Bei chronischem Stress oder während eines Entsäuerungsprogramms kann man über einen Zeitraum von 4 Wochen 2- bis 3-mal wöchentlich ein solches Kurbad nehmen. Danach reicht eine einmalige Anwendung pro Woche.

Wichtiger Hinweis: Natronbäder sind bei gestörter Atemfunktion, Hauterkrankungen unklarer Ursache, starkem Bluthochdruck sowie schweren Herz-Kreislauf-Erkrankungen kontraindiziert.

Klassisches Entsäuerungsbad

Dieses Bad entgiftet die Haut und den Körper intensiv. Es kann 2- bis 3-mal pro Woche angewendet werden, am besten abends.

Zutaten: basische Seife, Wurzelbürste

Und so geht's:
- Lassen Sie ein Vollbad ein.
- Steigen Sie in die Wanne und entspannen Sie sich 10 Minuten. Dann greifen Sie zur Seife und seifen Ihren Körper kräftig ein. Danach bearbeiten Sie ihn gründlich mit der Bürste. Sparen Sie dabei den Bauchbereich aus.
- Anschließend lassen Sie sich wieder bis zum Hals ins Wasser sinken und bleiben so 30 bis 40 Minuten liegen.
- Wenn das Wasser abkühlt, können Sie etwas heißes Wasser nachlaufen lassen.
- Am Ende seifen Sie sich nochmals ordentlich ein und reiben Ihren Körper wieder wie zuvor mit der Bürste ab. Brausen Sie die restliche Seife sorgfältig ab und gehen Sie nach dem Trockentupfen sofort ins Bett.

Basisches Natron-Vanille-Bad

Das in diesem Basenbad enthaltene Vanilleöl lindert Verspannungen und löst Verstimmungen auf. Darüber hinaus fördert es die Konzentration.

Zutaten: 100 Gramm Natron, 5 Tropfen Vanilleöl

Und so geht's:

- Lassen Sie das Badewasser ein und achten Sie darauf, dass die Wassertemperatur etwa 37 °C beträgt.
- Inzwischen das Natron in eine Schüssel geben und mit 0,5 Liter 35 °C warmem Wasser vermengen. Sobald sich das Natron vollständig aufgelöst hat, gießen Sie die Mischung in das Badewasser. Anschließend träufeln Sie 5 Tropfen Vanilleöl in die Wanne und verteilen es mit der Hand.
- Jetzt steigen Sie in die Wanne, lehnen sich zurück, schließen die Augen und verabschieden sich für 45 Minuten vom stressigen Alltag!

Basisches Natron-Zitronen-Mandarinen-Bad

Wenn Sie fit für den Tag werden möchten, ist dieses Basenbad wie gemacht für Sie! Zitronenöl belebt und erfrischt. Mandarinenöl bringt gute Stimmung, beruhigt und verhilft zu gutem Schlaf.

Zutaten: 100 Gramm Natron, 3 Tropfen Mandarinenöl,
3 Tropfen Zitronenöl

Und so geht's:

- Lassen Sie das Badewasser ein und achten Sie darauf, dass die Wassertemperatur etwa 37 °C beträgt.
- 0,5 Liter 35 °C warmes Wasser in eine Schüssel gießen und mit dem Natron vermischen, bis sich das Natron aufgelöst hat. Gießen Sie die Mischung dann ebenfalls in das Badewasser.

- Anschließend träufeln Sie die ätherischen Öle in die Wanne und verteilen sie mit der Hand.
- Ab in die Wanne: Jetzt steht Ihrem Entspannungsbad nichts mehr im Weg!

Basisches Natron-Rosen-Sandelholz-Bad

Sie möchten noch schöner werden? Dann sollten Sie sich diese Baderezeptur hinter die Ohren schreiben! Meersalz pflegt nicht nur die Haut, sondern wirkt auch antibakteriell und entzündungshemmend. Deshalb eignet es sich besonders für die Anwendung bei unreiner Haut. Rosenöl wirkt Nervosität entgegen und hellt die Stimmung auf. Sandelholzöl entspannt, hilft gegen Schlaflosigkeit, belebt und schafft Abhilfe bei depressiven Verstimmungen.

Zutaten: 100 Gramm naturreines Meersalz, 3 Tropfen Rosenöl, 2 Tropfen Sandelholzöl, 1 Handvoll unbehandelte Rosenblätter (Bio-Qualität)

Und so geht's:

- Lassen Sie das Badewasser ein und achten Sie darauf, dass die Wassertemperatur etwa 37 °C beträgt.
- In der Zwischenzeit übergießen Sie das Meersalz mit 1 Liter siedendem Wasser. Sobald sich die Salzkristalle aufgelöst haben, die ätherischen Öle hinzugeben.
- Die Mischung nun in die gefüllte Wanne gießen und mit der Hand im Wasser verteilen.
- Jetzt wird es Zeit, in die Wanne zu steigen. Lehnen Sie sich zurück, schließen Sie die Augen, und lassen Sie es sich gut gehen!

Güsse nach den Regeln der Kunst

Der veränderte Hormonhaushalt, die Gewichtszunahme und die angestiegene Blutmenge stellen während der Schwangerschaft eine Herausforderung für die Venen dar. Sie müssen Schwerstarbeit leisten und werden deshalb dehnbarer. Aus diesem Grund klagen einige schwangere Frauen über schwere oder geschwollene Beine. Richtig durchgeführt, können kalte Güsse hier Abhilfe schaffen. Sie regen außerdem je nach Körperregion den Kreislauf an, erfrischen, stärken die Abwehr, senken den Blutdruck und beruhigen. Atmen Sie bei den Güssen tief durch, es braucht teilweise wirklich Überwindung, aber Sie werden schnell merken, wie gut es Ihnen danach geht! Auch nach der Schwangerschaft sind sie eine wohltuende Sache!

Dennoch gilt: Gehen Sie das Kneippen vorsichtig an, sofern Sie darin ungeübt sind, und passen Sie die Stärke der Anwendung dem eigenen Befinden an.

Beachten Sie dabei nachfolgende Hinweise:

- Die Wassertemperatur sollte etwa 18 °C betragen. Herkömmliche Duschbrausen sind ungeeignet.
- Bevorzugen Sie einen Schlauch oder ein Gießrohr. Trocknen Sie sich danach nicht ab, sondern streichen Sie das auf der Haut verbliebene Wasser lediglich ab und ziehen Sie danach trockene Kleidung an. Auf diese Weise kommt die Verdunstungskälte zur Wirkung, und die Haut wird besser durchblutet. Auch der Kreislauf wird dadurch angeregt.

Knieguss nach Sebastian Kneipp

Der Knieguss steigert die Abwehrkräfte und stärkt die Beckenorgane. Darüber hinaus regt er die Durchblutung der Haut und der Muskeln an, ist ein Gefäßtraining für die Venen, senkt den Blutdruck und beruhigt. Genau das, was Sie jetzt brauchen! Sie werden sehen, wie gut Ihnen ein solcher Knieguss tut.

Kneipp bezeichnete den Knieguss als »besonderen Freund der Füße«. Das ist durchaus begründet, da er nach langem Stehen oder an heißen Tagen die Füße und Beine besonders entspannt.

Wer leicht friert, unter Harnwegsinfektionen oder einem Hexenschuss leidet, sollte keinen kalten Knieguss durchführen. Gleiches gilt während der Monatsregel. Generell sollten Sie die Anwendung vorher mit Ihrem Arzt absprechen.

Und so geht's:

- Führen Sie den Wasserstrahl am rechten Bein aufwärts bis über die Kniekehle und verweilen Sie an dieser Stelle für einige Sekunden. Dann lenken Sie den Strahl auf der inneren Seite abwärts. Wiederholen Sie die Anwendung auf der Beinvorderseite bis übers Knie.
- Wiederholen Sie die Anwendung nun auch gleichermaßen am linken Bein.
- Gießen Sie am Ende unbedingt noch die rechte und linke Fußsohle ab.
- Sorgen Sie anschließend dafür, dass Ihre Beine wieder erwärmt werden.

Schenkelguss nach Sebastian Kneipp

Der Schenkelguss entkrampft und lockert die Beinmuskulatur, schafft Abhilfe bei müden Beinen, strafft die Haut, vitalisiert und kühlt an warmen Tagen, beruhigt und lindert Schlafstörungen und hilft bei Hüft- und Kniegelenkarthrosen.

Bei akuten Nieren- und Blasenentzündungen wird von einem Schenkelguss abgeraten.

Und so geht's:
Der Gießweg gleicht dem des Kniegusses, jedoch führt man den Guss auf der Körperrückseite bis über den Beckenkamm und auf der vorderen Seite bis über die Leistenbeuge durch.

Einfacher Vollguss nach Sebastian Kneipp

Der einfache Vollguss ist nicht für Anfänger geeignet und sollte nur bei einem warmen Körper durchgeführt werden. Er ist eine richtige Abhärtungsmaßnahme, erhöht die Atemfrequenz und stabilisiert das vegetative Nervensystem. Bei schwangerschaftsbedingten Rückenschmerzen kann der Vollguss wahre Wunder wirken. Wenn Sie empfindlich sind, was kaltes Wasser betrifft, sprechen Sie am besten mit Ihrem Arzt ab, ob sich diese Anwendung für Sie eignet, denn sie ist nichts für zarte Pflänzchen …

Und so geht's:

- Kühlen Sie vor dem Guss Herz und Stirn kurz ab.
- Beginnen Sie nun rechts außen am Fuß und gießen Sie das Wasser bis zur Leiste. Wiederholen Sie die Anwendung am linken Bein.
- Dann starten Sie an der rechten Hand außen, gießen bis zur Schulter und innen wieder zurück. Wiederholen Sie die Anwendung am linken Arm.
- Gießen Sie danach kreisförmig im Uhrzeigersinn um den Bauch herum.
- Gehen Sie danach über die Brust bis zur rechten Schulter, gießen Sie dabei etwa ⅔ des Wassers nach vorn und ⅓ des Wassers auf die Körperrückseite.
- Wechseln Sie dann zur linken Schulter hinüber.
- Führen Sie den Wasserstrahl über die Brust bis zur rechten Schulter hinauf, gießen Sie dabei etwa ⅔ des Wassers nach vorn und ⅓ des Wassers auf die Körperrückseite.
- Wechseln Sie dann zur linken Schulter.
- Wenn Sie möchten, können Sie nun Ihr Gesicht abgießen – dazu das Wasser in einer kreisenden Bewegung über das Gesicht führen.
- Sorgen Sie dafür, dass sich Ihr Körper wieder erwärmt: Ziehen Sie sich an und bewegen Sie sich.

Heilkräuter

Die Chinesen machen sich seit jeher die Kraft der Pflanzen zunutze und behandeln verschiedenste Erkrankungen und deren Ursache mit Wurzeln, Blüten, Samen usw.

Im Gegensatz zu synthetisch hergestellten Einzelstoffen handelt es sich bei Heilpflanzen um ein natürliches Produkt. Jedes Kraut besitzt eine Vielzahl von Substanzen, die einzigartige Wirkeigenschaften aufweisen. Manchmal treten diese Wirkungen sogar nur in Kombination mit anderen Stoffen auf und bleiben bei Einzelanwendung völlig aus.

Natürlich waren den chinesischen Ärzten vor 5000 Jahren die genauen Inhaltsstoffe der einzelnen Pflanzen und ihrer Bestandteile nicht bekannt. Dennoch waren sie sich über das Potenzial von Pflanzenkombinationen bewusst, und so werden Heilpflanzen dort bis heute in der Regel in Form von Mischungen angewendet. In der TCM werden Heilkräuter und andere Arzneimittel nach Geschmack, Temperatur, Funktionsbereich und zugeordnetem Element unterschieden. Die Kombination dieser Qualitäten sowie die Dosierung werden stets individuell an den jeweiligen Patienten angepasst.

Durch die unglaublichen Erfahrungswerte formierte sich im Laufe der Zeit eine reichhaltige Apotheke, die neben Pflanzen auch Bestandteile von Tieren (dem Artenschutz wird dabei heute Rechnung getragen) und Mineralien sowie Zubereitungen aus Heilsteinen aufweist. Heilmittel aus Pflanzen und anderen Stoffen werden beispielsweise in Form von Pillen, Pulvern, Arzneipflastern, aber auch als Tee und Kräutersaft verabreicht. Keine Arznei ist für einen langfristigen Gebrauch gedacht, und eine Einnahme sollte nur auf Anraten eines TCM-Arztes oder Heilpraktikers erfolgen.

Hinweis: Nicht alle im Handel erhältlichen Heilkräuter sind unbedenklich. Je nach Anbaumethode und Herkunftsort können

Pflanzen Schadstoffe enthalten, die Ihre Gesundheit negativ beeinträchtigen. Achten Sie deshalb immer auf Qualität, und beziehen Sie Heilkräuter am besten aus einer gut sortierten TCM-Apotheke oder vom Kräuterhandel Ihres Vertrauens.

Diese Kräuter sind für Sie während der Schwangerschaft tabu

Lassen Sie während der Schwangerschaft die Finger von den nachfolgenden Heilkräutern, da sie teilweise Frühwehen auslösen, Geburtsschäden verursachen oder andere ungünstige Eigenschaften aufweisen können. Sichern Sie sich auch unbedingt vor der Einnahme von Kräutern, die hier nicht genannt sind, ab, dass diese unbedenklich für Schwangere sind. Gleiches gilt für stillende Mütter.

- Aloe vera
- Basilikumöl
- Beifuß
- Berberitze
- Blutwurz
- Chinarinde
- Frauenmantel
- Küchenschelle
- Mistel
- Rainfarn
- Schöllkraut

Chinesische Ernährungslehre

Die Ernährung spielt eine wichtige Rolle für die Gesundheit und stellt deshalb eine der fünf Säulen der Traditionellen Chinesischen Medizin dar. Mithilfe einer Ernährung im Sinne der fünf Elemente lassen sich energetische Dysbalancen ausgleichen und in Harmonie bringen.

Nahrung versorgt den Organismus nicht nur mit lebensnotwendigen Nährstoffen, sondern nährt auch das Qi. Außerdem besitzen zahlreiche Nahrungsmittel spezifische Wirkeigenschaften, die den Selbstheilungsprozess bei verschiedenen Beschwerden und Erkrankungen anregen. So wirkt beispielsweise schwarzer Sesam Erschöpfung entgegen, und Zimt lindert Schmerzen.

So wie das Wechselspiel von Yin und Yang alle Lebewesen, die Erde und den Kosmos durchdringt, stellt eine ideale Mahlzeit eine ausgewogene Mischung aus Yin- und Yang-Elementen dar und beinhaltet Zutaten aus allen fünf Elementen und Geschmacksrichtungen. Sie zeichnet sich unter anderem durch geschmackliche (bitter, süß, scharf und salzig), thermische (kalt, kühl, neutral, warm und heiß) sowie optische Gegensätze aus. Beispielsweise werden weiche Konsistenzen mit festen, scharfe Lebensmittel mit milden, heiße mit kühlen, dunkle mit hellen kombiniert und serviert. Auf diese Weise werden alle Funktionsbereiche genährt, und die Organfunktion bleibt im Gleichgewicht.

Darüber hinaus sind auch die äußeren Umstände der Nahrungsaufnahme von großer Bedeutung. Fernsehen, laute Musik oder Nebenbeschäftigungen wie das Arbeiten am Computer während des Essens beeinflussen die Verdauung ungünstig. Mahlzeiten sollten in einer ruhigen und angenehmen Atmosphäre verzehrt werden. Regelmäßige Essenszeiten sind ebenfalls empfehlenswert. Dabei sollte das Frühstück die üppigste Mahlzeit sein, und am Abend sollten nur leichte Speisen serviert werden. Gründliches Kauen erleichtert die Verdauung, und Milz und Magen können so die klaren Essenzen besser aus der Nahrung extrahieren, um daraus das nachgeburtliche Qi (→ Seite 247 f.) zu bilden.

Gewichtsveränderung

Die gute Nachricht: Sie dürfen zunehmen! Mal schneller und mal langsamer. Am Ende können es stolze 16 bis 18

Kilogramm sein. Und die brauchen Sie auch, für sich und Ihr Baby. Vor allem im zweiten Schwangerschaftsdrittel nimmt das Baby 300 Gramm pro Woche zu. Darüber hinaus werden Fettpolster angelegt, die für die Stillzeit gedacht sind. Das Beste zum Schluss: Spätestens sechs Monate nach der Geburt haben Sie wieder Ihr Wohlfühlgewicht.

Auf Diäten und Hungerkuren sollten Sie in jedem Fall verzichten. Ohnehin sind die bewusst gesunde Ernährung und ein moderates Bewegungsprogramm die besten Schlankmacher. Übergewicht ist auch ohne Schwangerschaft ein Risikofaktor für die Gesundheit. Wenn Sie ein Kind erwarten, kann Übergewicht problematisch sein: Stoffwechsel-(Insulinresistenz, Diabetes), Herz-Kreislauf-Probleme (Bluthochdruck) oder Kinder mit hohem Geburtsgewicht.

Ob Ihr Gewicht für die Schwangerschaft zu hoch oder zu niedrig ist, hängt von Ihrer Körpergröße ab. Die Maßzahl zur Gewichtsbewertung ist der Body-Mass-Index (BMI), der mit folgender Formel berechnet wird:

BMI = Körpergewicht in Kilogramm : Körpergröße in Metern^2

Wie viele Kilogramm Sie bei unterschiedlichem Ausgangsgewicht während der Schwangerschaft zunehmen, zeigt die folgende Tabelle:

Kategorie	**BMI (kg/m^2) vor der Schwangerschaft**	**Gewichtszunahme**
Untergewicht	< 18,5	12,5–18,0 kg
Normalgewicht	18,5–24,9	11,5–16,0 kg
Übergewicht	25,0–29,9	7,0–11,5 kg
Adipositas	> 30,0	nicht über 6,0 kg

Klassifizierung der Speisen nach den fünf Elementen

Jedes Element wird mit einer Geschmacksrichtung assoziiert. So wie die fünf Elemente (Metall, Erde, Holz, Feuer, Wasser) ineinander übergehen und einem steten Wandel unterworfen sind, variiert auch die Ernährung nach den fünf Elementen je nach Konstitution und Jahreszeit, damit Körper, Geist und Seele laufend mit ausreichend Qi versorgt sind und gesund bleiben. Dies gelingt allerdings nur, wenn in jeder Mahlzeit alle fünf Elemente vorkommen und die Speisen energetisch ausgeglichen sind.

Manche Nahrungsmittel lassen sich mehreren Elementen zuordnen und wirken außerdem gleichzeitig auf Yin und Yang ein:

- Metall: Scharfe Nahrungsmittel wirken auf das Element Metall. Sie öffnen nach außen, regen den Qi-Fluss an und vitalisieren das Blut. Da Scharfes Blockaden löst und eine schweißtreibende Wirkung hat, entfaltet es vor allem bei Erkältungskrankheiten eine günstige Wirkung (Vorsicht bei Kindern und während der Schwangerschaft!). Nahrungsmittel dieser Kategorie sind unter anderem Ingwer, Dillsamen, Kohlrabi, Lauch, Spinat, Rosmarin, Zwiebeln und Basilikum.
- Erde: Süße Nahrungsmittel werden mit der Erde in Verbindung gebracht. Zu ihnen zählen unter anderem Fenchel, Hering, Hammel, Kartoffeln, Kürbis, Mais, Mandeln, Mango, Möhren, Reis, Spargel, Wurzelgemüse. Diese Nahrungsmittel nähren das Blut, stellen aktive Energie zur Verfügung und bauen so das Qi auf. Sie sind besonders empfehlenswert bei Schwäche, Stagnation des Leber-Qi, Stress und bei Zuständen der Leere. Heilkräuter dieser Kategorie wie Hirtentäschel, Safran oder Maulbeere beruhigen und haben eine ausgleichende Wirkung.
- Holz: Dieses Element spricht auf saure Nahrungsmittel an. Sie kühlen, wirken zusammenziehend, blutstillend und haben einen stopfenden Effekt. Darüber hinaus entspannen sie die Funktionskreise von Galle und Leber, die bei Stress stagnieren

und Hitze ansammeln. Erhitzte Gemüter werden durch Holz-assoziierte Nahrung abgekühlt. Erdbeeren, Pflaumen, Safran, Litschis, Mangos, Sternfrucht, Tomaten, Weinessig und Birnen haben beispielsweise saure Eigenschaften.

- Feuer: Kopfsalat, Romanasalat, weißer Pfeffer oder Roggen besitzen bittere Eigenschaften, die mit dem Feuer in Verbindung gebracht werden. Sie lindern innere Unruhe, haben eine ausgleichende Wirkung bei Stress oder geistiger Überbeanspruchung, reduzieren übermäßiges Qi, wirken trocknend, entzündungshemmend, bewegen bei klimatischer Feuchtigkeit die Körperenergie nach unten und sondern so übermäßige Hitze über die Körperausscheidungen ab.
- Wasser: Salzige Nahrungsmittel wie dunkle Bohnen, dunkle Linsen, Fisch, Hühnermagen, Meeresalgen, Sesam, Sardinen, Austern, Hirse oder Walnüsse werden dem Element des Wassers zugeordnet. Sie wirken schleimlösend, abführend, abschwellend und befeuchtend. Man sollte sie maßvoll konsumieren. So führen zwar in geringer Dosierung zu einer Vermehrung der Körpersäfte, trocknen aber in großen Mengen aus und schwächen die Nierenenergie. Gerade Patienten mit Nieren- oder Herzerkrankungen, Bluthochdruck oder Ödemen sollten ihren Salzkonsum im Auge behalten.

Das Temperaturverhalten von Nahrungsmitteln

Die energetische Wirkung von Nahrungsmitteln ist ihrem Temperaturverhalten zu entnehmen. Es gibt kühle, kalte, neutrale, warme und heiße Lebensmittel.

Kälte wird demnach durch warme und heiße Nahrungsmittel ausgeglichen, während Feuer durch kalte und kühle Kräuter und Nahrungsmittel im Schach gehalten wird. Aus diesem Grund sollte auch stets auf eine Balance der thermischen Wirkung von Mahlzeiten geachtet werden.

Hören Sie bei der Wahl der Nahrungsmittel ruhig auf Ihre Intuition bzw. Ihren Körper. Er wird Ihnen mitteilen, was er gerade braucht, damit das thermische Gleichgewicht wieder stimmt. Wenn wir also im Sommer gern kühlende Lebensmittel wie Salate oder Wassermelone und im Winter mit wärmenden Gewürzen verfeinerte Speisen zu uns nehmen, ist das kein Zufall. Es macht durchaus Sinn, die Ernährung den Jahreszeiten anzupassen. Und dies beschränkt sich also nicht nur auf die Auswahl möglichst saisonaler und regionaler Produkte.

Die Grundlage für alle Mahlzeiten sollte stets aus neutralen Lebensmitteln bestehen. Rohkost sollte sich nur in Maßen auf dem Speiseplan finden. Gleiches gilt für energetisch scharfe sowie heiße Nahrungsmittel. Um das energetische Gleichgewicht der Speisen nicht zu beeinträchtigen, sollten Sie Gerichte niemals in der Mikrowelle zubereiten.

- Kühle Nahrungsmittel: Zur Gruppe der kühlen Nahrungsmittel gehören unter anderem Birnen, Äpfel, Brokkoli, Ente, Mandarinen, Okraschoten, Kräutertee, Sojabohnen, Reis, Weizen, Tofu und Weizenbier. Gekocht sind sie leicht verdaulich und können gut verwertet werden. Kühle Nahrungsmittel sind die Quelle für die Körpersäfte und Blut. Sie werden dem Element Metall zugeordnet.
- Kalte Nahrungsmittel: grüner Tee, Gurken, Joghurt, Kürbis, Zucchini, Tomaten, Mineralwasser und Avocados sind Beispiele für kalte Nahrungsmittel. Da sie eine Yang-Fülle (innere Hitze) verursachen können, sollten sie nur in geringen Mengen verzehrt werden. Kalte Nahrungsmittel entsprechen dem Element Wasser.
- Neutrale Nahrungsmittel: Feigen, Eier, Butter, Mais, Malzbier, Pilze, Rindfleisch und Möhren zählen zu den neutralen Lebensmitteln. Sie sollten regelmäßig gegessen werden, weil sie Qi fördern und harmonisieren. In gekochter Form bauen Gemüsesorten und Vollwertgetreide dieser Kategorie Gifte ab. Neutrale Nahrungsmittel werden mit dem Element Erde assoziiert.

- Warme Nahrungsmittel: Beeren, viele Fischsorten, Kakao, Huhn, Papaya, Rote Bete, Wein, Lauchgewächse und Kirschen fallen in die Kategorie der warmen Nahrungsmittel. Sie haben wärmende Eigenschaften und schenken Energie. Warme Nahrungsmittel sind mit dem Element Holz verbunden.
- Heiße Nahrungsmittel: Zu dieser Gruppe gehören Aprikosen, alkoholische Getränke, schwarzer Pfeffer, scharfe Gewürze wie Ingwer oder Chili und weißer Rettich. Wie die kalten Nahrungsmittel sollten sie nur in geringen Mengen auf dem Speiseplan auftauchen, da sie sonst die Balance stören. Heiße Nahrungsmittel werden dem Element Feuer zugeordnet.

Kühle Speisen können wärmen und warme Speisen kühlen

Kühle Speisen können in den kalten Monaten durch scharfes Anbraten, Backen, lange Kochzeiten und scharfe Gewürze »gewärmt« und so »yangisiert« werden. Im Gegenzug kann energetisch warme oder heiße Kost mittels der Beigabe von kalten Nahrungsmitteln ausgeglichen werden.

Die Rohkostfalle

Unter Rohkost versteht man alle Nahrungsmittel, die nicht höher als 48 °C erhitzt wurden. Frische Früchte und Gemüse enthalten in ihrem Rohzustand einen besonders hohen Anteil an Vitaminen, sekundären Pflanzenstoffen und anderen wichtigen Inhaltsstoffen. Diese gehen meist beim Garen und Kochen verloren. Ebenso ist Rohkost reich an Ballaststoffen, die wichtig für unsere Darmgesundheit sind. Aus diesem Grund liegt sie im Westen immer noch schwer im Trend. Allerdings raten auch westliche Experten von einer reinen Rohkosternährung ab, da der Körper neben Vitaminen und Pflanzenstoffen auch Fett und Protein (Eiweiß) benötigt. Ein Übermaß an Rohkost bringt darüber hinaus Körper, Geist und Seele aus der Balance. Nach chinesischer Ansicht kühlt Rohkost den Menschen von innen her aus und führt zu einem Wärmemangel, der Wasser- sowie Fettansammlungen im Gewebe zur Folge hat.

Ernährungsempfehlungen für Mutter und Kind

Eine gesunde Ernährung ist für jeden Menschen wichtig - egal ob schwanger, stillend oder nicht. Sie stellt einen Grundpfeiler der Gesundheitspflege dar. Jedoch gibt es einige Dinge, auf die schwangere und stillende Frauen besonders achten müssen. Schließlich ernähren sie nicht nur sich, sondern auch ihr Kind und müssen sowohl sich und den Nachwuchs mit reichlich Nährstoffen versorgen und beider Qi pflegen. Nur so bleiben Körper, Geist und Seele im Einklang, und die Entwicklung des Kindes wird bestmöglich gefördert.

Die richtige Ernährung während der Schwangerschaft

Während der Schwangerschaft brauchen Sie und Ihr heranwachsendes Kind jede Menge Energie. Diese erhalten Sie in erster Linie durch die von Ihnen aufgenommene Nahrung. Entsprechend sollte ihnen Ihr Speiseplan alle Stoffe liefern, die Sie und Ihr Baby brauchen. Außerdem müssen Sie Ihr Magen- und Milz-Qi bestmöglich in Schwung bringen, um Ihren Körper zu stärken, der aktuell Schwerstarbeit leisten muss. Auf diese Weise werden auch Ihre Energieressourcen aus dem vorgeburtlichen Qi geschont und nicht unnötig beansprucht. Außerdem leiden einige Frauen während der Schwangerschaft an Blutmangel, der sich meistens auf einen Qi-Mangel zurückführen lässt. Blutmangel äußert sich unter anderem durch Blässe, trockene Haut und Haare, Lichtempfindlichkeit der Augen, sowie Kribbeln in den Extremitäten. Sollten Sie davon betroffen sein, können Sie ihm relativ gut mit einer passenden Ernährung entgegensteuern.

Zu Stärkung der Mitte empfehlen sich gekochte oder gedünstete und leicht verdauliche Gerichte. Ebenso tun Ihnen jetzt Eintöpfe oder Suppen und sanft im Ofen gegarte Speisen gut. Die Zutaten sollten einen neutralen oder warmen Charakter haben wie etwa Vollwertgetreide oder Hülsenfrüchte. Letztere besitzen reichlich Protein, das ebenfalls in Fleisch vorhanden ist. Empfehlenswert sind hier Huhn, Hase, Hirsch und Lamm. Daneben können Sie mittels Shrimps, Makrele, Miesmuscheln, Sardellen oder geräuchertem Fisch Abwechslung in Ihren Speiseplan bringen. Salate machen sich hierzu wunderbar als leichte Beilage. Hier sollten Sie auf Lollo Rosso, Feldsalat und Radicchio setzen. Ebenfalls sollten Sie viel Gemüse essen, das Sie vorher sanft gedünstet oder gekocht haben. Insbesondere Weißkohl, Kastanie, Bohnen, Pastinake, Mais, Zwiebeln, Kürbis, Süßkartoffel, Fenchel oder Lauch stärken die Mitte. Gleiches gilt für Obst wie Datteln, Aprikosen, Pflaumen, Äpfel, Kirschen und Kokosnuss. Verwenden Sie außerdem hochwertiges Olivenöl, Leinsamenöl, Walnussöl sowie Butter (auch geklärte Butter) in der Küche.

Verzichten Sie auf stark gekühlte Nahrungsmittel oder Getränke. Trinken Sie am besten stilles, möglichst warmes bis heißes Wasser oder Kräutertees. Gleichermaßen sollten Sie vom Genuss thermisch kalter Gemüsesorten wie Tomaten oder Gurken absehen (→ Seite 243). Streichen Sie auch weißen Zucker, raffiniertes Salz, Schwarztee, Grüntee, Bohnenkaffee, Weißmehl, Schweinefleisch, frittierte Speisen, Mikrowellengerichte und Lebensmittel aus der Tiefkühltruhe von Ihrem Speiseplan. Rohkost und scharf-heiße Gewürze wie Ingwer (→ Seite 244) sollten Sie nur in kleinen Mengen verzehren. Der Verzicht auf Alkohol und Zigaretten versteht sich von selbst.

Blutmangel wird am besten an der Wurzel angepackt: dem Milz-Qi. Aus diesem Grund greifen die oben genannten Empfehlungen im Großen und Ganzen auch hier. Genießen Sie vor allem schwarze Bohnen oder Möhren und essen Sie nur wenig Blattsalat. Vermeiden Sie zudem Kakao. Besonders gut sind rote Früchte wie Kirschen oder Trauben. Aber auch Rinderbrühe und Hühnersuppe können Blutmangel ausgleichen. Greifen Sie täglich zu leicht gedünstetem grünem Gemüse wie Spinat oder Mangold.

Essen in Harmonie mit dem jeweiligen Schwangerschaftsmonat

Je nach Schwangerschaftsmonat werden unterschiedliche Leitbahnen beansprucht (→ Seite 86 ff.). Mithilfe von bestimmten Nahrungsmitteln lässt sich das dortige Qi fördern. Beachten Sie deshalb die nachfolgende Übersichtsliste bei Ihrer Ernährung während der Schwangerschaft:

- 1. Monat – Leber: leicht verdauliche Speisen, Gerste und kleine Mengen saure Nahrungsmittel
- 2. Monat – Gallenblase: keine intensiven Kräuter oder Gewürze, keine scharfen Lebensmittel
- 3. Monat – Pericard, Herz: viel grünes Gemüse, vermehrt Nahrungsmittel mit bitteren Eigenschaften
- 4. Monat – Dreifach-Erwärmer: vermehrt Nahrungsmittel mit bitteren Eigenschaften sowie Fisch und Reis
- 5. Monat – Milz: bittere und salzige sowie süße und saure Nahrungsmittel in Balance; dazu Rind, Lamm und Weizen.
- 6. Monat – Magen: reichlich süße Nahrungsmittel
- 7. Monat – Lunge: Reis und Hirse; keine kalten Nahrungsmittel oder Rohkost
- 8. Monat – Dickdarm: Überessen vermeiden
- 9. Monat – Niere: süße Nahrungsmittel
- 10. Monat – Blase: salzige Nahrungsmittel; roter Ginseng

Die richtige Ernährung während der Stillzeit

Im Grunde unterscheiden sich die Ernährungstipps während der Stillzeit kaum von jenen während der Schwangerschaft (→ Seite 245). Zum einen erhält Ihr Kind weiterhin die Nahrung über Sie, und zum anderen gilt es, nach wie vor Ihr nachgeburtliches Qi sowie Ihre Nieren-Essenz aufzubauen. Beides wurde während der Schwangerschaft und Geburt stark beansprucht und muss sich wieder regenerieren.

Genießen Sie also auch jetzt leicht verdauliche Kost wie Eintöpfe, Suppen, gedünstetes oder blanchiertes Gemüse aus biologischem Anbau. Insbesondere süße Nahrungsmittel wie Kartoffeln, Kürbis, Mais, Mandeln, Mango, Möhren, Eigelb, Haferflocken-Porridge oder Sesammus wirken sich günstig auf Ihre Milchbildung aus und sollten regelmäßig verzehrt werden. Ebenso fördern Kräutertees aus Brennnessel, Fenchel und Anis, Majoran, Zitronenverbene, Melisse oder Ingwer sowie Malzgetränke den Milchfluss. Als Süßungsmittel verwenden Sie am besten Honig. Alternativ eignet sich auch Kokosblütenzucker. Industrieller Zucker bleibt weiterhin aus Ihrer Küche verbannt, da er Ihnen wertvolle Energie raubt. Kalte Lebensmittel und Getränke haben einen gegenteiligen Effekt, fördern Stagnation und damit Milchstau und Mastitis. Insofern muss das wunderbare Eis vom italienischen Eismacher um die Ecke noch ein wenig auf Sie warten. Gleiches gilt für thermisch kühle Lebensmittel wie etwa Avocado.

Scharfe und saure Lebensmittel wie Knoblauch, Chili oder Tomaten, Essig oder saurer Apfel (→ Seite 241 ff.) können dem sensiblen Verdauungstrakt Ihres Babys zu schaffen machen, und das Endergebnis ist dabei häufig ein wunder Po oder Blähungen sowie Bauchschmerzen (→ Seite 254 ff.). Verzichten Sie also am besten hierauf. Ebenso sollten Sie blähende Lebensmittel wie Kohl, Rohkost, Salat oder Brot sowie hartschalige Getreidesorten während der Stillzeit von Ihrem Speiseplan streichen. Ihr Kind wird es Ihnen danken. Nehmen Sie täglich bis zu 2,5 Liter Flüssigkeit (Wasser, Kräutertees, verdünnte Fruchtsäfte) auf, und vergessen Sie nicht die Nahrungsergänzung mit 400 Mikrogramm Folsäure pro Tag (vor und während der ersten 3 Monate der Schwangerschaft). Folsäure ist ein B-Vitamin und für Zellteilung/-wachstum sehr wichtig. Folsäurereich sind Weizenkeime, Kichererbsen, Sojabohnen, Linsen und Feldsalat.

Prä- und postnatale Beschwerden behandeln

Die Schwangerschaft ist ebenso wie die Zeit des Wochenbetts eine von Liebe überflutete Zeit. Aber wo Licht ist, ist auch Schatten - in diesen Fällen Beschwerden. Körper, Geist und Seele befinden sich aufgrund der energetischen und hormonellen Umstellung auf einer Dauerachterbahnfahrt. Wenn Sie sich hier und da hundeelend fühlen, ist das ganz normal. Die TCM kennt einige hilfreiche Anwendungen, die Sie sowohl auf körperlicher als auch auf seelischer Ebene wieder in Balance bringen können. Im nachfolgenden Selbsthilfeteil finden Sie sanfte Methoden, die Ihnen bei den häufigsten post- und pränatalen Beschwerden von A bis Z wieder auf die Beine helfen, damit Sie dieses wunderbare Kapitel in Ihrem Leben vollends genießen können. Trotzdem gilt: Klären Sie alle Beschwerden mit Ihrem behandelnden Arzt ab, da sich immer auch ein anderer Grund als die Schwangerschaft dahinter verbergen kann!

Wichtiger Hinweis: Während der Schwangerschaft werden im monatlichen Wechsel unterschiedliche Leitbahnen besonders beansprucht. Diese dürfen dann unter keinen Umständen per Akupunktur oder Akupressur stimuliert werden (→ Seite 186 ff.). Bitte wenden Sie die bei einigen Indikationen genannten Reizpunkte deshalb nur nach Absprache mit Ihrem Akupunkteur oder TCM-Arzt an. Ansonsten kann es zu Frühwehen oder anderen negativen Folgen kommen.

Atemnot und Kurzatmigkeit

Während des zweiten Schwangerschaftsdrittels nimmt die Gebärmutter reichlich Raum ein, drückt gegen die Rippen und schiebt das Zwerchfell nach oben. Darüber hinaus herrscht ein erhöhter Sauerstoffbedarf vor. Deshalb ist bei schwangeren Frauen ab diesem Zeitpunkt die Atmung tiefer (bis zum Ende der Schwangerschaft steigt das Atemvolumen um etwa 25 Prozent an), und körperliche Anstrengung löst häufig Atemnot bzw. Kurzatmigkeit aus. Mit der 38. Schwangerschaftswoche legen sich diese Beschwerden in der Regel, da sich dann das Baby bereits zur Vorbereitung auf die Geburt gedreht hat (ca. in der 34. Woche) und sich das Köpfchen in das Becken senkt. Oberbauch sowie Zwerchfell sind nun nicht mehr dem starken Druck ausgesetzt, und Sie können wieder besser atmen.

Sofern Kurzatmigkeit während der Schwangerschaft in Verbindung mit Herzklopfen, Brustschmerz, feuchten Händen, blauen Lippen oder blauen Fingern auftritt, sollte unmittelbar ein Arzt aufgesucht werden. Die Symptome könnten ein Hinweis auf Schwangerschaftskomplikationen wie eine Schwangerschaftsvergiftung (Präeklampsie) sein und bedürfen einer sofortigen Behandlung.

Außerdem können Atemnot und Kurzatmigkeit auch durch einen bisher unerkannten Eisenmangel, Panikattacken oder Lungen- sowie Herzkrankheiten wie Asthma bronchiale, Lungenembolie oder Herzinfarkt verursacht werden. Aber auch seelische Belastungen oder klimatische Faktoren sowie Allergene können Atembeschwerden hervorrufen.

Innerliche Anwendungen

Essen Sie reichlich eisenhaltige Nahrungsmittel wie Hülsenfrüchte, Kürbiskerne, Weizenkleie, Haferflocken, Erbsen, Johannis- oder Himbeeren. Trinken Sie außerdem ausreichend Wasser!

Akupressur

LU 1 – Zhongfu: Ein Daumenbreit unterhalb des Schlüsselbeins
LU 2 – Yunmen: Unmittelbar unter dem Schlüsselbein
LU 5 – Chize: Ellenbogenbeugefalte am radialen Punkt der Bizepssehne

Atemübungen

Führen Sie regelmäßig die nachfolgenden Atemtechniken aus. Sie stammen aus dem Qi Gong und stärken sowohl die Lunge als auch das Zwerchfell. Außerdem lindern Sie aufgrund ihrer beruhigenden Wirkung akute Atemnot und Kurzatmigkeit. Atmen Sie dabei bewusst ein und aus und konzentrieren Sie sich auf Ihren Körper:

- Beim natürlichen Atmen wird über die Nase geatmet, und der Mund bleibt geschlossen. Während man einatmet, hebt sich das Zwerchfell, und der Bauch wölbt sich leicht. Bei der Ausatmung strömt die Luft aus der Nase, und der Bauch flacht wieder ab.
- Beim Qi-Atmen lässt man die Luft langsam durch die Nase in den Körper strömen. Dabei zieht sich das Zwerchfell leicht nach unten, und die Bauchmuskeln werden angespannt. Währenddessen breitet sich die Lebenskraft Qi im gesamten Körper aus. Beim Ausatmen verlässt verbrauchtes Qi den Körper über die Nase. Dabei entspannen sich die Bauchmuskeln wieder.

Tai Ji Quan

- Stehen Sie aufrecht und entspannt. Zwischen den Füßen ist ein schulterbreiter Abstand. Die Fußspitzen zeigen leicht nach innen, die Fersen sind nach außen gerichtet. Die Knie sind leicht gebeugt. Blicken Sie gerade aus und atmen Sie gleichmäßig ein und aus.

- Winkeln Sie die Arme an und drehen Sie die Innenseite der Handflächen zur Brust. Strecken Sie nun die Arme behutsam nach außen und drehen Sie dabei die Handflächen nach vorne. Atmen Sie währenddessen tief und langsam ein.
- Jetzt führen Sie die Arme vor der Brust zusammen. Zu Beginn weisen die Handflächen noch nach vorn, dann sind sie zueinander ausgerichtet, und schließlich zeigen sie nach unten. Beugen Sie währenddessen die Knie noch etwas weiter. Vergessen Sie nicht, tief und langsam auszuatmen.
- Wiederholen Sie die Übung täglich 3- bis 5-mal am Morgen an der frischen Luft oder bei geöffnetem Fenster.

Blähungen

Blähungen treten aus unterschiedlichen Gründen häufig während der Schwangerschaft auf. Zum einen verursacht das Hormon Progesteron eine Entspannung der glatten Muskulatur – dies betrifft auch jene der Darmwand. In der Folge drosselt der Darm seine Aktivität, es kann sich mehr Luft darin ansammeln, und es kommt zu einer erhöhten verdauungsbedingten Gasentwicklung. Ebenso stellen viele schwangere Frauen ihre Kost auf besonders gesunde Lebensmittel um. Der Darm muss sich daran gewöhnen. Generell gilt: Blähende Nahrungsmittel, verringerte Ballaststoffaufnahme, hastiges Essen und eventuelle Nahrungsmittelunverträglichkeiten sind Auslöser für lästige Verdauungsbeschwerden.

Insbesondere ab dem 7. Schwangerschaftsmonat haben die Gebärmutter und das Kind eine beträchtliche Größe und drücken auf die Verdauungsorgane Magen und Darm. Auch dies kann zu Blähungen führen.

Darüber hinaus machen sich viele werdende Mütter Sorgen über das Wohl ihres Kindes und haben häufig Angst vor der bevorstehenden Geburt. Nach Ansicht der TCM stecken hinter

Flatulenzen auch derartige die Milz belastende seelische Probleme oder ein gestörtes oder blockiertes Leber-Qi, das sich ebenfalls unter anderem aufgrund von unausgeglichenen und unterdrückten Emotionen wie Wut oder Frustration entwickeln kann.

Äußerliche Anwendungen

Bauchmassage:

- Legen Sie sich entspannt auf den Rücken, und streichen Sie mit der flachen Hand sehr vorsichtig in kreisförmigen Bewegungen im Uhrzeigersinn um den Bauchnabel herum.
- Nun ziehen Sie immer größere Kreise, bis sich diese in den Bereich des Rippenbogens und des Beckens erstrecken.
- Anschließend zeichnen Sie wieder kleinere Kreise und massieren am Ende wieder nur sanft die Bauchnabelregion.

Wärmebehandlung: Legen Sie sich ein wärmendes Kirschkernkissen oder eine Wärmflasche auf den Bauch. Die Wärme lindert Blähungen.

Innerliche Anwendungen

Wenn Sie nur wenig Ballaststoffe zu sich nehmen, sollten Sie diese nur Schritt für Schritt in Ihren Speiseplan aufnehmen, da es sonst zu starken Blähungen kommen kann. Vermeiden Sie blähende Nahrungsmittel wie Kohl oder Lauchgewächse. Verzichten Sie auf Rohkost und bevorzugen Sie gegarte Speisen. Essen Sie außerdem zu regelmäßigen Zeiten, und schlingen Sie Ihre Mahlzeiten nicht herunter. Kauen Sie gründlich und lassen Sie sich Zeit beim Essen. Trinken Sie viel! Vor allem reichlich stilles Wasser oder Kräutertees mit Fenchel, Kümmel oder Anis wirken Blähungen entgegen.

- **Apfelessig:** Nehmen Sie 4 Esslöffel Apfelessig in 1 Glas warmem Wasser ein.
- **Roher Apfel:** Nehmen Sie auf leeren Magen 1 rohen Apfel zu sich. Kauen Sie jeden Bissen sorgfältig.

Akupressur

MA 36 – Zusanli: Einen Daumenbreit seitlich knapp vom Vorsprung knapp unterhalb des Kniegelenkes

PE 6 – Neiguan: Seitlich der Handfalte, vier Querfinger oberhalb in der Mitte der Sehnen

Bewegung und Meditation

Bewegungsmangel macht die Verdauung träge und kann Blähungen begünstigen. Machen Sie deshalb nach dem Essen einen Verdauungsspaziergang an der frischen Luft. Darüber hinaus kann Qi Gong das Verdauungsfeuer positiv beeinflussen.

Qi Gong

- Die Ruder bewegen, um das Meer zu überqueren
- Jade-Phoenix nickt mit dem Kopf
- Bodhi-Dharma schaukelt das Boot

Blähungen und Bauchschmerzen sowie Dreimonatskoliken bei Säuglingen

Insbesondere in den ersten 3 Monaten leiden die meisten Babys unter den sogenannten Dreimonatskoliken. Ihr Bauch ist dann aufgebläht und hart. Ursache hierfür kann beispielsweise vermehrtes Schreien des Kindes sein, bei dem Luft in den Verdauungstrakt gelangt. Obwohl die Forschung inzwischen widerlegt hat, dass die Ernährung der Mutter diese Beschwerden bei Stillkindern auslösen kann, da die Muttermilch aus Blut gebildet wird, haben viele Mütter eine gegenteilige Erfahrung gemacht und eine direkte Verbindung zu ihren Ernährungsgewohnheiten beobachtet.

Damit sich Ihr Kind nicht dauerhaft unnötig mit Blähungen, Krämpfen und Bauchschmerzen quält, sollten Sie Ihre Ernährung deshalb genau unter die Lupe nehmen und Nahrungsmittel, auf die der unausgereifte Darm Ihres Babys wohlmöglich sensibel reagiert, unbedingt weglassen – Forschung hin oder her. Außerdem können Sie die Bauchschmerzen und Blähungen Ihres Sprösslings mithilfe sanfter Anwendungen lindern.

Äußerliche Anwendungen

Bauch-an-Bauch: Nehmen Sie Ihr Kind auf den Arm und tragen Sie es Bauch-an-Bauch in einem Tragetuch oder einer Tragehilfe. Einerseits tut dem Nachwuchs dabei die Körperwärme gut, und andererseits erleichtert dem Kind die durch das Tragetuch eingehaltene aufrechte Position das Aufstoßen.

Fliegergriff: Das Baby wird bäuchlings auf den Unterarm gelegt, dabei baumeln seine Beine und Arme nach unten. Der Kopf liegt sicher in der Armbeuge der Mutter und die Hände greifen unter den Bauch. Durch diese Art des Tragens wird ein leichter, nahezu massierender Druck auf den Bauch des Säuglings ausgeübt. Hierdurch können die Darmwinde besser entweichen, und das Aufstoßen fällt dem Kind leichter.

Bauchmassage: Massieren Sie den Bauch des Babys mit sehr leichtem Druck mit den Fingern im Uhrzeigersinn. Es empfiehlt sich dabei, etwas warmes Massageöl zu verwenden. Besonders geeignet ist für diesen Zweck eine Ölmischung aus Kümmelöl und einem Basisöl wie beispielsweise Mandelöl (Zubereitung Massageöle → Seite 198f.). Hierdurch werden Blähungen und Bauchschmerzen gelindert, und das Baby beruhigt sich.

Häufiges Anlegen: Stillende Mütter können ihr Baby häufiger anlegen. So trinkt es mehrere kleine Mahlzeiten am Tag, wird ruhiger beim Stillen und trinkt nicht mehr allzu hektisch. **Schüssel statt Schütteln:** Bei Flaschenkindern empfiehlt es sich, die Milch in einem Schüsselchen anzurühren. Auf diese Weise bildet sich weniger Milchschaum als bei der direkten Zubereitung in der Flasche.

Innerliche Anwendungen

Fencheltee: ½ Teelöffel Fenchelsamen mörsern, mit ½ Liter siedendem Wasser überbrühen, zugedeckt 10 bis 15 Minuten ziehen lassen, abseihen. Sobald der Tee die richtige Temperatur hat, wird er dem Baby mittels Babyflasche oder Teelöffel langsam verabreicht. Präventiv können Sie dem Säugling einige Teelöffel davon vor den Mahlzeiten einflößen.

Sodbrennen

Sodbrennen tritt auf, wenn Magensäure in den unteren Teil der Speiseröhre aufsteigt und sich ein Brennen im Hals breitmacht. Dies ist der Fall, wenn die Funktion des Schließmuskels zwischen Magen und Speiseröhre beeinträchtigt ist.

Meist ist es das Resultat eines durch fettes und hastiges Essen überlasteten Verdauungssystems. Allerdings kann es auch ein typisches Anzeichen für Gastritis sein.

In der Schwangerschaft führt die Progesteronausschüttung zu einer Erschlaffung des Muskelrings zwischen Magen und Speiseröhre. Diese Tatsache sowie die schwangerschaftsbedingte verlangsamte Verdauung fördern das Auftreten von Reflux. Darüber hinaus wird das Aufsteigen der Magensäure durch die zunehmend größere Gebärmutter begünstigt, die nach oben gegen Darm und Magen drückt.

Äußerliche Anwendung

Eine Schlafposition, bei der der Oberkörper etwas höher gelagert ist, verhindert das Aufsteigen der Magensäure.

Innerliche Anwendungen

Essen Sie säurearmes Obst, wie Erdbeeren oder Bananen, und bauen Sie Möhren, Gurke sowie Spinat in Ihren Speiseplan ein. Ebenso können Sie bedenkenlos fettarme Öle wie Oliven-, Raps- oder Leinöl zu sich nehmen. Gleiches gilt für stärkehaltige Lebensmittel wie Kartoffeln, Vollkornreis oder Vollkornnudeln. Vermeiden Sie den Verzehr von scharfen sowie stark gewürzten oder fetten Gerichten und verzichten Sie auf Zucker und Kaffee sowie schwarzen Tee oder Fruchtetee. Auch sollten Sie der Verlockung von ofenfrischem Gebäck oder Brot widerstehen, da ihr Genuss Sodbrennen auslösen kann. Trinken Sie am besten stilles Wasser oder Melissentee. Nehmen Sie etwa 3 bis 4 Stunden vor dem Zubettgehen keine Nahrung mehr zu sich.

- **Haferflocken, Mandeln oder Haselnüsse:** Durch das Kauen von trockenen Haferflocken, Mandeln oder Haselnüssen wird ein Teil der Magensäure gebunden, und das Sodbrennen lässt nach.
- **Senf:** Nehmen Sie nach einer Mahlzeit 1 Teelöffel Senf ein. Die darin enthaltenen Senföle wirken Reflux entgegen.
- **Wasser:** Trinken Sie 1 Glas lauwarmes Wasser, das mildert das Brennen und verdünnt die Magensäure. Sie können auch 1 Esslöffel Apfelessig hinzugeben.
- **Möhrensaft:** Trinken Sie täglich 1 bis 2 Gläser frischen Möhrensaft. Alternativ können Sie auch Selleriesaft trinken.

Akupressur

MA 36 – Zusanli: Vier Querfinger breit unterhalb der Kniescheibe, außen am Schienbein
PE 6 – Neiguan: Vier Querfinger oberhalb der Sehnen am Ende der Handfalte
KG 12 – Zhongwan: Einen Daumenbreit oberhalb des Nabels

Bewegung und Meditation

Qi Gong bringt Ihren Magen in Balance. Vor allem nachfolgende Übungen eignen sich bei Sodbrennen:

- Die Ruder bewegen, um das Meer zu überqueren
- Jade-Phoenix nickt mit dem Kopf
- Die Luft ist erfüllt vom Duft der buddhistischen Pagode
- Himmel und Erde nach links drehen
- Bodhi-Dharma schaukelt das Boot

Ebenso beugt regelmäßige Meditation Sodbrennen vor, da sie Stress und damit den Auslöser schlechthin von Reflux lindert.

Brustspannen/-schmerzen

Brustschmerzen machen sich entweder durch ziehende oder stechende Schmerzen bemerkbar, die in der Regel beidseitig in Erscheinung treten, die Brüste sind besonders berührungsempfindlich und/oder spannen unangenehm. Die Beschwerden ergeben sich während der Schwangerschaft aufgrund der hormonellen Umstellung, lassen aber häufig nach dem ersten Schwangerschaftsdrittel wieder nach.

Nach der Geburt kann der Milcheinschuss dann zu Brustspannen führen. Er erfolgt etwa 2 bis 6 Tage später. Die Brust ist dann besser durchblutet, und es kann zu Schwellungen im Gewebe rund um die Brust kommen. Die Folge sind geschwollene Brüste und ein Spannungsgefühl.

Die TCM betrachtet beispielsweise Blut-Xue- oder Qi-Stagnation, Leber-Blutmangel, Leber-Qi-Stagnation, pathogene Hitze, Kälte, Wind und Feuchtigkeit sowie pathogene innere Faktoren (Stress, unterdrückte negative Gefühle wie Ärger oder Wut) als Ursache.

Äußerliche Anwendungen

Stillen: Stillen Sie Ihren Nachwuchs alle 2 bis 3 Stunden, und lassen Sie das Baby an beiden Brüsten trinken – jeweils mindestens 10 bis 20 Minuten.

- **Abpumpen vermeiden:** Sofern das Baby beide Brüste annimmt und Ihre Areola nicht durch Abpumpen entspannt werden muss, sollten Sie auf Abpumpen verzichten, da es eine Überproduktion von Milch verursachen kann, was ein anhaltendes Spannungsgefühl auslöst.
- **Sanfte Brustmassagen:** Sanfte Massagen der Brüste mit kreisenden Bewegungen können Brustspannen und Brustschmerzen lindern. Hierzu eignen sich Lavendel- oder Rosen-Massageöle (→ hierzu auch Seite 198).
- **Quark-Brustwickel:** Etwa 500 Gramm gekühlten Quark gleichmäßig auf einem sauberen Leintuch verteilen, und danach das Tuch mit der Quarkseite auf die Brüste legen. Der Quarkwickel bleibt so lange auf den Brüsten, bis er vollständig durchgewärmt ist. Nach dem Abnehmen des Wickels werden die auf der Haut verbliebenen Quarkreste sanft mit kühlem Wasser abgewaschen.
- **Weißkohlblätter:** Waschen Sie Weißkohlblätter sorgfältig ab und legen Sie diese zum Trocknen. Danach schneiden Sie in jedes Blatt ein Loch für Ihre Brustwarze und lagern die Blätter im Kühlschrank. Bevor Sie die Blätter auf Ihre Brust auflegen, walken Sie diese kurz mit einem Nudelholz. So können

Sie noch mehr von den in der Pflanze enthaltenen Enzymen profitieren.

Innerliche Anwendungen

Auf Bohnenkaffee, Schokolade und Schwarztee sollte verzichtet werden. Darüber hinaus ist auf eine vollwertige Kost zu achten. Eine fett- und salzarme Kost wird empfohlen.

- **Kirschen:** Essen Sie bei Schmerzen Kirschen, oder trinken Sie Kirschsaft. Die Frucht hat wie Ingwer eine schmerzlindernde Wirkung.

Akupressur

LG 20 – Baihui: Treffpunkt der Mittellinie mit der Oberseite der Ohren

MA 15 – Wuyi: Im zweiten Intercostalraum (Raum zwischen den Rippen) auf der Mammillarlinie

MA 16 – Yingchaung: Im dritten Intercostalraum (Raum zwischen den Rippen) auf der Mammillarlinie

GB 41 – Zulinqui: Bei der vierten und der kleinen Zehe zwischen den beiden oberen Enden der Mittelfußknochen

KG 17 – Tanzhong: In der Mitte des Brustbeins, auf der Linie des vierten Rippenzwischenraums

Bewegung und Meditation

Regelmäßige Bewegung wirkt schmerzlindernd. Darüber hinaus trägt sie zur Entspannung bei.

Qi Gong

- Der Jünger betet zu Buddha
- Die Hände kreuzend schwingen

Erschöpfung und Abgeschlagenheit

Häufig tritt Erschöpfung zu Beginn der Schwangerschaft aufgrund des rasant ansteigenden Progesteronspiegels auf. Das Hormon macht müde und löst deshalb die allseits bekannte Schwangerschaftsmüdigkeit aus. Allerdings geht es in der Regel ab dem 4. Monat wieder bergauf.

Gegen Ende der Schwangerschaft wird das Baby zusehends aktiver, beunruhigende Gedanken rund um die Geburt können sich breitmachen (diese sind allerdings völlig grundlos, Sie schaffen das ganz sicher, und alles wird gut gehen) und zu guter Letzt stört der große Bauch beim Finden einer angenehmen Schlafposition. Aber auch nach der Geburt halten die Sprösslinge ihre Mamas auf Trab, und so manche Mutter hat zusätzlich mit Schlafstörungen zu kämpfen. Da ist es dann wieder, das Schlappheitsgefühl.

Zusätzlich kann eine schlechte Ernährung die Probleme noch vergrößern, da man in diesem Fall den Körper nicht mit ausreichend Nahrstoffen versorgt und er keine Kraftreserven aufbauen kann.

Laut TCM zehrt die Schwangerschaft erheblich am Nieren-Qi und damit an den Kräften. Jedoch kann Erschöpfung auch ein Anzeichen für ein blockiertes Magen-Qi sein.

Sehen Sie auf jeden Fall zu, dass Sie sich ausreichend Ruhe gönnen und jedwede Überbelastung vermeiden – sei sie seelischer oder körperlicher Natur. Wenn alle Energieressourcen verbraucht sind, wird nämlich das Abwehrsystem stark in Mitleidenschaft gezogen, weshalb dann häufig Infektionskrankheiten auftreten.

Äußerliche Anwendungen

- **Qi mobilisieren:** Reiben Sie Ihre Handflächen aneinander, bis sie heiß werden. So aktivieren Sie Ihr Qi und erhalten neue Energie.

- **Armbad:** Füllen Sie eine Schale mit kaltem Wasser. Tauchen Sie dann nacheinander die Unterarme ein, und bewegen Sie diese zwischen 20 und 40 Sekunden darin hin und her. Nehmen Sie die Arme aus dem Wasser, streifen Sie das Wasser ab, und schwingen Sie Ihre Arme, während Sie umherwandeln, kräftig, bis sie trocken sind. Das Armbad vitalisiert und regt den Kreislauf an. Auch Kneippen empfiehlt sich zur Vitalisierung.

Innerliche Anwendungen

- **Ernährung:** Achten Sie auf eine ausreichende Eisen- und Zinkzufuhr. Essen Sie Nahrungsmittel, die diese Stoffe enthalten. Eisen steckt beispielsweise in Hülsenfrüchten, Sojabohnen, Fleisch und Nüssen. Zink ist ebenfalls in Hülsenfrüchten oder Quinoa enthalten.
- **Schwarzer Sesam:** Nehmen Sie täglich 1 bis 2 Teelöffel schwarzen Sesam ein. Das stärkt die Nierenenergie und führt zu neuen Kräften.
- **Kartoffeln mit Pfefferminze:** Kochen Sie Kartoffeln, und geben Sie drei Blätter Pfefferminze in das Wasser. Essen Sie die gekochten Kartoffeln anschließend mit etwas Quark.

Wichtiger Hinweis: In kleinen Mengen ist Pfefferminze und auch der Sud daraus in der Schwangerschaft unbedenklich. In größeren Mengen kann das Kraut allerdings den Uterus stimulieren und gegebenenfalls eine Fehlgeburt auslösen.

- **Shiitake-Pilze:** Getrocknete Shiitake-Pilze enthalten jede Menge Vitamin D, was sich günstig auf die seelische und körperliche Verfassung auswirkt.
- **Fleischbrühe mit Heilkräutern:** Schälen und zerdrücken Sie 2 Knoblauchzehen. Waschen und hacken Sie 1 Chilischote sowie etwas Schnittlauch. Geben Sie diese Zutaten und eine Prise Cayennepfeffer in 1 Tasse heiße Fleischbrühe, und kochen Sie alles kurz auf. Danach wird die Mischung in kleinen Schlucken getrunken.

Akupressur

EX 2 – Taiyang: Am äußeren Ende der Augenbrauen; reiben Sie die beiden Punkte 20-mal im Uhrzeigersinn
PE 9 – Zhongchong: Im Zentrum der Mittelfingerspitze

Bewegung und Meditation

Sport macht vital und wirkt Erschöpfung entgegen. Im Sommer hilft auch Barfußlaufen im Gras. Auf diese Weise spendet Ihnen die Natur Energie. Mobilisieren Sie auch Ihr Qi durch Qi Gong.

Qi Gong

- Der Jünger betet zu Buddha
- Die Hände kreuzend schwingen
- Die fliegende Fee streut Blumen

Haarausfall

Jeder Mensch verliert in der Regel etwa 100 Haare täglich. Nach der Schwangerschaft können das allerdings einige mehr sein. Aufgrund des erhöhten Östrogenspiegels erfreuen sich viele werdende Mütter während der Schwangerschaft an einer üppigen und glänzenden Haarpracht. Doch dieses Glück ist in der Regel nicht von langer Dauer, da die Hormonwerte nach der Entbindung rapide sinken, und es kommt zu Haarausfall. Allerdings gibt es keinen Grund zur Panik! Die Haare kommen wieder! Bereits einige Wochen bis zu fünf Monate nach der Niederkunft hat sich alles wieder eingependelt, und die Haare sprießen wieder.

Daneben können auch Eisenmangel, Stress, Infektionen sowie Schilddrüsenunter- und -überfunktion der Grund für Haarausfall sein.

Die TCM verbindet Funktionsstörungen und Blockaden der Nieren sowie Nieren-Yin-Mangel mit Haarausfall. Während der Schwangerschaft wird die Nierenessenz der Mutter besonders beansprucht, und es dauert eine Weile, bis diese wieder angefüllt ist (→ Seite 13 ff.).

Äußerliche Anwendungen

- **Aloe-vera-Saft:** Massieren Sie Ihre Kopfhaut 3-mal pro Woche mit Aloe-vera-Saft. Lassen Sie den Saft nach der Massage mindestens 3 Stunden in Ihre Kopfhaut einziehen, und spülen Sie ihn dann mit lauwarmem Wasser ab.

Hinweis: Eine innerliche Einnahme des Krauts ist während der Schwangerschaft kontraindiziert!

- **Kaffeespülung:** Spülen Sie Ihre Kopfhaut mit Kaffee, das regt die Durchblutung an. In der Regel genügt hierfür bereits 1 Tasse lauwarmer Kaffee. Die Spülung sollte etwa 5 Minuten einwirken, bevor sie mit warmem Wasser ausgespült wird.
- **Brennnessel-Shampoos:** Verwenden Sie Shampoos mit Brennnesselextrakt. Die Kräuter beschleunigen unter anderem das Haarwachstum und wirken Haarausfall entgegen.

Innerliche Anwendungen

- **Ernährung:** Eisenmangel ist häufig die Ursache von Haarausfall. Lassen Sie deshalb Ihren Eisenspiegel testen, und integrieren Sie eisenhaltige Lebensmittel in Ihren Speiseplan. Besonders empfehlenswert sind Hülsenfrüchte, Saaten wie Kürbiskerne oder Sesam, Pfifferlinge, Möhren und Fenchel. Die gleichzeitige Zufuhr von Vitamin C verbessert die Eisenaufnahme. Verzehren Sie deshalb auch ausreichend Vitamin-C-haltige Nahrungsmittel. Meiden Sie Milchprodukte, Getreide, Tee und Kaffee.
- **Amlaöl:** Nehmen Sie täglich 1 Esslöffel ein.

Akupressur

N 1 – Yongquan: Auf der Mitte der Fußsohle
N 3 – Taixi: Zwischen dem höchsten Punkt der Achillessehne und des Fußknöchels, an der Fußinnenseite
N 16 – Huangshu: einen Querfinger seitlich vom Nabel

Bewegung

Regelmäßige Bewegung regt die Durchblutung an – auch die der Kopfhaut. Darüber hinaus stärkt Qi Gong das Nieren-Qi.

Qi Gong

- Der Jünger betet zu Buddha
- Die Hände kreuzend schwingen
- Die fliegende Fee streut Blumen

Hämorrhoiden

Hämorrhoiden sitzen im Schwellkörper des Enddarms. Seine Aufgabe ist es, den Anus abzudichten. Durch Blutstau und Verengungen der Kapillaren, die Gesäß und Unterleib mit Blut versorgen, erweitern sie sich. Dann kommt es zu Beschwerden. Diese sind Juckreiz, Nässen, Brennen und Schmerzen im Anusbereich. Sind die Hämorrhoiden stark ausgeprägt, können die Schmerzen krampfartig sein, und Blutungen im Stuhl können auftreten. Sofern die beschriebenen Symptome ausbleiben, sind hellrote Blutspuren im Stuhl ein sicherer Hinweis auf Hämorrhoiden.

Die Ursache ist veranlagungs- oder konstitutionsbedingt. Daneben können sie durch harten Stuhl bzw. Verstopfung (→ Seite 290 ff.), lokale Blutstase und Bewegungsmangel entstehen.

Darüber hinaus kann die verstärkte Durchblutung während einer Schwangerschaft ebenfalls zu einer Stase von Hämorrhoiden führen. Aber auch das starke und lange Pressen bei der Geburt kommt als Ursache in Betracht.

Die TCM assoziiert Hämorrhoiden mit einer geschwächten Milz. Blutungen im Anus weisen zudem auf Feuchte-Hitze beziehungsweise Blut-Hitze hin.

Äußerliche Anwendungen

- **Sitzbad:** Geben Sie 50 Gramm Zweige und Blätter vom Japanischen Schnurbaum/Pagodenbaum (Sophora japonica) in 3 Liter heißes Wasser und nehmen Sie ein 15- bis 20-minütiges Sitzbad. Es lindert Hämorrhoiden und das Brennen sowie Jucken an den betroffenen Stellen.
- **Sesamsamen:** Geben Sie 1 Teil Sesam und 2 Teile Wasser in einen Topf. Kochen Sie die Mischung, bis sich die Flüssigkeit auf die Hälfte reduziert hat, bei mittlerer Hitze. Danach wird der Sesam abgeseiht und die Flüssigkeit mittels eines Wattepads oder Leintuchs auf die betroffenen Stellen getupft. Die Anwendung lindert die Beschwerden.

Innerliche Anwendungen

- **Ernährung:** Bevorzugen Sie leichte Kost und trinken Sie ausreichend – am besten warme Getränke.
- **Selleriesaft:** Trinken Sie täglich 0,5 Liter frischen Selleriesaft.
- **Bananen:** 2 Bananen schälen und in grobe Stücke schneiden. Das Fruchtfleisch mit 2 Esslöffel Honig etwa 20 Minuten in 0,5 Liter Wasser garen. Essen Sie die Bananenmischung auf zwei Portionen verteilt – 1-mal morgens und 1-mal abends.
- **Apfelessig:** Geben Sie 2- bis 3-mal täglich 2 Esslöffel Apfelessig in 1 Glas Wasser und trinken Sie die Mischung.

Akupressur

LU 6 – Kongzui: An der radialen Seite des Unterarmes sieben Daumenbreit vom Handgelenk entfernt
NI 6 – Zhaohai: Direkt unter dem Innenknöchel des Fußes
LG 28 – Yinjao: Mittig in der Falte zwischen Kiefer und Unterlippe

Hautunreinheiten

Hautunreinheiten und Akne machen vielen Schwangeren zu schaffen, und das nicht nur aus ästhetischen Gründen. Sie sind also nicht allein damit!

Häufig tauchen die unliebsamen Mitesser oder Pickel in den ersten und letzten 3 Schwangerschaftsmonaten auf, sind aber nach der Geburt wieder sehr schnell Geschichte. Grund hierfür ist auch hier wieder die hormonelle Umstellung: Einerseits sorgen die Schwangerschaftshormone für eine Verhornung der oberen Hautzellen. Hierdurch verstopfen die Poren, und es entstehen Hautunreinheiten. Darüber hinaus werden durch die erhöhte Stoffwechselaktivität vermehrt Androgene freigesetzt. Sie fördern die Talgproduktion, die Haut wird fettig, Poren verstopfen, und Schweiß sowie andere Stoffe können nicht abfließen. Das Ergebnis ist ein unreines Hautbild.

Die TCM führt Hautunreinheiten generell auf Lungen- und Magen-Hitze zurück, die unter anderem durch Stress und scharfes Essen begünstigt werden.

Darüber hinaus kann der übermäßige Verzehr von befeuchtenden Nahrungsmitteln wie Kuhmilch und Zucker feuchte Hitze verursachen. Sie manifestiert sich in Form von öliger Haut und eitrigen Pickeln. Sofern sich Hautunreinheiten vor der Menstruation abzeichnen, herrscht in der Regel eine Störung von Ren-Mai und Chong-Mai vor.

Äußerliche Anwendungen

- **Heilerde:** Machen Sie sich eine Maske aus Heilerde. Hierfür vermengen Sie 1 Esslöffel Heilerde mit etwa 10 Esslöffeln destilliertem Wasser, bis eine breiige Masse entsteht. Bei Bedarf geben Sie noch etwas mehr Heilerde bzw. Wasser hinzu. Tragen Sie nun die Maske mithilfe eines Spatels auf Ihrer Haut auf. Sobald diese getrocknet ist, können Sie das Ganze wieder mit fließendem Wasser abspülen.
- **Apfelessig:** Geben Sie 1 Esslöffel Apfelessig in 1 Glas destilliertes Wasser und wenden Sie die Mischung wie ein Gesichtswasser an. Träufeln Sie hierfür etwas davon auf ein Wattepad und reinigen Sie Ihre Haut damit. Durch seine antibakterielle und antientzündliche Wirkung schafft Apfelessig Abhilfe bei Hautunreinheiten.
- **Zitrone:** Pressen Sie eine Zitrone in Bioqualität aus und geben Sie etwas davon auf ein Wattestäbchen. Betupfen Sie nun die betroffene Hautpartie sanft damit. Durch ihre antibakteriellen Wirkeigenschaften hilft Zitrone auf natürlichem Weg bei entzündeten Pickeln.

Innerliche Anwendungen

- **Ernährung:** Auf Ihrem Speiseplan sollten unbedingt gekochtes Gemüse und Reis stehen. Aber auch Hirse und Polenta haben eine günstige Wirkung. Trinken Sie stilles Wasser oder Kräutertees. Verzichten Sie hingegen auf ein Übermaß an Rohkost und vermeiden Sie Kuhmilch sowie Käse. Auch von scharfen Gewürzen und fettigem sowie gegrilltem Essen sollten Sie lieber die Finger lassen. Gleiches gilt für Kakao, Kaffee und Alkohol sowie Zucker.
- **Paprika:** Trinken Sie täglich ½ Liter frisch zubereiteten Saft aus grüner Paprika.
- **Weizenkeimöl:** Nehmen Sie nach den Mahlzeiten jeweils 1 bis 2 Teelöffel Weizenkeimöl zu sich. Das fördert die Entgiftung.

Kreislaufprobleme

Zu den üblichen Schwangerschaftsbeschwerden zählen Kreislaufprobleme wie Schwindel oder niedriger Blutdruck. Sie treten häufig in Begleitung von Migräne, Kopf- sowie Nackenschmerzen, Sprach- oder Sehstörungen auf. Während der Schwangerschaft erhöht sich das Blutvolumen um etwa 25 Prozent, und die in dieser Zeit wichtigen Organe (z. B. Nieren, Becken und Gebärmutter) werden besonders stark durchblutet. Das bedeutet eine enorme Anstrengung für den Organismus. Hinzu kommt die Tatsache, dass sich in manchen Körperregionen wiederum eine schwächere Durchblutung beobachten lässt, und Kreislaufbeschwerden sind die Folge.

Neben Schwankungen des Hormonspiegels können aber auch Stress und anhaltende innere Anspannung das vegetative Nervensystem auf den Kopf stellen. Außerdem lassen sich Schwindelattacken auch auf Nebenwirkungen von Medikamenten zurückführen. Neben Kreislaufproblemen führt häufig eine Verengung der Halswirbelsäule (HWS-Spinalkanal-Verengung und Zervikobrachial-Syndrom) zu Gleichgewichtsstörungen und Drehschwindel. Hier macht es Sinn, Nackenmuskulaturverspannungen zu lösen und die Durchblutung in diesem Bereich anzuregen. Außerdem können Kopfverletzungen für Schwindel verantwortlich sein. Bei häufigem Schwindel sollte unbedingt ein Arzt konsultiert werden.

Die TCM assoziiert diese Beschwerde mit einem gestörten Fluss des Qi in den Funktionskreisen Magen und Gallenblase, der es dem klaren Yang unmöglich macht aufzusteigen. Die Störung ergibt sich hier durch ein Schleim-Hitze-Muster im Funktionskreis Magen oder aufgrund von Hitze im Gallenblasenfunktionskreis.

Darüber hinaus kann der Schwindel aber auch mit einer Stauung des Blut-Xue und Schleim durch eine Qi-Schwäche oder ein gestautes Qi in Verbindung stehen.

Äußerliche Anwendung

- **Kalter Wickel:** Bei akutem Schwindel halten Sie ein Leintuch oder einen Waschlappen kurz unter fließendes kaltes Wasser, und wringen Sie den Stoff nur leicht aus. Anschließend wird der Wickel auf der Stirn platziert. Achten Sie darauf, dass er auch die Schläfen bedeckt, und auf eine ruhige Atmung!

Innerliche Anwendungen

- **Ernährung:** Nehmen Sie Haferprodukte zu sich. Das Getreide enthält lösliche Ballaststoffe, ungesättigte Fettspuren, Linolsäure, Vitamine sowie Mineralstoffe und hat deshalb eine positive Wirkung auf das Herz-Kreislauf-System. Darüber hinaus sollten Sie Vollkornprodukte bevorzugen. Ebenfalls empfiehlt sich der Verzehr von getrockneten Pflaumen, Bananen, Pistazien, Knoblauch, Kartoffeln, Blumenkohl und Spinat.
- **Wasser mit Zitrone:** Bei akutem Schwindel kann 1 Glas kühles (nicht eiskaltes!) Wasser mit etwas frischem Zitronensaft helfen. Die Mischung in kleinen Schlucken trinken.
- **Riechfläschchen:** Die Anwendung von Riechfläschchen mit ätherischen Ölen wie Zitrone oder Rosmarin kann bei Schwindel helfen. Sie können alternativ auch einfach eine Zitrone aufschneiden und daran schnuppern.

Akupressur

MA 36 – Zusanli: Vier Fingerbreit unterhalb der Kniescheibe, außen am Schienbein

LG 20 – Baihui: Auf der Fontanelle

GB 20 – Fengchi: Eine Handbreit hinter dem Ohrläppchen in einer Mulde zwischen den Ansätzen der Nackenmuskulatur

PE 9 – Zhongchong: Im Zentrum der Mittelfingerspitze

EX 1 – Yintang: Zwischen den Augenbrauen an der Basis der Nasenwurzel

Bewegung

Führen Sie regelmäßig nachfolgende Tai Qi Quan-Übung aus:

- Sie stehen aufrecht und gerade. Ihre Füße sind hüftbreit auseinander, und die Fußspitzen zeigen leicht nach innen. Ihre Knie sind einwärts gedreht und leicht gebeugt. Verlagern Sie Ihr Körpergewicht auf den vorderen Teil Ihrer Füße. Ihre Arme hängen locker seitlich herab, und Sie blicken nach vorn. Der Hals ist gestreckt und das Kinn leicht eingezogen. Sie atmen tief und gleichmäßig.
- Führen Sie nun die Fingerspitzen und Ihre Hände zueinander, bis der Abstand etwa 10 Zentimeter beträgt. Ihre Hände sind ganz locker. Dabei weisen die Handflächen zum Körper und befinden sich etwa auf Brusthöhe. Schließen Sie die Augen und verharren Sie 5 bis 10 Minuten in dieser Position. Konzentrieren Sie sich auf Ihre Atmung.
- Begeben Sie sich in die Ausgangsposition.
- Führen Sie die Arme auf Schulterhöhe vor sich. Dabei sind die Handflächen zum Boden ausgerichtet. Lassen Sie Ihre Hände locker und entspannt. Jetzt verlagern Sie Ihr Körpergewicht behutsam auf den rechten Fuß.
- Heben Sie anschließend Ihren linken Fuß. Die Ferse verlässt zuerst den Boden. Platzieren Sie den Fuß langsam etwa eine Fußlänge breit weiter vorn. Setzen Sie dabei zuerst mit der Ferse auf. Nun verlagern Sie das Gewicht vorsichtig auf den linken Fuß. Ihr Oberkörper befindet sich weiterhin in einer aufrechten Haltung.
- Heben Sie Ihren rechten Fuß langsam an. Zeitgleich führen Sie Ihre Arme über den Kopf. Dabei zeigen Ihre Handflächen immer noch nach unten und bilden eine Art Dach über Ihrem Kopf.
- Mit einer kreisförmigen Bewegung ziehen Sie nun Ihren rechten Fuß ganz ruhig am linken vorbei und setzen ihn vor sich mit der Ferse auf. Sie verlagern gemächlich Ihr gesamtes Körpergewicht auf den rechten Fuß.

- Wiederholen Sie die Bewegungsabläufe, und beenden Sie diesen Abschnitt der Übung, indem Sie wieder die Ausgangsstellung einnehmen.
- Führen Sie die einzelnen Bewegungsabläufe nun rückwärts aus.
- Wiederholen Sie die Übung insgesamt 8-mal.

Migräne und Kopfschmerzen

Bei einem Migräneanfall macht sich ein pulsierender Schmerz im Bereich der Schläfen breit. Der Verlauf einer Migräneattacke gliedert sich meist in drei Schübe. In der ersten halben Stunde können Schwindel und ein eingeschränktes Sehvermögen auftreten. Danach kommt es meist zu starken Kopfschmerzen. Sie dauern häufig über mehrere Stunden an und werden oft von Brechreiz und Bauchkrämpfen begleitet. Dabei beginnt der Schmerz meistens auf einer Seite und wechselt manchmal zur anderen. In der dritten Phase liegt ein dumpfer Kopfschmerz vor, der in Begleitung von Übelkeit auftritt und tagelang anhalten kann. Licht oder Geräusche irritieren die Betroffenen während eines Migräneanfalls in vielen Fällen.

Ursachen sind neben schwangerschaftsbedingten Hormonschwankungen auch Depression, Erschöpfung oder Überbeanspruchung. Eine genetische Disposition kann zudem ebenfalls der Fall sein. Daneben können auch Allergene, z. B. aus bestimmten Nahrungsmitteln, verschiedene Gerüche, Geräusche oder grelles Licht Auslöser sein. Die Traditionelle Chinesische Medizin geht zudem von einem Qi-Ungleichgewicht zwischen Leber-, Dickdarm- und Dünndarmmeridian aus.

Migräne und Kopfschmerzen können Augensymptome herbeiführen. Allerdings geht es auch umgekehrt. In diesem Fall verursachen Augenleiden Migräne oder Kopfschmerzen. Während eine Bindehautentzündung (Konjunktivitis) in der Regel keine Migräne oder Kopfschmerzen auslöst, können eine Hornhautentzündung (Keratitis) oder eine oberflächliche Verletzung (Erosio) der Grund für diese Beschwerden sein.

Schmerzen durch Augenerkrankungen wie Entzündungen des Sehnervs oder des umgebenden Gewebes (Retrobulbärneuritiden), Lederhautentzündung (Skleritiden) oder Regenbogenhautentzündung (Iritis) strahlen sehr häufig vom Auge aus bis in den Kopf hinein, und es kann tatsächlich zu migräneartigen Schmerzen kommen.

Äußerliche Anwendungen

- **Eukalyptus:** Geben Sie einige Tropfen Eukalyptusöl auf ein feuchtes Baumwolltuch und platzieren Sie dieses in Kopfnähe. Die ätherischen Öle lindern die Schmerzen.
- **Dunkelheit:** Dunkeln Sie die Räume ab, und versuchen Sie, sich zu entspannen. Das lindert die Schmerzen.
- **Kühlkompresse:** Legen Sie eine Kühlkompresse auf Ihre Stirn. Das wirkt gegen den Schmerz.

Innerliche Anwendungen

- **Ernährung:** Unterzucker kann den Schmerz während einer Migräneattacke verschlimmern. Versuchen Sie deshalb, etwas Leichtes zu sich zu nehmen. Geeignet sind gekochte Kartoffeln, Gemüsebrühe, Naturjoghurt oder Reis.
- **Cayennepfeffer:** Geben Sie 0,5 Teelöffel Cayennepfeffer in 1 Glas warmes Wasser und rühren Sie das Ganze gut um. Trinken Sie die Mischung in kleinen Schlucken. Cayennepfeffer ist ein natürliches Schmerzmittel.
- **Apfelessig:** Bei akuter Migräne oder als präventive Maßnahme hilft die Einnahme von 2 Esslöffel Apfelessig mit 1 Glas Wasser.

- **Löwenzahnsaft:** Bei Entzündung sowie Überanstrengung hilft eine Mischung aus Möhren- und Löwenzahnsaft. Trinken Sie täglich 0,5 bis 1 Liter davon.

Akupressur

BL 10 – Tianzhu: Ein Fingerbreit unterhalb der Schädelbasis auf den Muskelsträngen, ein Fingerbreit seitlich der Wirbelsäule
GB 14 – Yanbai: Einen Zentimeter über der Mitte beider Augenbrauen
GB 20 – Fengchi: Eine Handbreit hinter dem Ohrläppchen in einer Mulde zwischen den Ansätzen der Nackenmuskulatur

Atemübung

Nehmen Sie an einem Tisch Platz, stützen Sie sich bequem auf beide Ellenbogen, und bedecken Sie beide geschlossenen Augen sanft mit Ihren Handflächen. Atmen Sie 50-mal tief durch. Die Übung wirkt gegen Augenentzündung und hilft bei Migräne.

Nasenbluten

Meist wird Nasenbluten durch harmlose Ursachen hervorgerufen – wie etwa durch Außenwirkung oder trockene Schleimhäute. Während der Schwangerschaft kann es schon einmal passieren, dass es durch kräftiges Naseputzen oder Niesen ausgelöst wird, da in dieser Zeit die Schleimhäute besonders empfindlich und stark durchblutet sind.

Allerdings kann es auch ein Hinweis auf Bluthochdruck, Leberzirrhose oder Hitzeerkrankungen sein. Bei häufigem Auftreten ist deshalb eine Abklärung der Ursache durch einen Arzt erforderlich.

Äußerliche Anwendungen

- **Umschlag:** Geben Sie einen Waschlappen oder ein Baumwolltuch, das mit Eiswürfeln gefüllt ist, auf die Nasenwurzel. Legen Sie Ihren Kopf nicht in den Nacken. Halten Sie ihn gerade oder nach vorn geneigt und atmen Sie ruhig.
- **Fußbad:** Machen Sie ein halbminütiges Fußbad in 15 °C kaltem Wasser. Ziehen Sie danach, ohne die Füße abzutrocknen, dicke Baumwollsocken an. Durch das Fußbad verengen sich die Blutgefäße, und die Blutung wird gestillt.
- **Knoblauch:** Sofern Ihre momentane Geruchsempfindlichkeit es zulässt, empfiehlt es sich, eine Knoblauchzehe zu pressen, einen Fladen aus der Masse zu formen und diesen mittig auf der Fußsohle zu platzieren: auf den linken Fuß, wenn es links blutet, und auf den rechten, wenn Blut aus dem rechten Nasenflügel rinnt. Das Nasenbluten sollte rasch abklingen.
- **Zwiebel:** Zwiebeln haben eine blutstillende Wirkung und erweisen sich bei Nasenbluten als sehr hilfreich. Halbieren Sie eine Küchenzwiebel und halten Sie eine Hälfte davon unter die Nase. Nun heißt es, kräftig durchatmen, bis sich das Nasenbluten einstellt.
- **Zitrone:** Pressen Sie eine Zitrone in Bioqualität aus und tränken Sie einen Wattebausch in dem Saft. Stecken Sie diesen anschließend für etwa 5 Minuten in das betroffene Nasenloch. Die Säure sorgt dafür, dass sich das Gewebe zusammenzieht und die Blutung endet. Gleichzeitig empfiehlt es sich, die Nase von außen beispielsweise mit einem Gelpad oder einem kalten Wickel zu kühlen.

Akupressur

LG 14 – Dazhui: Unterhalb des Dornfortsatzes des siebten Halswirbelkörpers

DU 23 – Shangxing: Am Beginn der Wirbelsäule, im Nacken

DI 20 – Yingxiang: Seitlich der Nasenflügel

Rückenschmerzen

Während der Schwangerschaft treten Rückenschmerzen häufig aufgrund der körperlichen Veränderungen und des zunehmenden Gewichts des Bauches auf – meistens unterhalb der Rippen. Am ausgeprägtesten treten sie zwischen der 24. und 36. Schwangerschaftswoche auf. Wer bereits im Vorfeld mit ihnen zu kämpfen hatte, leidet während der Schwangerschaft in der Regel unter noch stärkeren Schmerzen. Das legt sich erfahrungsgemäß allerdings nach der Niederkunft wieder.

In Deutschland gilt Bewegungsmangel als Hauptursache für chronische Rückenschmerzen. Hierdurch werden Sehnen und Muskeln geschwächt, und es ergibt sich eine Qi- und Blut-(Xue)-Stase. Qi Gong und Tai Ji Quan können hier Abhilfe verschaffen, indem sie die Muskeln und Sehnen trainieren sowie Qi- und Blut-(Xue)-Stasen aufheben.

Daneben kann auch ein Qi-Mangel des Funktionskreises Milz für Rückenschmerzen verantwortlich sein. Hier werden die Schmerzen bei körperlicher Anstrengung intensiver und nehmen durch Ruhe schließlich wieder ab. Betroffene fühlen sich kraftlos und haben keine Energie. Auch hier helfen sanftes Tai Ji Quan und Qi Gong. Daneben empfiehlt sich bevorzugt gekochte Kost, die den Funktionskreis Milz stärkt. Die Mahlzeiten sollten außerdem regelmäßig zu festen Zeiten eingenommen werden. Darüber hinaus können Rückenbeschwerden auch durch Stress oder Fehlhaltungen hervorgerufen werden.

Äußerliche Anwendungen

- **Kräuteröleinreibung:** Lavendelöl entspannt die Muskulatur. Verreiben Sie es vor dem Schlafengehen auf Ihrem Rücken.
- **Ingwerbad:** Ein 2 Zentimeter großes Stück Ingwer zerkleinern (Sie müssen die Schale nicht entfernen, sollten die Wurzel aber vorher gründlich waschen) und 10 Minuten abgedeckt in

1 Liter Wasser köcheln lassen. Anschließend den heißen Sud in das Badewasser geben und 20 Minuten darin baden.

- **Orangenölbad mit Sahne:** 5 Tropfen Orangenöl und 4 Esslöffel Sahne in das warme Badewasser geben und 20 Minuten darin baden. Das steigert das Wohlbefinden, entspannt die Muskulatur, mindert Stress und beruhigt.
- **Kartoffelwickel:** Einige Pellkartoffeln kochen, dann die warmen Kartoffeln in das Innentuch eines Wickels geben und zerdrücken. Der Wickel wird dann auf die schmerzende Stelle am Rücken gelegt (inklusive Zwischentuch und Außentuch). Er fördert die Durchblutung, lockert die Muskulatur und lindert so die Schmerzen. Alternativ kann auch ein Kirschkernkissen oder eine Wärmflasche verwendet werden.

Innerliche Anwendungen

- **Ernährung:** Setzen Sie auf Nahrungsmittel, die den Funktionskreis Milz stärken. Hierzu gehören Datteln, Fenchel, Kartoffeln, Knollensellerie, Kürbis, Möhren, Pastinaken, Süßkartoffel, Gerste, Hafer, Hirse, Reis, Forelle, Huhn und Karpfen.
- Meiden Sie ein Übermaß an süßen Nahrungsmitteln. Trinken Sie viel stilles Wasser oder Kräutertee.

Akupressur

EX-B2 – Huatuojiaji (auch Jijai): Einen halben Daumenbreit von der Mittellinie der Wirbelsäule in Linie mit den Zwischenwirbelräumen (von T1 bis L6)

EX-B4 – Pigen: 3,5 Daumenbreit seitlich von der Wirbelsäule auf Höhe des Dornfortsatzes des ersten Lendenwirbels

BL 23 – Shenshu: Zwischen dem zweiten und dem dritten Lendenwirbel

MA 36 – Zusanli: Vier Querfinger breit unterhalb der Kniescheibe, außen am Schienbein

Rückenschule

Qi Gong und Tai Ji Quan können Abhilfe verschaffen, indem hier die Muskeln und Sehnen trainiert sowie Qi- und Blut-(Xue-)Stasen aufgehoben werden. Die nachfolgenden Übungen aus dem Tai Ji Quan sind im Grunde eine Art Rückenschule. Sie lösen Verspannungen, korrigieren Fehlhaltungen, stärken Muskulatur und Sehnen.

Stehende Grundhaltung

- Stehen Sie aufrecht und entspannt. Zwischen den Füßen ist ein schulterbreiter Abstand. Die Fußspitzen zeigen leicht nach innen, die Fersen sind nach außen gerichtet.
- Hüft-, Knie- und Fußgelenke bilden eine Linie. Nun drücken Sie die Knie durch, bis die Beine gerade sind, und lockern Sie die Beine anschließend wieder.
- Schieben Sie die Hüfte abwechselnd vor und zurück, sodass der Rücken gerade ist und sich schließlich zu einem Hohlkreuz krümmt.
- Lassen Sie die Arme baumeln und ziehen Sie die entspannten Schultern bis zu den Ohren, um sie dann wieder fallen zu lassen.
- Pendeln Sie locker mit Ihrem Kopf von rechts nach links.
- Üben Sie die stehende Grundhaltung mehrmals täglich aus.

Sitzende Grundhaltung

- Nehmen Sie aufrecht auf der Kante eines Stuhls Platz. Entspannen Sie dabei Schultern und Nacken.
- Die Füße befinden sich parallel zueinander auf dem Boden und sind in einer Linie mit den Schultern ausgerichtet. Die Knie sind im Lot gebeugt. Die Hände ruhen auf den Oberschenkeln.
- Atmen Sie nun einige Zeit langsam und tief durch die Nase ein und aus.
- Üben Sie die sitzende Grundhaltung mehrmals täglich aus.

Liegende Grundhaltung

- Legen Sie sich auf den Rücken. Strecken Sie Ihre Beine entspannt aus. Ihr gesamter Körper ist locker und nicht angespannt.
- Ihre Arme sind entspannt neben dem Körper abgelegt, dabei weisen die Handflächen nach oben.
- Platzieren Sie bei Bedarf ein kleines Kissen unter dem Kopf.
- Atmen Sie nun einige Zeit langsam und tief durch die Nase ein und aus.
- Üben Sie die liegende Grundhaltung mehrmals täglich aus.

Schlafstörungen

Obwohl viele Schwangere insbesondere zu Beginn der Schwangerschaft laufend müde und schlapp sind (→ Seite 261 ff.), leiden sie häufig unter Schlafstörungen. Während dieser Zeit kommen mehrere Ursachen hierfür infrage: Zum einen wächst die Gebärmutter und übt nahezu Dauerdruck auf die Blase aus. Allerdings ändert sich das in der Regel ab der 20. Schwangerschaftswoche, da sich dann die Gebärmutter ein wenig nach oben verlagert. Außerdem sind die Nieren aufgrund der erhöhten Blutmenge enorm aktiv. Auch dieser Umstand sorgt für nächtlichen Harndrang, der den Schlaf raubt. Zusätzlich kann schwangerschaftsbedingter Mineralstoffmangel unangenehme Wadenkrämpfe oder das Restless-Legs-Syndrom hervorrufen. Aber auch innere Unruhe, Sorgen oder psychischer Stress können sich ungünstig auf den Schlaf auswirken. Vor allem bei der ersten Schwangerschaft zerbrechen sich einige Frauen den Kopf darüber, was auf sie zukommen wird - seien es die Geburt, das Leben mit Kind oder andere ungewisse Dinge. Ängste und Befürchtungen seitens der werdenden Mutter sind völlig legitim und ganz normal. Sie werden sehen, alles wird klappen! Entspannen Sie sich!

Durchschlafstörungen

Bei Durchschlafstörungen führen neben den hormonellen Turbulenzen auch häufig üppiges Essen, koffeinhaltige Getränke, der bereits erwähnte Druck auf die Blase durch die Gebärmutter oder körperliche Faktoren zu nächtlichem Aufwachen.

Wenn Sie regelmäßig zur selben Zeit aufwachen, kann das auch ein Hinweis auf eine Störung eines bestimmten Organs sein. Nachts sind gemäß der Organuhr (→ Seite 29 ff.) manche Organe besonders aktiv, und infolgedessen verstärken sich die entsprechenden Krankheitssymptome. Darüber hinaus kann auch übermäßiges Feuer im Herzen in vielen Fällen der Auslöser für Durchschlafstörungen sein. Ursache hierfür sind Sorgen, Erschöpfung und Überbelastung. Begleitet wird dieses Muster unter anderem von einem bitteren Geschmack im Mund und Herzklopfen.

Äußerliche Anwendungen

- **Wärme:** Wärmeanwendungen helfen bei Durch- und Einschlafstörungen. Hier empfehlen sich Heilbäder (z. B. mit Badeölen aus Melisse) und Wärmewickel (z. B. mit Kartoffeln).
- **Seitenlage:** Versuchen Sie, eine Seitenlage beim Einschlafen einzunehmen. So schlafen Sie besser durch und auch ein. Ein Stillkissen zwischen Ihren Beinen entlastet Hüfte und Becken.
- **Hopfenblütenbad:** Bereiten Sie einen Sud aus 100 Gramm Hopfenblüten mit 2 Litern kochendem Wasser. Lassen Sie das Ganze 20 Minuten zugedeckt ziehen. Seihen Sie dann den Sud ab, und geben Sie ihn in das Badewasser (Hinweise zu Kräuterheilbädern → Seite 226).

Innerliche Anwendungen

Heiße Kräutertees aus beruhigenden Kräutern und Gewürzen (z. B. Ringelblume, Kamille) beruhigen und fördern den Schlaf.

Akupressur

LE 6 – Zhongdu: Auf der Innenseite der Unterschenkel, sieben Querfinger oberhalb des Innenknöchels, direkt im Übergang vom Schienbein zur Muskulatur der Wade
MA 36 – Zusanli: Vier Querfinger unterhalb der äußeren Kniegelenksgrube in einer Vertiefung
N 1 – Yongquan: Auf dem Ballen, in der Fußsohlenmitte; üben Sie gleichzeitig auf beiden Fußsohlen einen leichten Druck aus.

Einschlafstörungen

Sofern für das Einschlafen nach dem Zubettgehen über eine längere Zeit mehr als 30 Minuten nötig sind, spricht man von Einschlafstörungen. Hierfür können negative Gedanken sowie Sorgen oder Stress verantwortlich sein. Es kann aber auch wie bei oberflächlichem Schlaf ein Übermaß an Schleimhitze vorliegen. Das Gehirn läuft auf Hochtouren, und ein Abschalten ist nicht möglich. Hier heißt das Ziel: zur Ruhe kommen!

Äußerliche Anwendung

- **Sesamöl-Fußmassage:** Massieren Sie vor dem Zubettgehen Ihre Füße mit warmem Sesamöl.
- **Baldrianbad:** Begießen Sie 100 Gramm Baldrianwurzel mit 2 Litern Wasser und lassen Sie die Mischung 10 Minuten kochen. Danach seihen Sie das Wasser ab und geben es zum Badewasser hinzu. Das Baldrianbad hat eine entspannende und schlaffördernde Wirkung.
- **Ätherische Öle:** Beduften Sie das Schlafzimmer vor dem Zubettgehen mithilfe einer Duftlampe mit nachfolgender Mischung: 3 Tropfen Lavendel-, 1 Tropfen Rosen- und 2 Tropfen Neroliöl.
- **Kräuteröl-Einreibung:** 50 Milliliter Mandelöl mit jeweils 4 Tropfen Kamille, Orange und Lavendel in einer Schale vermischen und die Brust damit einreiben.

Innerliche Anwendung

- **Milch mit Honig:** Rühren Sie Honig in 1 Glas warme Milch und trinken Sie die Mischung vor dem Schlafengehen. Sie beruhigt und macht müde.
- **Melissentee:** Übergießen Sie 5 Teelöffel Melissenblätter und 1 Teelöffel Baldrian mit 200 Millilitern kochendem Wasser, 10 Minuten zugedeckt ziehen lassen, abseihen und in kleinen Schlucken vor dem Zubettgehen trinken. Der Schlaftee hilft bei nervösen Einschlafproblemen.

Akupressur

3E 5 – Waiguan: Auf der Unterarmaußenseite, von der Handgelenksfalte aus zwei Daumenbreit in Richtung Ellenbogen in der Vertiefung zwischen Sehnen und Knochen. Massieren Sie beide Seiten etwa eine Minute mit mittelstarkem Druck.
EX 1 – Yintang: Zwischen den Augenbrauen an der Basis der Nasenwurzel. Drücken Sie den Punkt sehr sanft und führen Sie eine kreisende Bewegung aus.

Bewegung und Meditation

Die regelmäßige Ausführung der nachfolgenden Qi-Gong-Übung kann hier Abhilfe schaffen:

- Legen Sie sich entspannt auf das Bett, und schließen Sie Ihre Augen. Platzieren Sie dann beide Hände drei Fingerbreit unterhalb des Bauchnabels. Legen Sie dabei die linke Hand auf die rechte.
- Dann konzentrieren Sie sich auf die Handmitte und lassen die Gedanken beim Einatmen vom Bauchnabel in den Kopf fließen. Mit dem Ausatmen leiten Sie sie wieder hinunter bis zu Ihren Füßen.
- Danach reiben Sie Ihre Hände aneinander, bis sie sich warm anfühlen, und schieben sie dann unter Ihren Rücken, wo Sie

sie im Bereich der Nieren ablegen. Lassen Sie sie dort für etwa 2 Minuten. Sie versorgen damit die Nieren mit wärmender Energie.

- Anschließend führen Sie die rechte Hand zum Herzen und lassen die linke drei Fingerbreit unterhalb des Bauchnabels ruhen. Lassen Sie Ihren Atem gleichmäßig fließen, und führen Sie etwa eine Minute lang eine kreisende Bewegung mit den beiden Händen aus.
- Öffnen Sie am Ende die Augen wieder und kehren Sie in den Alltag zurück.

Stillprobleme

Beim Stillen können der frisch gebackenen Mutter einige Probleme zu schaffen machen. Sie reichen von Schmerzen beim Stillen oder Entzündungen in der Brust (Mastitis) über einen verstopften Milchkanal hin zu schwacher Milchproduktion oder schmerzenden Brustwarzen.

Tipps zur Vorbereitung der Brust auf das Stillen

Die kleinen Racker können den Brüsten beim Stillen ganz schön zusetzen - auch ohne Zähne. Aus diesem Grund sollte man sie tunlichst darauf vorbereiten.

- Verzichten Sie während der Schwangerschaft hier und da auf das Tragen eines BHs. Das härtet die Brüste etwas ab.
- Verwenden Sie zur Pflege der Brüste einen angerauten Waschlappen und kaltes Wasser.
- Greifen Sie die aufgerichteten Warzen mit Daumen und Zeigefinger. Rollen Sie diese dann zwischen den Fingern hin und her. Das ist nicht besonders angenehm, gewöhnt sie aber an den bevorstehenden Kieferdruck Ihres Sprösslings.

- Platzieren Sie regelmäßig je eine Scheibe Zitrone auf Ihren Brustwarzen, das macht sie weniger empfindlich.
- Massieren Sie regelmäßig Ihre Brüste mit einer weichen Bürste – vom Brustansatz zu den Brustwarzen.

Vor allem zu Beginn leiden viele Frauen unter Schmerzen beim Stillen. Ihre Brust spannt und ist angeschwollen, die Brustwarzen sind besonders schmerzempfindlich. Grund hierfür ist das Stillhormon Oxytocin, das 3 bis 5 Tage nach der Niederkunft die Milch einschießen lässt (→ Seite 258). Durch die Milchbildung kann sich dann ein unangenehmes Gefühl in den Brüsten ergeben. Ebenso sind die Brustwarzen noch nicht an das Saugen des Kindes gewöhnt. Ebenso bringen wunde Brustwarzen unangenehme Schmerzen mit sich. Neben dem falschen Anlegen des Kindes können auch anatomische Phänomene des Babys wie etwa ein verkürztes Lippenbändchen Einrisse & Co in den Brustwarzen begünstigen.

Manchmal gelangen Keime über die Milchporen der Brustwarzen in die Brust und lösen dann eine Infektion (Mastitis) aus. Ebenso kommen Milchstau oder eine übermäßige Milchproduktion sowie wunde Brustwarzen in Betracht. Darüber hinaus können auch zu lange Abstände zwischen den Stillmahlzeiten oder falsches Anlegen des Kindes der Ursprung für eine Mastitis sein.

Eine Entzündung in der Brust geht mit einer heißen und geröteten Brust einher, die sehr schmerzhaft sein kann. Außerdem können grippeähnliche Symptome und Fieber auftreten. Üblicherweise wirkt sich die Entzündung auch auf den Geschmack der Milch aus und macht sie salzig. Haben Sie trotzdem keine Bedenken, Ihrem Kind die Milch zu geben, und stillen Sie unbedingt weiter.

Bei einem Milchstau machen sich hartnäckige harte Stellen an der Brust bemerkbar, die Schmerzen verursachen. Die Brust ist dann allgemein sehr empfindlich. Neben Stress und Erschöpfung kann auch das falsche Anlegen der Grund hierfür sein.

Während einige Frauen zu wenig Milch produzieren, haben andere wiederum mit einem Milchüberschuss (Hyperlaktation) zu kämpfen. Milchmangel kann mehrere Ursachen haben. Neben Medikamenten kann auch ein verletztes Milchdrüsengewebe schuld daran sein. Aber auch hormonelle Störungen, Diabetes, Blutarmut und andere medizinische Gründe können vorliegen. Bei einer Hyperlaktation fließt die überschüssige Milch aus den Brüsten, die angeschwollen und gespannt sind, heraus. Sie wird häufig von Brustentzündungen und Milchstaus begleitet. In vielen Fällen ist Hyperlaktation eine Veranlagungssache, und meistens reguliert sich das »Problem« nach einigen Wochen von selbst, und der Körper passt die Milchproduktion wieder den Bedürfnissen des Babys an.

Bei sämtlichen Stillproblemen sollten Sie unbedingt Ihren Gynäkologen oder Ihre Hebamme um Rat fragen.

Äußerliche Anwendung

- **Richtiges Anlegen:** Kopf, Hals und Wirbelsäule des Babys befinden sich in einer Linie. Sein Kinn zeigt nach oben.
- **Stilleinlagen:** Verwenden Sie Stilleinlagen und wechseln Sie diese regelmäßig, um Keimbildung zu vermeiden. So beugen Sie Mastitis und Entzündungen bei wunden Brustwarzen vor.
- **Brustmassagen:** Massieren Sie Ihre Brüste regelmäßig. Damit fördern Sie den Milchfluss und erleichtern dem Baby das Saugen, wodurch wunden Brustwarzen vorgebeugt wird (auf Seite 283 f. finden Sie eine Massageanwendung). Außerdem kann damit verstopften Milchkanälen vorgebeugt werden.
- **Wärme:** Vor dem Stillen empfiehlt es sich, die Brüste mithilfe von warmen Umschlägen zu wärmen oder mit warmem Wasser abzuduschen. Das regt den Milchfluss an und reduziert so Schmerzen beim Stillen.
- **Gelpads und Quarkwickel:** Wer unter Schmerzen beim Stillen leidet, sollte die Brüste nach dem Stillen mit Gelpads aus dem

Eisschrank oder Kühlschrank kühlen. Ebenso sind Quarkwickel hilfreich. Hierfür einfach zwei Blatt Küchenrolle übereinanderlegen und mit einer Haushaltsschere in brustgroße Kreise schneiden. Mittig ein Loch in Größe der Brustwarze herausschneiden. Nun eines der Küchenrollenblätter 1 Zentimeter dick mit Quark bestreichen. Das zweite Blatt darauf setzen und den Quark-Wickel auf die betroffene Brust legen, bis sich der Quark erwärmt hat. Die Anwendung lindert Schmerzen.

- **Honigwickel:** Honig im Wasserbad erwärmen, bis er flüssig ist. Anschließend mit der zweifachen Menge siedenden Wassers vermischen, zur Seite stellen und abkühlen lassen. Ein sauberes Leintuch in der Mischung tränken und die warmen Wickel auf die Brüste legen. Das Ganze mit einer Mullbinde fixieren – so können Sie sich bewegen; ansonsten nehmen Sie sich für die Anwendung eine Auszeit auf dem Sofa. Die Wickel werden erneuert, sobald sie auskühlen. Die Anwendung sollte 30 Minuten dauern. Sie fördert den Milchfluss, wirkt Verstopfungen des Milchkanals entgegen und hilft bei Mastitis.
- **Löwenzahntee:** ¼ Handvoll Löwenzahnblätter und 1 Teelöffel Löwenzahnwurzeln mit 0,5 Liter siedendem Wasser übergießen, 10 Minuten zugedeckt ziehen lassen, abseihen und den Tee über den Tag verteilt trinken. Bei Bedarf können Sie ihn mit Honig süßen. Der Tee lindert Mastitis.
- **Nähe:** Verbringen Sie viel Zeit mit Ihrem Baby und achten Sie dabei auf Hautkontakt. So fördern Sie die Ausschüttung des Stillhormons Oxytocin, das die Milchbildung anregt.

Innerliche Anwendungen

- **Ernährung:** Gesunde Ernährung ist das A und O – insbesondere während der Stillzeit. Sie wirkt einigen Stillproblemen wie etwa Mastitis oder auch Milchmangel entgegen. Vergessen Sie auch nicht, ausreichend zu trinken! Hilfreiche Ernährungstipps finden Sie auf Seite 238 ff.

- **Kräutertee:** Trinken Sie täglich 1 bis 2 Tassen Kräutertee aus Brennnessel, Fenchel und Anis, Basilikum, Dill, Majoran, Zitronenverbene, Melisse, Kümmel oder Ingwer. Das regt die Milchproduktion an.
- **Malz:** Malzgetränke wie Malzbier fördern den Milchfluss. Ebenso wirkungsvoll ist alkoholfreies Bier.

Akupressur

MA 18 – Rugen: Im 5. Zwischenrippenraum, unterhalb der Brustwarze. Mit diesem Punkt lassen sich Beschwerden in der Brust behandeln.

DI 11 – Quchi: Bei rechtwinkliger Beugung des Gelenks am Ende der äußeren Beugefalte des Ellenbogens. Dieser Punkt klärt die Hitze und hilft bei einer Mastitis.

GB 41 – Zulinqui: Zwischen den oberen Enden der beiden Mittelfußknochen der kleinen und vierten Zehen. Bei Schmerzen in der Brust und Spannungsgefühl ist dieser Punkt besonders hilfreich.

DÜ 1 – Shaoze: Am ulnaren Nagelwinkel des kleinen Fingers. Mithilfe dieses Punktes lässt sich die Milchproduktion anregen, außerdem wirkt er sich günstig auf die Brust aus.

LE 3 – Taichong: In einer Mulde auf dem Fußrücken, distal (weiter von der Körpermitte entfernt) zur Verbindungsstelle der ersten und zweiten Fußmittelknochen. Damit kann Stagnation entgegengewirkt werden.

Bewegung und Meditation

Stillprobleme haben häufig auch eine psychische Ursache und lassen sich auf Stress oder Erschöpfung zurückführen. Regelmäßige Bewegung wie etwa Spaziergänge an der frischen Luft oder sanftes Qi Gong und Meditation (→ Seite 202 ff.) können diese Leiden lindern.

Übelkeit und Erbrechen

Zwar werden Übelkeit und Erbrechen im Magen lokalisiert, ihre Steuerung erfolgt allerdings im Brechzentrum im Gehirn. Dieses kann etwa durch Angst, Stress, Schmerzen, Ekel, Giftstoffe, eine Magen-Darm-Infektion oder eine Störung der Gleichgewichtsorgane stimuliert werden.

Während der Schwangerschaft kommen Übelkeit, trockenes Würgen oder Erbrechen häufig zwischen der 6. und 12. Schwangerschaftswoche vor. Sie können jedoch auch bis über die 20. Schwangerschaftswoche hinaus anhalten. Laut chinesischer Lehre ist ein schwangerschaftsbedingtes Ungleichgewicht im Chong Mai, der in enger Verbindung zum Magen-Meridian steht und für ein rebellisches Magen-Qi sorgt, der Auslöser für Übelkeit und Erbrechen während dieser Zeit.

Während einige Frauen nur am Morgen darunter leiden, quälen die Beschwerden die eine oder andere Schwangere den ganzen Tag oder gar zusätzlich die Nacht hindurch. Wahrscheinlich hängen Übelkeit und Erbrechen während dieser Zeit mit der Hormonumstellung zusammen. Aber auch ein Ungleichgewicht des Blutzuckerspiegels sowie Stress und Überbelastung können der Grund für sie sein.

Bei häufigem Erbrechen verliert der Körper neben viel Flüssigkeit auch Salze oder nahezu alle zugeführte Nahrung. Deshalb sollte in solchen Fällen ein Arzt konsultiert werden. Gleiches gilt bei weiteren mitunter durch das Flüssigkeitsdefizit mit den Beschwerden einhergehenden Symptomen wie Schwindel, Schwierigkeiten beim Urinieren und Mundtrockenheit. Sollte dies bei Ihnen zutreffen, suchen Sie bitte umgehend einen Arzt auf.
Häufig gesellen sich zu den Beschwerden auch Schweißausbrüche, Fieber, Durchfall oder Bauchkrämpfe. Diese Symptome können ein Indiz für akute und ernsthafte Erkrankungen wie etwa eine Blinddarmentzündung, Schlaganfall oder Herzinfarkt darstellen. Auch hier ist ein Gang zum Arzt unerlässlich.

Äußerliche Anwendung

- **Aufrechtes Sitzen:** Nehmen Sie nach dem Essen eine aufrechte Sitzposition ein. So behält der Magen die aufgenommene Nahrung leichter.
- **Gerüche meiden:** Gehen Sie unangenehmen Gerüchen aus dem Weg - wo auch immer diese auf Sie lauern, sei es der Fischmarkt oder andere Odeur-Herde, die Ihnen auf den Magen schlagen.
- **Ruhepausen:** Gönnen Sie sich mehrmals am Tag eine Auszeit auf dem Sofa, und lagern Sie dabei Ihre Beine und Ihren Kopf höher.

Riechsalz: Tragen Sie stets ein Fläschchen Riechsalz bei sich, und riechen Sie daran, wenn Sie die Übelkeit überkommt.

Innerliche Anwendungen

- **Ernährung:** Verzichten Sie auf fettreiche oder stark gewürzte Speisen und versuchen Sie, anstelle von drei Mahlzeiten, pro Tag etwa alle zwei Stunden eine kleine Mahlzeit zu sich zu nehmen. Bei akuter Übelkeit können Porridge oder Milchreis helfen - mit etwas Banane oder frischen Beeren und 1 Prise Zimt schmecken beide Speisen wunderbar. Trinken Sie stündlich 1 Glas stilles Wasser.
- **Imbiss vor dem Zubettgehen:** Nehmen Sie vor dem Zubettgehen einen leichten Snack wie etwa einen Zwieback oder Joghurt zu sich. Hierdurch steigt die Wahrscheinlichkeit, dass Sie sich morgens nicht übergeben müssen.
- **Koriander:** Gießen Sie 1 Teelöffel Koriandersamen mit 200 Millilitern siedendem Wasser auf, 5 bis 7 Minuten zugedeckt ziehen lassen, abseihen und den Tee in kleinen Schlucken trinken.
- **Kräutertees:** Anis- oder Fencheltees lindern die Übelkeit. Auch Ingwertee erweist hier gute Dienste.
- **Gurke:** Essen Sie einige Scheiben Salatgurke, das vertreibt die Übelkeit.

Akupressur

PE 6 – Neiguan: Seitlich der Handfalte, vier Querfinger oberhalb in der Mitte der Sehnen
LE 3 – Taichong: Zwischen den Enden der Mittelfußknochen der großen und der zweiten Zehe

Bewegung und Meditation

Spaziergänge an der frischen Luft und Bewegung schaffen Abhilfe bei Übelkeit. Üben Sie sich jeden Tag in Qi Gong – am besten im Freien oder bei geöffnetem Fenster.

Qi Gong

- Jade-Phoenix nickt mit dem Kopf
- Bodhi-Dharma schaukelt das Boot
- Die Ruder bewegen, um das Meer zu überqueren
- Luft ist erfüllt vom Duft der chinesischen Pagode

Verstopfung

Bei einer Verstopfung ist es dem Patienten nicht möglich, den Darm zu entleeren. Begleiterscheinungen sind häufig Blähungen, leichte Übelkeit, Völlegefühl sowie ein vorgewölbter Bauch. Liegt eine chronische Verstopfung vor, treten Begleitsymptome wie Bauchschmerzen, Hämorrhoidalleiden und Appetitlosigkeit auf.

Ursachen sind meistens falsche Ernährungsgewohnheiten sowie Bewegungsmangel. Beides schwächt die Milz. Dazu gesellen sich häufig seelische Probleme wie Sorgen, Ärger, Aggressionen oder Ängste, die ebenfalls zu Verstopfungen beitragen.

Während der Schwangerschaft lässt sich diese Verdauungsstörung sowohl auf den veränderten Hormonhaushalt als auch auf den Fötus zurückführen, der auf den Darm drückt und so die Verdauung ungünstig beeinflusst. Darüber hinaus kommt es häufig zu Wassereinlagerungen in den Extremitäten. Die dort angesammelte Flüssigkeit fehlt dann im Darm, und der Nahrungsbrei büßt Geschmeidigkeit ein. Die Folge sind Verstopfungen.

Sofort reagieren! Sofern Anzeichen für einen Darmverschluss vorliegen (heftiges Erbrechen, kolikartige Bauchschmerzen usw.), ist unverzüglich ein Notarzt zu alarmieren.

Äußerliche Anwendungen

- **Wärme:** Verstopfungen verursachen häufig Bauchschmerzen. Diese lassen sich durch das Auflegen einer Wärmflasche oder eines warmen Kirschkernkissens lindern.
- **Bauchmassage:** Massieren Sie Ihren Bauch sanft in kreisförmigen Bewegungen von rechts nach links. Das lindert verstopfungsbedingte Bauchschmerzen und bringt den Darm in Schwung.

Innerliche Anwendung

- **Ernährung:** Getrocknete Pflaumen oder ungeschwefelte getrocknete Feigen schaffen bei Verstopfung Abhilfe. Ebenfalls Leinsamen. Verwenden Sie viel Olivenöl in der Küche, und bevorzugen Sie ballaststoffreiche Kost wie Vollwertgetreide, Spinat, Linsen, Erbsen, Äpfel, Birnen, Kiwis, Heidelbeeren, Johannisbeeren, Orangen, Rhabarber oder Stachelbeeren.
- **Warmes Wasser:** Trinken Sie nach dem Aufstehen 1 Glas warmes Wasser. Das bringt das Verdauungsfeuer in Schwung.
- **Olivenöl:** Nehmen Sie vor dem Frühstück 1 Esslöffel warmes Olivenöl zu sich.
- **Flohsamen:** 5 Gramm unzerkleinerte Samen mit 200 Millilitern Wasser einnehmen.

Akupressur

LE 2 – Xingjiang: Zwischen dem Ansatz der großen und der zweiten Zehe
LE 3 – Taichong: Zwischen den Enden der Mittelfußknochen der großen und der zweiten Zehe
MI 15 – Daheng: Vier Daumenbreit seitlich vom Nabel

Bewegung

Ein erster Schritt zu einer optimalen Verdauung ist ausreichend Bewegung. Besonders Qi Gong harmonisiert die Energie Mitte.

Qi Gong

- Jade-Phoenix nickt mit dem Kopf
- Bodhi-Dharma schaukelt das Boot
- Die Ruder bewegen, um das Meer zu überqueren

Wassereinlagerungen

Insbesondere während des letzten Schwangerschaftsdrittels haben Frauen vor allem am Ende des Tages mit geschwollenen Extremitäten zu kämpfen. Auslöser hierfür sind Wassereinlagerungen (Ödeme). Rund 80 Prozent der Schwangeren leiden darunter. Vermutlich werden sie durch das während der Schwangerschaft vermehrt produzierte Progesteron gefördert, das für eine Auflockerung des Gewebes sorgt, in das dann Wasser aus dem Blutkreislauf eindringt. Zusätzlicher Salz- und Eiweißmangel im Organismus begünstigt Ödeme abermals, da er Wasser bindet. Erschwerend kommt der Druck der Gebärmutter auf die Beckenvenen hinzu. Hierdurch wird der Blutrückfluss verlangsamt, und Wassereinlagerungen können sich entwickeln.

In der Regel klingen die Beschwerden nach ausreichender Ruhe deutlich ab. Sofern Wassereinlagerungen vor der 24. Schwangerschaftswoche oder am gesamten Körper auftreten, ist schnelles Handeln angesagt! Bitte suchen Sie in diesen Fällen umgehend Ihren Gynäkologen auf, um eine Schwangerschaftsvergiftung (Präeklampsie) auszuschließen.

Äußerliche Anwendung

- **Kühlen und beleben:** Machen Sie Kneipp-Kuren (→ Seite 234 ff.). Hierdurch ziehen sich die Gefäße zusammen und die Flüssigkeit im Gewebe wird abtransportiert. Auch regelmäßige Trockenbürstenmassagen (→ Seite 200 ff.) schaffen Abhilfe.
- **Ruhe:** Lagern Sie immer wieder im Laufe des Tages die Beine hoch und ruhen Sie sich einige Zeit aus. Das lindert die Beschwerden. Kompressionsstrümpfe sind sinnvoll.
- **Fußbad:** Beschwerden von Ödemen in Füßen und Knöcheln lassen sich schnell und wirksam durch ein warmes Fußbad mit Salz reduzieren. Hierfür geben Sie eine Handvoll Meersalz in eine Fußwanne mit warmem Wasser, warten, bis sich das Salz aufgelöst hat, rühren die Mischung mit der Hand um und baden Ihre Füße einige Minuten darin. Danach werden die Füße lediglich trocken getupft.

Innerliche Anwendungen

- **Ernährung:** Essen Sie reichlich kaliumhaltige Nahrungsmittel wie Trockenfrüchte, Bananen, Melonen, Kartoffeln, Quinoa oder Avocado. Der Mineralstoff reguliert den Wasserhaushalt. Verwenden Sie möglichst wenig Salz in der Küche und würzen Sie stattdessen mit Kräutern. Ebenso sollten Sie Zucker von Ihrem Speiseplan streichen. Trinken Sie mindestens 2 Liter Wasser pro Tag.

- **Kräutertee:** Bereiten Sie sich eine Teemischung aus 4 Gramm Brennnesselkraut, 2 Gramm Hagebutten und 2 Gramm Zinnkraut. Bereiten Sie täglich 1 bis 2 Tassen Tee mit jeweils einem Teelöffel Kräutermischung zu, indem Sie diese mit siedendem Wasser übergießen, das Ganze 5 bis 10 Minuten ziehen lassen, abseihen und langsam trinken.
- **Apfelessig:** Trinken Sie täglich 2 Gläser Wasser mit je 1 Teelöffel Apfelessig in kleinen Schlucken. Der kaliumhaltige Apfelessig wirkt nicht nur entzündungshemmend, sondert lindert auch Schmerzen.

Akupressur

BL 21 – Weishu: Auf dem Rücken zwischen dem zwölften Brustwirbel und dem ersten Lendenwirbel
GB 41 – Zulinqui: Bei der vierten und der kleinen Zehe zwischen den beiden oberen Enden der Mittelfußknochen
MA 36 – Zusanli: Vier Querfinger breit unterhalb der Kniescheibe, außen am Schienbein
LU 7 – Lieque: Am daumenseitigen Ende der Handgelenksquerfalten

Bewegung

Treiben Sie ausreichend Sport. Vor allem Schwimmen oder Radfahren sind empfehlenswert. Auch Qi Gong fördert Ihre Gesundheit.

Qi Gong

- Die Hände kreuzend schwingen
- Der Jünger betet zu Buddha
- Himmel und Erde nach links drehen
- Himmel und Erde nach rechts drehen

Wochenbettdepression/ depressive Verstimmungen

Depressive Verstimmungen machen sich in der Regel durch Erschöpfung, Schlafstörungen, Müdigkeit, Antriebslosigkeit, Traurigkeit und Stimmungsschwankungen bemerkbar. Bei einer Depression treten diese Symptome ebenfalls auf, allerdings stellt sich die Erledigung kleinster Aufgaben bei dieser Krankheit als unmöglich dar. Wenngleich dies bei depressiven Verstimmungen auch nicht immer leichtfällt, können Betroffene dennoch ihren Alltag meistern.

Depressionen und depressive Verstimmungen treten häufig während und nach der Schwangerschaft auf (Wochenbettdepressionen) und lassen sich hier in der Regel auf die hormonellen Veränderungen zurückführen. Bei einer Wochenbettdepression setzen die mit einer Depression assoziierten Symptome innerhalb der ersten 12 Monate nach der Geburt ein – in den meisten Fällen innerhalb der ersten 3 Monate.

Wochenbettdepressionen sind nicht zu verwechseln mit dem sogenannten Babyblues, der depressionsartige Symptome aufweist. Diese treten jedoch in milderer Form auf. Die damit einhergehenden erheblichen Stimmungsschwankungen und anderen Symptome legen sich in der Regel etwa 2 Wochen nach der Geburt von selbst.

Als Ursache für depressive Verstimmungen werden ansonsten neurologische Erkrankungen (wie z.B. Multiple Sklerose), aber auch Infektionen oder Stoffwechselerkrankungen betrachtet. Darüber hinaus kann auch ein Nährstoffmangel (Vitamin D!) depressive Verstimmungen hervorrufen. Gleiches gilt für Stress und Sorgen. Auch Medikamente oder Suchtmittel können für eine depressive Stimmungslage verantwortlich sein. Die TCM verbindet negative Emotionen wie Neid und Missgunst und damit ein Ungleichgewicht der Milz mit depressiven Verstimmungen.

Äußerliche Anwendungen

- **Sandelholz:** Riechen Sie an einem Sandelholzfläschchen oder geben Sie das ätherische Öl in eine Duftlampe.
- **Sonnenlicht:** Halten Sie sich jeden Tag mindestens 30 Minuten im Freien auf, und laden Sie Ihre Vitamin-D-Speicher auf. Sie können Vitamin D auch zusätzlich supplementieren. Das macht in unseren Breitengraden absolut Sinn, da wir hier nur wenig Sonne haben.

Innerliche Anwendungen

- **Ernährung:** Achten Sie auf die Zufuhr von Mineralstoffen. Besonders wichtig ist Magnesium, das in Bananen, Cashewnüssen oder Blattgemüse steckt. Vitamin B_{12} spielt eine Rolle beim Aufbau von Adrenalin, Serotonin oder Dopamin. Es ist in Fisch und Meeresfrüchten, Truthahn, Spinat oder Käse enthalten. Integrieren Sie auch Makrelen, Lachs, Sardellen, Sauerkirschen, Leinsamen und Eier in Ihren Speiseplan.
- **Kürbiskerne:** Essen Sie täglich 1 Handvoll Kürbiskerne.
- **Knoblauch:** Die Knolle wirkt unter anderem stimmungsaufhellend und schafft Abhilfe bei depressiven Verstimmungen, Depression, Erschöpfung und Schlafstörungen. Verzehren Sie Knoblauch deshalb täglich. Allerdings hat er eine blähende Wirkung. Insbesondere stillende Mütter sollten ihn deshalb nur mäßig oder gar nicht zu sich nehmen.
- **Süßholz-Dattel-Brei:** 15 Gramm rote Datteln mit 10 Gramm Süßholz in 250 Milliliter Wasser aufkochen und pürieren. Nehmen Sie 4 Wochen lang einige Löffel des Breis über den Tag verteilt zu sich. Süßholz hat Yin- und Yang-Qualität, und Datteln helfen bei depressiven Verstimmungen, Schlaflosigkeit und Erschöpfung.
- **Rosenblätter-Sud:** Kochen Sie 20 bis 30 frische essbare Rosenblätter in 250 Millilitern Wasser auf. Abseihen und den Sud 2- bis 3-mal täglich trinken.

- **Kurkuma:** Nehmen Sie regelmäßig Kurkumakapseln ein. Das Kraut erhöht die Noradrenalin-, Dopamin-, Adrenalin- und Serotoninwerte.

Akupressur

HE 7 – Shenmen: Auf der Beugefalte des Handgelenks, seitlich der Beugesehne
HE 8 – Shaofu: Bei einer locker geballten Faust dort, wo sich die Spitze des kleinen Fingers befindet, zwischen dem vierten und fünften Mittelhandknochen
NI 6 – Zhaohai: Direkt unter dem Innenknöchel des Fußes

Bewegung und Meditation

Regelmäßige Bewegung und Sport (idealerweise 2- bis 3-mal pro Woche für mindestens 30 Minuten) sind sowohl für die körperliche als auch die seelische Gesundheit von großer Bedeutung. Sportliche Aktivität kann eine Endorphinausschüttung bewirken, die sich als günstig bei depressiven Verstimmungen erweist. Qi Gong lindert nachweislich psychische Beschwerden und Erkrankungen wie depressive Verstimmungen, Stress oder Angstzustände.

Zahnfleischbluten

In der Regel verursacht mangelnde Mundhygiene Zahnfleischentzündungen, die Zahnfleischbluten auslösen. Typische Symptome, die auf eine Zahnfleischentzündung hinweisen, sind ein gerötetes und empfindliches Zahnfleisch, Schwellungen in den Zahnzwischenräumen, brennende, drückende Schmerzen, Mundgeruch sowie Blutungen.

Bei einer schwachen Ausprägung liegt eine Gingivitis vor. Diese kann sich jedoch zu einer Parodontitis entwickeln, bei der der gesamte Zahnhalteapparat in Mitleidenschaft gezogen ist. Hier herrscht dringender Handlungsbedarf, da es ansonsten zu Zahnverlust kommen kann.

Insbesondere im ersten Schwangerschaftsdrittel sorgt die hormonell bedingte Auflockerung des Gewebes manchmal für Zahnfleischbluten, das durch die intensive Speichelbildung sowie Schwangerschaftsübelkeit verstärkt wird.

Die TCM betrachtet die starke Beanspruchung des Nieren-Qi während der Schwangerschaft als Grund hierfür, da die Essenz sowohl Haare als auch Zähne kontrolliert. Nach der Geburt ist es nahezu erschöpft, es braucht Zeit, bis es wieder aufgefüllt ist. Erst dann erholt sich das Zahnfleisch wieder.

Äußerliche Anwendungen

- **Schwarzer Tee:** Teebeutel mit schwarzem Tee in heißem Wasser tränken, auspressen, abkühlen lassen und etwa 5 Minuten auf die betroffene Stelle platzieren.

Innerliche Anwendungen

- **Ernährung:** Generell empfiehlt es sich bei Zahnfleischbluten, viel gekochtes Gemüse zu essen. Auch Reis oder Hülsenfrüchte entfalten eine günstige Wirkung. Vermeiden Sie Fleisch und Wurstwaren, scharf angebratene oder frittierte Speisen sowie Kaffee.
- **Ölziehen:** Reinigen Sie nach dem Aufstehen Ihre Zunge mittels eines Zungenschabers. Dann praktizieren Sie das Ölziehen wie folgt:
  - Nehmen Sie auf nüchternen Magen einen Esslöffel Sesamöl, Mandelöl oder Kokosöl in den Mund. (Sollten Sie unter einer Pilzerkrankung, Parodontitis oder einer anderen Mundin-

fektion leiden, vermischen Sie das Öl zuvor mit Grapefruitkernextrakt.)
- Nun behalten Sie das Öl 15 bis 20 Minuten im Mund und spülen, ziehen, schlürfen und saugen, »was das Zeug hält«. Bleiben Sie dabei aber stets entspannt.
- Sie können zwischendurch auch kurz pausieren und das Öl im Mund ruhen lassen. Achten Sie darauf, dass Sie die Flüssigkeit nicht schlucken, da sie Gifte und Bakterien enthält.
- Am Ende spucken Sie die Öl-Speichel-Mischung in ein Papiertuch, so gelangen die Gifte nicht in den Wasserkreislauf. Die Mischung sollte weißlich verfärbt sein.
- Zuletzt putzen Sie gründlich Ihre Zähne.

- **Kamillentee:** Spülen Sie Ihren Mund regelmäßig mit Kamillentee aus. Dabei schlucken Sie den Tee allerdings nicht nach der Anwendung, sondern spucken ihn aus.
- **Apfelessig:** 2 Teelöffel Apfelessig in 1 Glas Wasser geben und den Mundraum damit mindestens ½ Stunde vor dem Zähneputzen spülen. Seine entzündungshemmende und antibakterielle Wirkung hilft bei Zahnfleischentzündungen.
- **Ingwertee:** Trinken Sie mehrmals täglich etwas Ingwertee. Das lindert die Entzündung.

Akupressur

DI 11 – Quchi: Bei rechtwinkliger Beugung des Gelenks am Ende der äußeren Beugefalte des Ellenbogens
MA 44 – Neiting: In der »Schwimmhaut« zwischen 2. und 3. Zehe

Bewegung

Qi Gong bringt Ihr Qi wieder ins Gleichgewicht. Bei Zahnfleischbluten sind nachfolgende Übungen besonders empfehlenswert:

- Jade-Phoenix nickt mit dem Kopf
- Die Luft ist erfüllt vom Duft der buddhistischen Pagode

Weitere Veröffentlichungen von und mit Li Wu

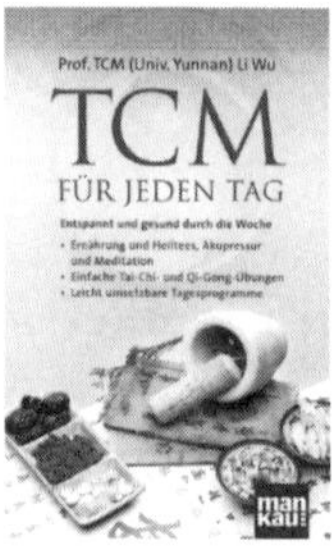

TCM für jeden Tag
Entspannt und gesund durch die Woche
Taschenbuch, 190 S., ISBN 978-3-86374-100-6
9,95 Euro (D)/10,30 Euro (A)

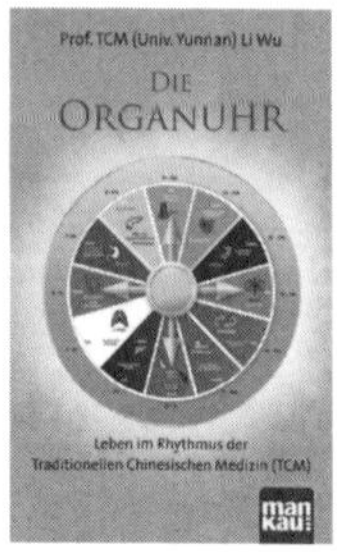

Die Organuhr
Leben im Rhythmus der
Traditionellen Chinesischen Medizin (TCM)
Taschenbuch, 188 S., ISBN 978-3-86374-144-0
9,95 Euro (D)/10,30 Euro (A)

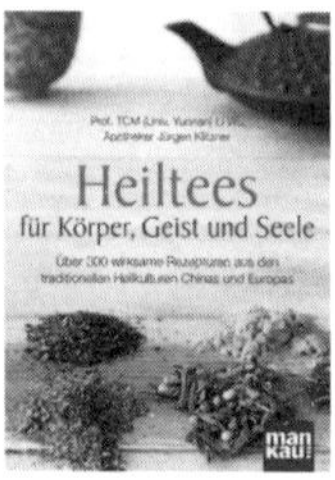

Heiltees für Körper, Geist und Seele
Über 300 wirksame Rezepturen aus den
traditionellen Heilkulturen Chinas und Europas
Klappenbroschur, farbig, 239 S., ISBN 978-3-86374-089-4
20,00 Euro (D)/20,60 Euro (A)

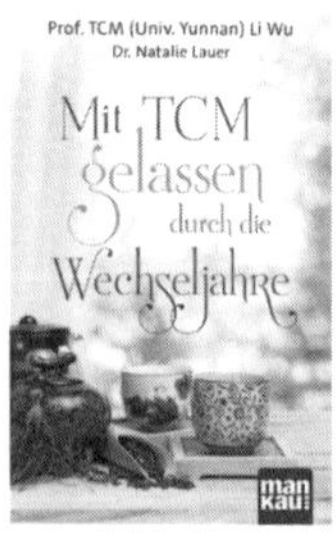

Mit TCM gelassen durch die Wechseljahre
Klappenbroschur, 239 S., ISBN 978-3-86374-465-6
15,95 Euro (D)/16,40 Euro (A)

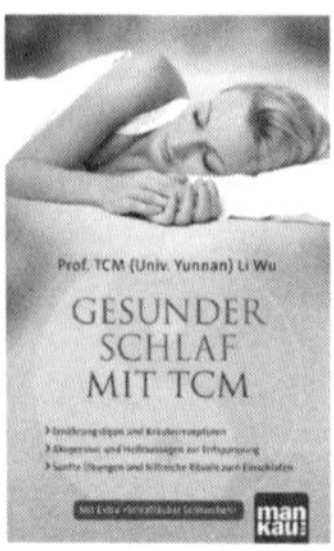

Gesunder Schlaf mit TCM
Taschenbuch: 167 S., ISBN 978-3-86374-214-0
9,95 Euro (D)/10,30 Euro (A)
Audio-CD: Laufzeit ca. 51 Min., ISBN 978-3-86374-217-1
12,95 Euro UVP (D/A)

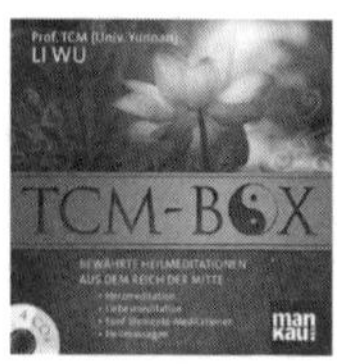

TCM-Box
Bewährte Heilmeditationen aus dem Reich der Mitte
4 Audio-CDs: Gesamtlaufzeit ca. 211 Min.,
ISBN 978-3-86374-187-7, 29,95 Euro UVP (D/A)

Sachregister

Übungsregister

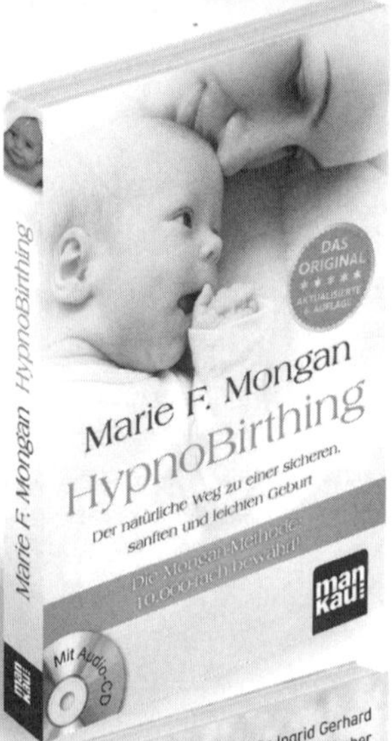

Marie F. Mongan

HYPNOBIRTHING

DAS ORIGINAL

Der natürliche Weg zu einer sicheren, sanften und leichten Geburt. Die Original-Methode!

19,95 € (D) / 20,60 € (A), ISBN 978-3-938396-20-9
Klappenbroschur mit Audio-CD, 313 Seiten

„Ich empfehle dieses Buch und das dazugehörige, gut durchdachte Programm von Herzen, denn es leistet einen Beitrag dazu, die Geburt unserer Kinder zu einem positiven und sanften Schritt auf dem Weg zu einer besseren Welt zu machen." Dr. med. Lorne R. Campbell sen.

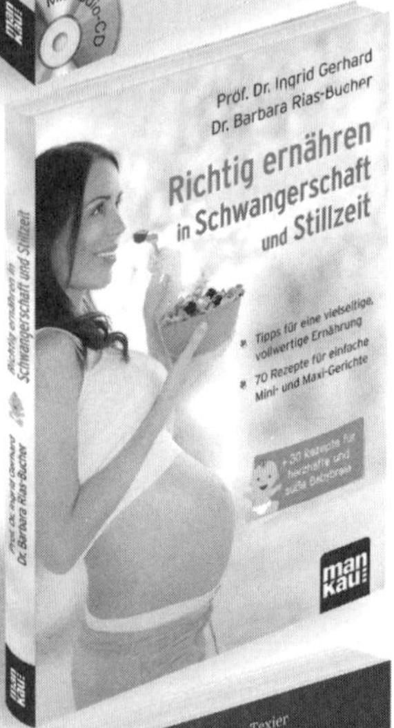

Prof. Dr. Ingrid Gerhard / Dr. Barbara Rias-Bucher

RICHTIG ERNÄHREN IN SCHWANGERSCHAFT UND STILLZEIT

Tipps für eine vielseitige, vollwertige Ernährung
70 Rezepte für einfache Mini- und Maxi-Gerichte
30 Rezepte für herzhafte und süße Babybreie

15,95 € (D) / 16,40 € (A), ISBN 978-3-86374-308-6
Flexobroschur, durchgehend farbig, 174 Seiten

„(...) Alle Rezepte sind übersichtlich mit Zutatenliste, Portionsgrößen und Schritt-für-Schritt-Anleitungen aufgeführt, zu jedem Gericht gibt es ein ansprechendes Foto."
ekz, Monika Voß

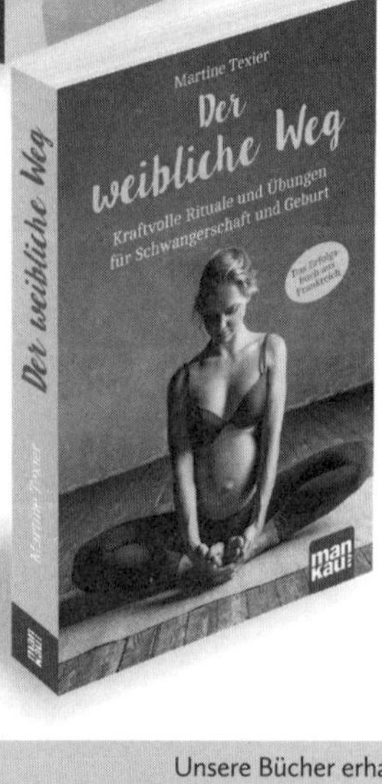

Martine Texier

DER WEIBLICHE WEG

Kraftvolle Rituale und Übungen für Schwangerschaft und Geburt

15,95 € (D) / 16,40 € (A), ISBN 978-3-86374-481-6
Klappenbroschur, 302 Seiten

Das Buch beschreibt auf einfühlsame und leicht verständliche Weise die anatomischen und energetischen Zusammenhänge der Geburtserfahrung. Zentral ist dabei die „Energie der Welle", um selbstbestimmt und freudig gebären zu können und somit Ängste und Schmerzen zu bewältigen. Dabei schöpft Martine Texier aus ihrem großen Erfahrungsschatz in der Geburtsvorbereitung sowie in der jahrzehntelangen Zusammenarbeit mit werdenden Müttern und Hebammen.